박광균 교수의 영양 의약학

내 몸을 살리는 영양과 건강 이야기

내 몸을 살리는 영양과 건강 이야기

1권: 영양제/에너지 영양소

저자 | 박광균
1판 1쇄 인쇄 | 2022년 11월 1일
1판 1쇄 발행 | 2022년 11월 10일

펴낸곳 | 조윤커뮤니케이션
펴낸이 | 최몽순

기획 | 민들레영토
판매 및 프로모션 | 참약사협동조합 '팜웨이
편집 디자인표지 | 디자인포레버
본문 | 박현숙

주소 | 서울시 종로구 삼봉로 81 두산위브 파빌리온 703호
전화 | 02-730-8841
팩스 | 02-730-8814

출판등록 | 제 300-2005-208
등록일자 | 2001년 4월 13일

ISBN 979-11-91779-06-6(93510)

값 26,000원

내 몸을 살리는
영양과 건강
이야기

박광균 교수의 영양 의약학

1권

영양제
에너지 영양소

예방의학적 관점에서 영양 균형 제시

영양상태 및 건강사회시스템의 개선 등으로 인간 수명 연장에 따라 우리나라도 고령화 사회를 지나 초고령화 사회로 접어들고 있다. 2019년 보건통계에 따르면 우리나라 국민의 기대수명은 83.3년으로 경제협력개발기구(OECD) 국가 평균인 81.0년 보다 약 2.3년이 긴 것으로 나타나고 있다. 그러나, 건강하게 사는 기간인 건강수명은 약 66.3년으로 기대수명과 건강수명 사이에는 큰 격차가 있다. 인간은 누구나 건강하게 삶을 유지하기를 바라며, 특히 현대인은 건강에 대한 염려가 지나칠 정도로 크다고 할 수 있다. 중장년기에 있는 사람은 운동뿐만 아니라 건강과 영양에 대한 관심이 크며 때론 적극적으로 많은 정보를 찾고 쉽게 접할 수 있는 여러 종류의 영양제를 복용하는 경우를 흔히 볼 수 있다.

본 저 “내 몸을 살리는 영양과 건강 이야기”은 저자가 오랫동안 교수로서 예방의학적 관점에서 나이듦에 대한 우리 몸의 생리학적 변화에 따른 건강한 삶을 위한 영양 균형을 어떻게 맞추어 가야 하는지에 대한 통찰의 기록으로 여긴다. 일상생활 가까이에서 접할 수 있는 영양제의 종류, 기대하는 효능, 복용상의 유의할 점 등에 대하여 알기 쉽게 설명하고 있어 일반인들의 교양서로서의 가치도 높다고 여긴다. 예를들면, 장년기를 지나면서 크게 걱정하는 심혈관질환과 관련하여 콜레스테롤 종류는 어떤 것이 있으며, 나쁜 콜레스테롤이라고 하는 생체내 생성 대사체를 어떻게 관리하는 것이 좋을지, 또한 영양제로 많이 사용되고 있는 코엔자임 Q10이 무엇인지 기대되는 효능은 무엇인지 등에 대하여 알기 쉽게 들려주고 있다. 최근 우리 몸의 면역력 증가 및 체질 개선의 일환으로 자주 언급되고 있는 장내미생물총(마이크로 바이옴)중 유해균의 생육을 막으면서 유익균의 활성을 높이고자 하는 프로바이오틱스는 어떤 것이 있는지 또한 이들을 도울 수 있는 프리바이오틱스는 무엇인지 등에 대한 부분, 이들의 연장선 상으로 건강한 사람의 유익균을 환자의 몸속으로 이식함으로서 건강한 장내미생물을 주입하여 질병을 예방하고 치료하고자 하는 똥 이식 등 최근의 연구가 시도되고 있는 부분에 대한 소개도 흥미로운 부분이다.

이 책은 건강과 영양에 대한 최근의 주요 관심 부분에 대하여 알기 쉽게 설명함으로써 일반인들에게 도움이 될 수 있을 것으로 기대하기에 일독을 추천드린다.

이상국

서울대학교 약학대학 학장, 약학박사

영양과 건강, 판단 기준 제시하는 과학적인 지침서

나는 박광균 교수와 같은 시절에 연세대학교 의과대학 기초의학교실에서 조교를 하였다. 박광균 교수는 생화학교실에서, 나는 생화학교실과 이웃해 있었던 약리학교실에서 조교를 하였다. 그 당시는 조교가 교실의 모든 교육활동 뿐만 아니라 살림살이도 현장에서 도맡아서 해결해야 하였다. 조교생활은 스트레스의 연속이었고 특히 성격이 급하고 쉽게 격정적이 되었던 나에게는 분노와 좌절이 엇갈리는 날들로 점철된 시절이었다. 이때마다 옆 교실의 박광균 교수를 찾았고 그가 나를 구원해주었다. 그는 타고난 특유의 차분함으로 나의 흥분을 가라앉혔고 이성적으로 이끌어 주어 다시 일하게끔 이끌어 주었다.

박광균 교수는 연세대학교 이과대학 생화학과를 졸업하고, 동 대학교에서 치과대학에 다시 진학하여 치과의사가 되었다. 그러나 임상의사로서의 길을 가지 않고 기초의학인 생화학을 의과대학에서 전공하여 박사학위까지 취득하였다. 이렇게 남들과 다른 길을 걸어온 그는 모교인 의과대학과 치과대학에서 교편을 잡으며 후학을 가르쳤다. 모교뿐만 아니라 국가의 과학발전을 위해서도 학술진흥재단 생명과학단장, 자연과학단장, 공학단장을 거쳐서 한국연구재단 의약학단장으로 봉사하면서 균형 잡힌 국가과학발전을 도모하였다.

박광균 교수는 학문적으로 암 예방에 관하여 꾸준히 연구하였고 대한암학회, 대한암예방학회, 한국약용작물학회, 대한치의학회 등에서 활발한 학술활동은 물론 학회임원으로서도 역할을 하여 학문의 대중화에 앞장서 왔다.

의학자의 길을 걸어온 박광균 교수는 의학을 하는 궁극적 목표는 그 학문의 결과가 대중의 일상에 적용되어야 한다는 입장을 견지하여왔다. 이러한 맥락에서 그는 평생을 몸 바쳐 연구한 영양과 건강의 관계를 쉽게 풀어서 일반대중에게 알리려는 작업을 오랫동안 준비해왔다. 이제 그 결실이 세상에 나오게 되어서 수많은 정보에 현혹되어서 이리저리 끌려 다니던 일반대중에게 올바른 선택의 지표를 제공하게 되었다.

이 책은 우선 영양학의 기초를 소개하여 독자가 이를 다양하게 응용하게 하였다. 그리고 일상에서 수시로 맞닥뜨리는 영양과 건강에 관련된 문제들을 명확하게 기술하여 오해가 없게 하였다. 또한 매스컴에서 관심 있는 이슈에 대하여도 건강산업에 깃든 영업적인 면을 과학으로 명쾌하게 설명하였다. 상반되는 주장이 있는 경우는 양쪽 이론을 모두 소개하고 그 근거를 제시하여 정확한 판단을 유도하였다.

소셜미디어에서 쏟아지는 수많은 건강정보와 건강기능식품들의 홍보 속에서 일반대중은 근거 없는 믿음을 갖게 된다. 이러한 상황에서 영양과 건강에 대한 판단의 기준을 제시하는 과학적인 지침서가 탄생하였는데, 박광균 교수의 타고난 차분함과 균형감이 학문적인 깊이와 어우러져서 읽는 자를 편안하게 한다.

이 지침서는 누구나 읽고 건강지킴이로서 활용할 수 있다. 특히 일반대중에게 영양과 건강에 대하여 일차적으로 알리는 역할을 하는 약사와 일차의료 진료의사에게 매우 도움이 되기에 우선 일독을 권한다.

김동구

연세대학교 의과대학 약리학교실 명예교수
한국스트레스협회 회장

교육자적 책임의식으로 집필한 영양학의 보고

저자 박광균 선배님은 치의학을 전공하시고 평생을 교육, 연구 및 다양한 분야에서의 사회활동을 펼쳐 오신 팔방미인이시다. 다양한 분야를 아우르다 보면 어느 일방은 자칫 소홀하기 쉬우나 선배님은 두루 능통하시다. 그 간의 만남을 통해서 늘 저자로부터 후덕함을 배웠고 무한 애정을 받았다. 이는 저자와 교류를 해 온 주변 모두의 생각일 것으로 믿는다.

저자는 틈틈이 산행을 즐기시는 분이다. 국내는 물론이고 몇 번의 알프스 트래킹도 즐기셨다. 이런 과정에서 체력의 중요성도 체감하셨을 것이고, 영양과 영양학에 관한 배움과 교육의 필요성도 통감하셨을 것이다. 저자의 체험과 경험의 산물이 본 저작의 탄생 배경일 터이다. 그 만큼 진솔하고 깊이가 있으며 일반 독자들에게도 쉽게 와 닿을 수 있는 땀의 결과물이다.

무릇 모든 생명체는 자기만의 특화 된 삶의 방식이 있을 것이며, 그 방식의 옳고 그름은 어느 일방의 잣대로 재단 될 수는 없다. 그럼에도 불구하고 평소의 식습관과 행동 양태에 대한 과학적 조언이나 권면은 필요할 것이고, 어찌 보면 평생을 학자로 살아 온 저자가 우리 모두에게 부과하는 그 만의 독특한 교육자 적 책임의식의 발로는 아닐까? 이런 점에서 이 역작은 지금을 살아가는 우리들에게 나지막하되 큰 울림으로 다가 올 것이다.

박 영 민
건국대학교 의과대학 교수
대한민국의학한림원정회원 / 건국대학교 의생명과학연구원 원장

치과치료에 필수적인 최신 영양정보 제공

20여 년간 AIC 의료인류학 연구소를 운영한 저로써는 이번 박광균 교수의 책은 치과 질환을 예방하고 치료하는데 다양하고 획기적인 최신 정보를 제공하고 있음에 놀랐다. 저의 치과치료의 최우선의 모토는 "몸이 좋아지면 잇몸도 좋아진다"이다. 그래서 치과환자가 내원하면 음식섭취, 영양, 운동, 호흡, 레져 등을 조사한다. 왜냐하면 시술의 성공률을 높이기 위함이다. 이는 저의 집안은 치과의사가 미국과 한국에 8명이나 되므로 제 전공은 "예방으로 자연치아 보존과 치아 살리기"가 치료목표이다. 본 추천자는 4년 전부터 치과에서 영양제 취급 자격증을 따서 다양한 치과 관련 영양제품 들을 판매하고 있다. 미국의 질환의 첫째 원인이 영양의 부조화로 보는데, 박광균 교수의 책에는 치과치료에 도움 되는 유익세균인 프로바이오틱스에 대한 내용이 나온다. 프로바이오틱스를 어렸을 때부터 잘 섭취하면 충치는 60%, 치주질환은 80%까지 예방한다고 한다. 또한 치조골에 중요 요소인 좋은 천연소금은 많이 먹되 나쁜 가공소금은 피해야함을 알 수 있다. 또한 치조골에 거의 1/4을 차지하는 골아세포(osteoblast)가 콜라겐 단백질로 구성되어있으므로 본 추천자도 환자마다 일일이 식단을 짜준다. 비타민 C, D, 미네랄, 좋은 지방산, 코엔자임 Q10 등 치과임상에서 필수적인 정보를 제공하는 이 책을 강력히 추천한다.

차 신 정
치의학 박사, 구강악안면외과 전문의

편견 배제, 과학적 근거로 접근

시작은 이렇다. 나는 우리나라 어느 의, 치대에서 영양학과 독성학을 배우지 않을 때 대학원에서라도 개설하자고 제시했고 결국 강의를 개설할 수 있었다. 강의 준비를 하며, 영양과 독성에 대하여 더 많은 것을 알 수 있었다. 또 영양제에 대한 이야기를 자주 하다 보니 주위 친구들이나 지인들의 여러 질문에 답을 준비하며 생활에 유익을 주는 영양제에 대해서도 나름 이론을 갖게 되었다.

생각한 것보다 영양에 대해 사람들이 모르거나 잘못 알고 있는 것이 많았다. 그래서 영양에 대한 지식을 알리는 것이 중요하다는 것을 알았다. 절실히 느꼈다. 인터넷 언론인 브레이크뉴스에 영양에 대한 칼럼을 쓰게 되며 격려와 질문을 많이 받았다. 그리고 나 스스로 하나씩 정리를 하며 제안도 받고 영양을 중심으로 이 시대 의미 있는 영양에 관한 서적을 출간하게 되었다.

인터넷 상에 영양에 대한 글을 보며, 수긍 가는 부분도 있지만 중요한 내용이 잘못 전달되는 것을 보면서 정확한 내용을 과학적으로 설명하고 전달해 쉽게 풀어서 설명하려고 했다. 우선 새로운 생활의학에 대한 책과 정보를 최대한 찾아 확인하고 정리도 하고 묵상도 하며 최근 2년간 보냈다. 과거에 내가 알고 있는 지식이라도 편견 없이 과학적 근거를 가지고 정보를 제공하려고 했다. 그래서 가능한 원 논문을 찾아보고, 원 기사를 찾아 잘 못 된 내용들을 고치고 풀어서 정확한 정보를 제공하려 했다,

상업적 논리는 가능한 배제하고자 하였다. 생명이기에 어느 집단의 이익을 중심으로 과장되거나 왜곡되어서는 안 되기 때문이다. 이런 마음으로 출간을 제안 받고 준비하다가 의료 종사자가 아닌 일반 분들도 염두에 두고 글을 쓰려니 만만한 작업이 아니었다. 그럼에도 공들여 이 책을 쓴 이유는 영양제를 알아야 하는 분들에게 도움이 되었으면 하는 소망으로 여기까지 왔다.

이 책이 나오도록 가장 도움을 준 출판사와 기획팀 추천과 응원을 준 모든 사람에게 일일이 머리를 숙인다. 질병과 싸우는 환자와 보호자 그리고 의료인들 생명과학과 사업을 하시는 분들이 있어 이 책이 나왔으니 두 손을 모아 감사를 전한다. 지난 2년 연구하느라 집안일도 돌보지 않고 책상머리에 종일 둘러붙어 있는 나를 묵묵히 지켜봐 준 사랑하는 옆 지기 조혜정과 나와 아내를 위해 시간이 날 때마다 들려서 보살펴준 딸 은빈과 나빈, 사위인 사은과 희철에게 이 책을 헌정한다.

2022년 10월 이문동에서

영양 의약학의 모든것

이 책은 크게 3권으로 나누어 정리되었다.

1권은 두 파트다.

첫째 파트는
"영양제(nutrient)에 대한 이해를 돕기 위해"다. 전체적인 이해를 돕기 위해 영양제를 왜 복용해야 하는지에 대한 배경과 광고 속에 나타나는 영양제에 대한 용어를 설명하였으며, 천연 영양제와 합성 영양제는 똑 같은 것인지 아니면 전혀 다른 것인지를 설명하고, 요즘 대부분 사람들이 관심을 갖는 건강기능식품에 대한 내용을 다루었고, 모든 영양제가 누구에게나 맞는 것인지, 또 섞어 먹어도 되는지에 대하여 다루었다.

"영양제 왜 복용해야 할까?"에서는 세계적으로 자연의학, 기능의학 및 영양의학에 대해 관심이 많은 상태에서 영양제에 대한 이해를 돕기 위한 내용으로 반세기 전에 토양이나 오늘날의 조기수확으로 인한 영양 손실, 활성산소, 자외선과 연관된 오존층과 프레온가스 사용, 우주인을 위한 성분 영양, 막걸리의 중요성, 왜 오늘날 식품은 예전만큼 영양소를 제공하지 못하는 이유 등을 설명했다.

"영양제를 말하는 용어들"에서 종합 영양제, MVM, 멀티 비타민 등 비슷하면서도 정확히 알지 못하는 영양제 관련 용어들을 설명하고, 나아가 전문의약품과 일반의약품, 미국 식이보충제 관련법, 우리나라에서 건강기능식품과 고시형 원료, 개별 인정형 원료에 대해 다루었다. 비타민에 대한 용어가 영어로 처음에는 'vitamine'이었다가 지금은 왜 'vitamin'이 되었는지, 메가도스 비타민, 비타민 B 복합체가 무엇인지, 어떤 종류가 있는지에 대해서도 다루었다. 우리나라에서의 비타민 영양권장량에 대해 다루었으며, 활성비타민이 무엇인지 프르설티아민과 벤포티아민에 대해 설명하였으며, 마늘주사, 백옥 주사 등의 영양제 주사에 대하여 설명했다.

"천연 vs 합성 영양제"에서 천연과 합성영양제에 대하여 무엇인지 설명하고, 이 둘이 효과가 같다는 주장과 전혀 효과가 다르다는 주장 등 천연 합성제와 합성 영양제에 대해 상반된 견해들을 가감 없이 심도 있게 다루었다. 특히 키랄성에 대해 설명함으로써 천연 영양제를 이해하도록 하였으며, 생체 이물질로서의 합성 비타민, 천연비타민과 합성비타민이 어떻게 작용하는지에 대하여 설명하였다. 나아가 천연식품기준(NCS)에 대해 설명하였으며, 분자교정의학, 영양제에 들어가는 첨가물에 대해 다루었으며, 합성영양제를 먹어도 좋은 경우에 대해서도 다루었다.

"건강기능성식품"에서 건기식이라 부르는 건강기능식품이 무엇인지 건강식품과 관련된 법률, 기능성 식품의 조건, 고시형 원료 및 개별 인정형 원료에 대하여 보다 자세히 다루었고, 건강기능식품의 개념이 무엇인지, 건강기능식품과 의약품의 차이, 건강기능식품에 사용할 수 없는 원료, 건강기능식품 시장 전망, 건강기능식품 선택 시 주의사항을 다루었으며, 건강기능식품은 어떻게 확인하는지, 항산화 건강기능식품 중 고시형 원료와 개별인정 원료에 대하여 다루었다. 제품의 형태나 식품 종류로 인해 기능성을 표시하는 식품, 건강기능식품 관련 영업 종류에 대하여 다루었다.

"영양제 궁합"에서 먼저 음식궁합에 대해 설명하고, 우리나라 건강기능식품 시장규모의 성장과 기능성원료 현황을 다루고, 영양제 궁합이 좋은 경우, 영양제 궁합이 나쁜 경우, 질병과 영양제, 영양제 섭취 시간, 영양제 복용법에 대해 다루었다.

1권 둘째 파트는

"에너지 영양소"에서 탄수화물, 지방, 및 단백질과 같은 에너지 영양소를 중심으로 한 영양에 관심이 있는 몇 주제를 다루었다. 식물성기름과 동물성기름, 심혈관질환의 주범은 콜레스테롤인지, 요즘 가장 각광을 받는 오메가-3 지방산의 선택과 복용에 대해, 우리 밥의 찰진 맛은 무엇일까, 저항성 전분이 왜 우리에게 좋은지, 다이어트로 인해 탄수화물을 극도로 제한하면 어떤 일이 벌어질지에 대해 다루었다.

"식물성 기름 vs 동물성 기름"에서 식물성 기름, 동물성 기름 및 광물성기름에 대해 설명하고, 어떤 이유로 식물성 기름을 좋아하게 되었고 동물성 기름은 회피하게 되었는지, 식물성기름의 전성시대를 연 마가린과 쇼트닝에 대해 다루고, 나아가 정말 동물성 지방은 우리 몸에 좋지 않은 것인지에 대하여 다루었으며, 식물성 기름은 불포화지방이고, 동물성기름은 포화지방이라는 관념이 어떻게 고착되었고, 오해를 사게 되었는지 안셀 키스에 대해 보다 자세히 다룸으로서 이해를 돕고자 했으며, 포화지방과 불포화지방, 식물성기름은 어디에 좋을지, 압착유와 정제유 등 기름별 용도, 식물성 기름의 문제점에 대하여 다루었다.

"콜레스테롤이 정말 심혈관질환의 주범일까"에서 어떻게 식물성기름이 대두 되었는지, 트랜스지방이 무엇인지, 포화지방, 불포화지방, 지질, 지방과 기름은 어떻게 다른지, 동물성기름과 식물성기름, 동물성 지방이 어떻게 누명을 썼으며, 어떻게 누명을 벗었는지, 설탕음모란 무엇인지, 안셀 키스의 7개국 연구는 무엇이 잘못되었는지를 보다 자세히 다루었으며, 심혈관 질환에서 지단백질의 중요성은 무엇이고, 좋은 콜레스테롤은 무엇이고 나쁜 콜레스테롤은 무엇인지, 오메가-6 지방산으로 인한 황반변성과 드루젠이 무엇인지, 지중해식 식단의 장단점은 무엇인지, 오메가-3 지방산인 DHA와 EPA, 지방산 대사에 있어 남녀 차이점, 백색지방과 갈색지방에 대해 다루었다. 이제는 식물성기름은 불포화지방이고, 동물성기름은 포화지방이라는 개념은 더 이상 진실이 아니라는 사실에 대하여 자세히 다루었다.

"오메가-3 지방산 선택과 복용"에서 지방산 분류, 트랜스지방, 불포화지방산, 오메가-3 지방산, 오메가-6 지방산, 기타 오메가 지방산에 대해 다루고, 오메가-3지방산과 오메가-6 지방산의 비율이 왜 중요한지 다루었다. 최근 건강기능식품 중 많은 사람이 구입해서 복용하는 오메가-3 지방산에 대해 1세대 TG형, 2세대 EF형, 3세대 rTG 오메가-3 지방산이 무엇인지, 오메가-3 지방산 선택사항은 무엇이고, 오메가-3 지방산 공급원, 등푸른 생선이 좋을지 아니면 크릴 오일이 더 좋을지, 중쇄지방산글리세리드인 MCT가 무엇인지. 오메가-3 지방산과 중금속, 식물성 오메가-3 지방산을 선택해야 하는 이유, 선택 시 주의 사항, 임신부와 수유뷰에 대한 EPA/DHA 권장량, 질환에서 오메가-6 지방산과 오메가-3 지방산 비율은 어떤지, ADHD와 오메가-3 지방산, 암과 오메가-3 지방산에 대해 다루었다.

"에너지 영양소와 밥의 맛"에서 에너지 영양소가 무엇이고, 기초대사와 식사유도성열대사, 체지방 1kg을 빼는데 쉽지 않은 이유를 설명하고, 에너지 영양소인 단백질, 지질, 탄수화물에 대해 다루고, 이와 연관하여 빌딩블록인 핵산에 대해서도 다루었다. 나아가 산성식품과 염기성 식품에 대해 설명하고, 전분과 글리코겐의 차이점, 그중 탄수화물 중 저항성 전분에 대하여 호화 및 노화, 아밀로오스와 아밀로펙틴, 나아가 저항성 전분을 어떻게 증가시키는 지, 왜 우리 쌀인 단립종 쌀이 장립종 쌀보다 찰진지에 대하여 다루었다.

"저항성 전분과 건강상 혜택"에서 저항성 전분에 대해 설명하고, 저항성전분의 종류, 기능, 왜 저항성전분을 먹어야 하는지, 저항성전분의 효능은 무엇인지, 요즘 많이 광고에서 듣는 프리바이오틱스로서 저항성전분은 어떻게 분류하고 건강상 혜택이 무엇인지에 대하여 다루었다. 또한 가소화성 전분, 혈당지수, 뮤즐리 시리얼에서 다루었으며, 김밥과 햇반 역시 저항성 전분인지에 대하여 다루었다. 나아가 요즘 광고에서 자주 듣는 맥(MAC)에 대하여도 다루었다.

"탄수화물을 안 먹으면"에서 탄수화물에 대해 설명하고, 역할은 무엇인지, 탄수화물의 분류, 탄수화물의 에너지에 대해 설명하였다. 나아가 탄수화물 부족 시 대체 에너지 공급원은 무엇인지, 복합 탄수화물이 무엇인지, 혈당지수, 혈당부하, 인슐린지수란 무엇인지, 노블푸드에 대해 다루었고, 다이어트를 위해 저탄고지 다이어트나 키토제닉 다이어트를 할 경우처럼 탄수화물을 극도로 제한하여 섭취할 경우 우리 몸에 어떤 일이 일어나는지에 대해 다루었다.

2권은 3파트로 나누었다.

첫째 파트는 우리 몸에서 합성되지 않거나 합성되어도 부족하게 합성되어 외부 음식을 통해 섭취해야 하는 비타민과 미네랄에 대하여 "비타민(vitamin)과 미네랄"에서 메가도스 비타민 C와 비타민이라 부르지만 호르몬인 비타민 D 및 미량 영양소인 미네랄에 대하여 다루었다. 첫 번째 파트에서 노벨상 수상자인 라이너스 폴링 박사가 주장하던 메가도스 비타민 C는 무엇이고, 어느 정도의 비타민 C를 섭취해야 되는지, 또 메가도스 비타민 C 무용론에 대해 다룬 "고용량 비타민 C 섭취 괜찮을까?"에서 상반되는 견해에 대하여 근거 중심의 논문을 통해 살펴보았으며, 우리가 보통 비타민으로 알고 있지만 생체 내에서 작용하는 것을 보아 호르몬이라 생각되는 비타민 D에 대하여 "비타민 D는 비타민이 아니라 호르몬이다"에서 다루었으며, 왜 호르몬이라 하는지, 자외선 차단제는 무엇이고 햇볕을 어떻게 쬐면 적절한 비타민 D를 우리 피부에서 얻을 수 있는지에 대하여 다루었다. 또한 미량 영양소인 비타민과 미네랄의 면역과의 관계에 대하여 "미량 영양소와 면역"에서 다루었다.

둘째 파트는 전립선, 눈, 퇴행성관절염, 심혈관계 질환, 고혈압에 있어 필요한 영양제나 소금이 고혈압의 정말 원인일지에 대하여 다룬 "기관별 영양제"에 대하여 다루었다. 요즘 광고에서 자주 보는 소팔메토, 피지움을 포함하여 전립선 건강에 좋은 영양제나 식품에 대해 "전립선 영

양제"에서 다루었으며, 노인성 황반변성이 무엇인지, 백내장, 녹내장, 라식, 라섹수술과 눈에 좋다는 루테인과 지아잔틴이 어떻게 작용하고, 왜 루테인과 지아잔틴이 4:1 정도의 눈 영양제를 구매하는 것이 좋은지, 불루베리가 아닌 빌베리가 어떻게 눈에 좋은지에 대하여 **"눈 건강 영양제"**에서 다루었다. 나이가 들어가면서 무릎관절이 좋지 않은 경우가 많은데, 골관절염과 류마티스성 관절염에 대해 설명하고 초록잎홍합, 보스웰리아, MSM, 한동안 미국을 다녀오거나 미국지인에게 가장 많이 구입을 부탁했던 무브프리 등에 대해 **"퇴행성과절염과 영양제"**에서 다루었다.

혈관독소란 무엇이고 호모시스테인이 심혈관 질환에 미치는 영향 등에 대해 **"심혈관 질환과 영양제"**에서 기술하였으며, 코엔자임 Q10, 베타인이나 트미메틸글리신에 대하여 다루었다. 고혈압의 원인이 정말 소금 때문일지, 천일염과 염화소듐(NaCl)이 문제일지에 대하여 다루고, 저염 정책으로 인한 문제점에 대해, 나아가 미국인을 위한 식이 가이드에서 소금제한에 대해 내용을 제거했음에도 왜 우리는 아직도 소금을 많이 먹으면 안 된다 세뇌되었는지, 우리나라 경우 천일염과 김치, 젓갈을 통해 짜게 먹어서 고혈압이 발생하는 것인지, 새로 등장한 마리노부파게닌 호르몬의 역할에 대하여 다루었으며, 왜 미국이나 유럽에서 K-푸드의 열풍이 불면서 요즘 '한국적 역설'이라는 말까지 쓰며 소금제한이 잘못 결정한 것이라는 점에 대하여 **"소금과 고혈압"**에서 다루었다.

셋째 파트는 **"기타 영양제로"** 이너뷰티 시장에서 가장 핫한 콜라겐에 대해 나이 증가에 따른 콜라겐 감소, 동물성 콜라겐과 식물성 콜라겐, 콜라겐 형성에 도움을 주는 식품뿐만 아니라 저분자 콜라겐이 왜 중요하고, 콜라겐 구성 성분 아미노산 중 글리신, 프롤린, 하이드록시프롤린의 중요성에 대하여 **"콜라겐에 대하여"**에서 다루었다. 코엔자임 Q10은 무엇이며, 기능과 부작용, 치과에서 잇몸 질환 시 왜 코엔자임 Q10을 처방해야 하는지에 대하여 **"코엔자임 Q10(Coenzyme Q10)"**에서 다루었으며, 미국 위스콘신 주나 일본 중국에서도 산삼은 나오는데 왜 우리나라 산삼이 유독 인기가 있으며 효과가 있는 지에 대하여 진세노사이드를 중심으로 설명하였으며, 인삼에 대한 역사적 기록을 살펴 본 내용을 **"인삼(산삼)하면 왜 대한민국일까"**에서 다루었다.

3권은 두 파트로 나누었다.

첫째 파트는 요즘 각광을 받고 있는 누구나 한 번쯤 들었으며, 광고 홍수 속에 가장 많이 듣는 "**프로바이오틱스와 프리바이오틱스**"에 대하여 다루었다. 요즘 누구나 1~2가지 프로바이오틱스 제품을 안 먹는 사람이 없을 정도인데. 프로바이오틱스는 무엇이며, 유산균과의 차이점은 무엇이고, 유산균하면 떠오르는 메치니코프, 우리가 직감이라 하는 데 영어로도 gut feeling이라 하는 이유, 프로바이오틱스의 노아의 방주인 맹장의 중요성, 장누수 증후군, 축산 농가에서의 항생제 사용 문제점, 장내 세균의 다양성 중요성, 면역기능과 장내세균, 비만과 장내세균, 미생물 샤워, 모유수유의 중요성, 분변이식술에 대하여 "**프로바이오틱스 - 사촌이 논사면 왜 배 아플까**"에서 다루었다.

치아가 오복 중 하나라는데, 장뿐만 아니라 인체의 모든 조직에서 살고 있는 프로바이오틱스의 중요성 중 구강에서의 프로바이오틱스에 대해여 다루었으며, 치주조직, 구강점막, 치주질환, 프로바이오틱스로서 구강세균, 바이오필름, 충치의 원인균인 스트렙토코쿠스 뮤탄스, 치주질환과 프로바이오틱스, 구취와 설태 세균, 질 건강 프로바이오틱스, 잇몸 건강에 좋은 영양제, 인사돌과 이가탄 등에 대하여 "**구강 건강과 프로바이오틱스**"에서 다루었다. 프로바이오틱스, 프리바이오틱스, 포스트바이오틱스, 신바이오틱스 등 무슨 ~틱스가 그리 많은지에 대하여 각 용어의 정의, 프리바이오틱스로서 식이 섬유소, 저항성 전분, 모유 올리고당, 식이 섬유소와 면역, 암 예방, 인지력의 관계, 식이섬유소 충분 섭취량, 포드맵에 대하여, 나아가 사이코바이오틱스는 무엇인지에 대하여 "**프리바이틱스와 포스트바이오틱스**"에서 다루었다.

포스트바이오틱스를 4세대라 하는데 왜 오해를 사는지, 프리바이오틱스, 프로바이오틱스, 신바이오틱스에 대해 좀 더 자세하게 다루었으며, 김치가 신바이오틱스일 지에 대하여 다루고, 우리나라 식약처가 인증한 프로바이오틱스 균주 19종, 현재 진행 중인 신바이오틱스 연구, 포스트바이오틱스의 종류와 유용효과에 대하여 "**포스트바이오틱스**"에서 다루었다. 다양한 다이어트가 존재하는데, 항영양소가 무엇인지, 원 푸드 다이어트, 1일 1식 다이어트, 저열량 다이어트, 저지방 다이어트, 저탄수화물 다이어트(황제 다이어트, 팔레오 다이어트, 두캉 다이어트)뿐만 아니라 최근 각광을 받고 있는 키토제닉 다이어트에 대해 설명하였으며, 간헐적 단식, 채식과 완전 채식 다이어트뿐만 아니라 최근 새로 등장한 고섬유소 마이크로바이옴식단에 대하여 "**고섬유소 마이크로바이옴 식단**"에서 다루었다. 지금까지 특별한 치료방법이 없던 시디프에 대하여 분변이식술을 사용하여 좋은 효과를 내고 있는바, 예전의 수혈과 매혈에 대해 설명하고, 똥을 약으로 사용한 기록, 현대 분변이식술 역사를 살펴보고, 이에 따른 대변은행, 자가 분변이

식, 장내 세균의 중요성, 앞으로 다양한 질환에 대한 분변이식술 이용가능성에 대하여 **"수혈과 똥 이식"**에서 다루었다.

둘째 파트에서 암, GMO, 초가공식품, 체중 감량 다이어트, 코로나 관련 영양제, 걷기에 대하여 **"건강에 대하여"**에서 다루었다. 암은 정말로 운이 없으면 걸리는 것일까? 우리 몸은 암에 걸리지 않도록 수많은 장벽과 방어기전을 가지고 있음에도 암에 걸리는데 이를 **"암은 불행한 로또 당첨이다"**에서 다루었다. 여기에서 신생물은 무엇이고 암은 무엇이며, 종양은 무엇인지 설명하고 발암물질, 화학적 발암과정으로서의 다단계 발암과정, 발암물질의 보고인 담배의 위해성, 부가물, 돌연변이에 대해 다루었으며, 주위에 암 환자가 많다보니 항암제에 대하여 알아보는 것도 좋을 것 같아 1세대 항암제부터 3세대 면역항암제 나아가 면역세포치료에 대해서도 다루었다.

우리 주위 먹거리에서 유전자 조작식품(GMO)의 위해성을 다루며 품종개량과 선발육종을 설명하고, 유전자 조작식품의 효시인 '영원히 무르지 않는 플레이버 세이버 토마토', '전갈 독이든 양배추', '옥수수 킹콘', '슈퍼 연어인 아쿠아어드벤티지'에 대해 다루었으며, 불임 씨앗인 터미네이터 씨앗, GMO 안정성에 대한 찬성과 반대론자의 주장, 나아가 GMO 작물의 성공 예, GMO 식품 표시에 대하여 **"GMO 유전자 식품은 안전할까?"**에서 다루었다. 보기에도 좋고 먹음직스러운 식품이 넘쳐나는 요즘 가공식품을 뛰어 넘는 초가공식품이 우리에게 어떤 영향을 끼치는지 보고자 NOVA 분류체계, 에너지는 있지만 다른 영양소가 하나도 없는 빈 칼로리, 낙관적 편향, 염증성 장 질환과 초가공식품의 관련성, 초가공식품과 사회적 불평등, 식품 라벨, 초가공식품 구별하기, 나아가 우리나라에서의 가공식품의 섭취에 대하여 **"초가공식품이란"**에서 다루었다.

몸무게를 줄이고자 다양한 다이어트와 운동을 하는데 왜 매번 요요현상이 일어나는지 설명하기 위해 체중 항상성 이론, 지방 항상성 이론, 신 항상성, 신 항상성 부하에 대하여 설명하고, 체질량지수, 비만은 유행인지에 대해 다루고, 식욕, 자궁 내 프로그래밍이 무엇인지, 버몬트 주립교도소 비만연구, 미네소타 굶주림 연구를 예로 살펴보았으며, 체중을 조절하는 음성 피드백 기전, 지방조절 호르몬, 체중 설정 값을 설명하였으며, 절약 유전자 가설과 절약 표현형 가설에 대해 다루고, 미국 인디언 피마족의 교훈, 아프리카 미국인의 교훈을 통해 우리가 알아야 할 것과 네덜란드 기근 연구와 후성유전학을 살펴보았으며, 다이어트 후의 요요현상에 따른 체중 설정 값 상향이 나타나 다이어트를 할 때마다 체중이 증가하는 이유, 식욕과 포만감을 조절하는 호르몬, 종양괴사인자의 중요성, 나아가 오메가-3 지방산과 오메가-6 지방산의 비율이 체중에 미치는 영향에 대해 "대부분 체중 감량 다이어트는 왜 실패할까"에서 다루었다.

최근 3년간 우리에게 다가와 우리의 생활방식에 지대한 영향을 준 코로나-19로 인한 후유증과 면역력을 어떻게 올릴지에 대하여, 나아가 에피데믹, 엔데믹, 팬데믹이 무엇인지를 설명하고, 세계역사의 한 획을 그은 전염병에 대한 역사를 살펴보고, 우리나라가 코로나-19에 발 빠르게 대처할 수 있었던 기초과학연구원의 연구를 다루었으며, 코로나 시대 영양보충제와 면역력 증진에 대해 "코로나 후유증과 영양보충제 및 면역력 향상"에서 다루었다. 마지막으로 코로나 시대에 등산이나 걷는 사람이 부쩍 늘었는데 걷는 것이 얼마나 중요한 지, 움직이지 않으면 몸이 구부정 헤지며, 걷기 시에 관계하는 근육에 대해 속근과 지근, 주동근과 길항근에 대해 살펴보았으며, 미군정 하에서 생활 패턴이 바뀐 '오키나와의 위기'를 살펴보고 걷기 운동의 효과가 무엇인지와 맨발 걷기, 일상에서 걷기, 빨리 걷기, 트레드밀 걷기, 언덕에서 걷기에 대해 설명하고 20분, 45분, 60분 걷기 운동, 달리기, 마라톤에 대해 살펴보고, 걷기와 달리기의 차이점이 무엇인지 "걸어야 건강해진다"에서 다루었다.

이렇게 읽으면 효과적이다.

광범위하게 다룬 내용을 편의상 책을 3권으로 나누었고, 각 파트별로 주제를 다루었으나, 이것은 어떤 순서에 의하지 아니하여 독자가 관심 가는 부분을 먼저 읽고, 필요할 경우 그 부분만을 읽어 보아도 불편이 없도록 기본 지식에 대하여는 반복해서 다루었으며, 새로운 용어에 대하여는 각 제목 하에서 다시 부연설명을 하였다. 또한 단어만으로 쉽게 이해되지 않는 단어의 경우 한문을 곁들이거나 영여 표기를 더하였다. 그러므로 처음부터 끝까지 순차적으로 읽지 않아도 이해하는데 큰 어려움이 없도록 노력하였다.

차 례

01

영양제(nutrient)에 대한 이해를 돕기 위해

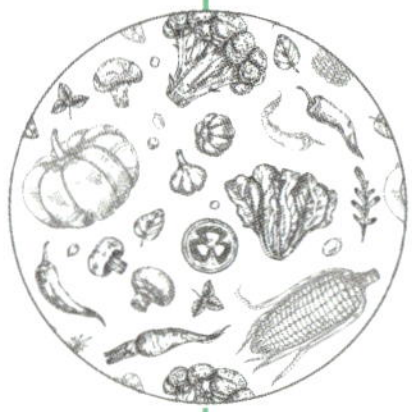

01
영양제 왜 복용해야 할까?

30년 전 의과대학에 재직 중 BK(brain korea)21 프로그램으로 강의과목 개설을 맡는 위원회에 있으면서 어느 의과대학에서도 영양학과 독성학을 강의하지 않는데 우리가 선구자가 되어 우선 대학원 과정에 영양학과 독성학을 개설하자 주장하였다. 그 결과 위원들은 과목 개설의 중요성은 인식하지만 영양학과 독성학을 누구도 배운 적이 없어 강의를 할 수 없으니 제안자가 우선 강의를 해주면 좋겠다고 하였다. 이후 독성학과 영양학을 정년까지 강의하며 그 중요성을 더욱 인식하게 되었다. 세계적으로 자연의학(natural medicine), 기능의학(functional medicine), 영양의학(nutritional medicine)이 새로이 각광을 받으며 영양학의 중요성은 우리에게 더욱 가까워져 왔다. 자연의학이란 현대의학과 정반대되는 개념이 아니라 자연과 인체의 생명원리에 입각한 모든 의학을 포괄하는 개념이다. 서양의 현대의학의 관점에서는 의과대학에서 가르치지 않는 것들로 현대의학에 포함되지 않는 것으로 생각하여 대체의학(alternative medicine)이라고 한다. 그러므로 대체의학 또는 대체요법(alternative therapy) 혹은 보완의학(complementary medicine), 또는 보완대체의학(complementary and alternative medicine, CAM)은 기존의 현대의학적 치료 방법에 속하지 않는 치료법을 일컫는다. 그렇기 때문에 서양의학이 현대의학의 기준이기 때문에 동양의학 즉, 한의학, 중의학, 한방의학과 같은 우리나라 전래의학뿐만 아니라 동종요법이나 민간요법 등을 대체의학으로 간주하기도 한다. 그럼에도 불구하고 국가마다 의학의 기준이 달라서 우리나라에서는 한의학이 정규의료로 인정되기 때문에 대체의학이 아니며, 미국에서 정골의학(osteopathy)은 정규의료로 분류되기도 한다. 정골의학은 창시자 앤드류 테일러 스틸(Andrew Taylor Still)에 의해 수기치료를 강조하는 민간의료로 시작되었다. 뼈를 뜻하는 'osteo'와 질병을 의미하는 'pathy'를 결합하여 'osteopathy'라 명명한데서 유래하였다. 이후 osteopathy는 미국에서 osteopathic manipulative medicine(OMM, 정골의학)으로 통칭되며 의학과마찬가지로 주류의학에 포함되고 정골의학 의사(DO, Doctor of Osteopathic Medicine)도 MD와 동등한 학위를 가진 의료 전문직으로 인정하고 있다. 기능의학이란 미래의학의 새로운 패러다임이다. 기능의학은 인체의 생화학적 흐름의 이상으로 인해 여러 세포의 기능적 저하를 가져와 중증 질환으로 발전할 때, 그 질환의 증상만 억제하는 것이 아니라 문제의 근본 원인과 메커니즘을 찾아 인체 스스로 자연적 치유능력을 회복하여 생리적 균형을 이루도록 유도하는 의학이다. 그리고 질병뿐 아니라 육체적, 정신적, 사회적인 상호 작용과 미네랄 중금속 등 환경적인 문제를 모두 고려하고, 환자에 대한 교육과 개인의 생활패턴과 섭생 등 보다 근본적인 이유를 찾아 환자 스스로의 재생력을 살려주는 치유의 학문이다. 기능의학이 등장하게 된 것은 증상이 아니라 근본 원인을 치료해서 재발을 줄이고 완성화 되는 질환들을 정상화시켜

보자는 데서 시작되었다. 현대의학은 약으로만 치료하려고 하는데, 머리가 아프면 두통약을 처방하고, 혈압이 높으면 혈압약, 혈당이 높으면 당뇨약을 처방한 것 등이다. 병이 발생한 각 환자의 원인에 대해서는 관심을 크게 갖지 않는다. 이에 비해 기능의학 또는 분자교정의학이란 인체에서 자연적으로 필요한 물질들을 최적으로 제공함으로써 질병을 예방하거나 치료할 수 있다는 개념의 의학이다. 약을 꼭 필요한 경우가 아니면 가급적 쓰지 않는다. 궁극적으로는 약을 복용하지 않도록 하는 것이 목표이다, 대부분 우리 몸에 있는 성분, 음식, 허브, 비타민, 미네랄 등을 사용하고 식습관, 수면, 운동 등 생활습관을 평가하고 교정하는 학문이다. 우리 몸의 최적의 환경을 제공하여 우리 몸이 스스로 치료하도록 돕는다. 그만큼 빠르거나 간단하지가 않으며, 쉽지 않다. 미국의 경우, 기능의학을 양산하기 위해 'naturopathic doctor'라는 새로운 자격을 가지고 대학에서 연구가 이루어지고 있다. 기존의 일반 서양 의사가 super specialist라면, naturopathic doctor는 super generalist라고 할 수 있다. Naturopathic doctor는 1902년 Lust가 미국 뉴욕에 Naturopathic Medicine이라는 대학을 처음 설립하면서 시작되었다. 이후에 Arizona, MD Anderson Cancer Center, Harvard Medical School Osher Research Center, Memorial Sloan Kettering Center, Duke University, Johns Hopkins Center 내에도 관련 부서가 생겨 기능의학을 과학적인 근거를 가지고 연구, 검증, 발전시키려는 노력이 활발히 진행되고 있다. 대부분의 사람들은 영양의학에 대한 개념을 알지 못한다. 더구나 세포영양에 대해서는 더 이해하지 못하고 있다. 우리 인체가 제대로 유지되려면 인체의 최소단위인 세포의 기능이 좋아야한다. 우리의 세포는 기능을 적절하게 유지하기 위해 적절한 재료를 이용하여 항상 일을 하고 있으며, 또한 그 부산물을 만들어 내고 있다. 그리고 이러한 부산물을 적절하게 없애는데도 많은 재료를 필요로 한다. 이 재료에 해당되는 것이 영양소이다. 질병의 예방 및 치료와 건강증진을 위해 이러한 영양소를 이용하는 학문이 영양의학이다. 오늘날의 먹거리는 우리 조상들이 먹던 것과는 너무나 다르다. 문명이 발달하면서 수많은 만성질환들이 증가하고 있다. 환경의 변화와 가공된 음식을 주로 먹는 서구화된 식생활이 주요원인으로 꼽히고 있다. 농약을 비롯한 인공 화합물들이 우리의 건강을 해치고 있고 하얀 쌀과 하얀 밀가루를 비롯한 가공된 음식물에는 진작 우리 몸에 필요한 영양소는 턱없이 부족하고, 오히려 설탕을 비롯한 음식 첨가물들이 건강을 위협하고 있다. 이러한 결과로 산화 스트레스(oxidative stress)와 염증반응(inflammation)이 지속적으로 일어나고 결국은 만성질환을 일으키게 된다. 골다공증, 당뇨, 고혈압 등과 더불어 대부분의 심혈관계 질환이나 치매, 파킨슨 병, 암과 같은 만성질환이 영양소 부족과 관련되어 있다. 음식 속에 포함된 영양소는 항상 세포의 DNA와 신호를 주고받으면서 소통을 한다. 좋은 영양소가 많이 포함된 음식을 먹게 되면 우리 몸의 세포는 좋은 신호를 받아 몸에 유익한 정보를 담은 물질을 만들어낸다. 반대로, 해로운 물질을 많이 가지고 있는 음식은 우리 몸속 세포에 나쁜 신호를 보내어 좋지 않은 결과를 만들어낸다. 대표적인 것이 산화스트레스와 염증반응이다. 한걸음 더 나아가 영양의학은 질병의 치료를 위해 영양소를 적극적으로 사용한다. 비타민 C, 비타민 D, 오메가-3 지방산, 글루타티온, 커큐민과 같은 자연물질이 이용되고 있다. 이처럼 자연의학, 기능의학, 영양의학이 새로 소개되면서 영양학의 중요성이 점점 강조되고 있다. 그럼에도 불구하고 아직까지 의과대학이나 치과대학에서 영양학이나 독성학을 개설하여 강의하는 학교는 없다. 우리는 자주 TV를 통해 많은 의사들이 영양제나 기능성식품에 대하여 열변하는 것을 봄과 동시에 바로 옆 채널에서 그 제품을 판매하고 있는 것을 보고 있다. 이러한 미디어의 효과로 정말 많은 사람들이 영양제에 대해 알고 있으나 마치 질병에 대한 치료제로 생각하는 것 같다.

정년을 5년 앞두고 많은 선배들이 정년을 준비하는 것이 앞으로 삶에 많은 도움을 준다고들 하였다. 나에게 맞고 즐기며 할 수 있는 일을 곰곰이 생각하다 처음 목공을 배우기 시작하였고, 사진 강의를 들었으며, 등산을 시작하였다. 고등학교 친구들과 산을 다닌 지도 이젠 5년이 넘었다. 70대에 들어선 친구들과 산을 다니며 가장 많이 받는 질문이 영양제 이야기다. 그런데 대부분 영양제를 약으로 생각하는 듯하다. 고혈압 등으로 이미 약을 몇 개씩 먹고 있는데, 여기에 또 영양제와 같은 약을 먹어도 되느냐고 물으니 말이다. 우리 몸은 입을 통해 들어오는 물질에 대해 이물질(foreign material 또는 xenobiotics)로 받아들이는 것과 이물질로 인식하지 않고 자기 것인 양 받아들이는 것으로 나누어 볼 수 있다. 약은 이물질로 받아들이는 대표적인 물질이고, 영양제는 이물질로 받아들이는 것이 아니라 내 몸에 필요한 것이라 인식하여 받아들이니 이 둘은 엄연히 다른 것이다.

이물질(異物質, foreign body, FB), 외래물 또는 이물(異物)은 생물체 밖에서 기원한 물질이다. 기계적으로 원치 않는 모든 침입 물체를 의미할 수 있다. 이물질 대부분은 인체 구멍을 통해 장기로 들어간다. 이물질은 큰 영향을 주지 않거나 자극적일 수 있다. 자극적인 경우 염증과 흉터를 유발한다. 체내 감염을 일으켜 면역계를 보호하려 할 수 있다. 크기나 유발된 흉터에 따라 통로를 막을 수 있다. 독성이 있을 수 있다. 특히 의학에서 이물질이라 함은 병원체부터 시작하여 눈이나 피부 따위에 들어가 외상을 입히거나, 몸 내부에서 담석이나 종양 등으로 발전한, 여러 생명 활동에 불쾌함이나 지장을 주는 물질적 요인을 일컫는다.

영양과 영양제

사람들이 영양(nutrition)이라 하면 비타민이나 칼슘과 같은 성분을 생각한다. 비타민이나 미네랄은 영양소(nutrient)라 하고 영양 그 자체는 아니다. 영양이란 사람들이 식품 섭취를 통하여 필요한 영양소를 우리 몸에 받아들이고, 에너지를 만들어 사용하거나, 우리 몸을 구성하거나, 생명을 유지하는 일련의 활동을 영양이라 한다. 영양 활동을 위해서는 먹는 것이 꼭 필요하다. 단지 영양소 섭취만을 목적으로 음식을 섭취하지는 않는다. 주위 친구들을 보면 맛 집을 찾아 이곳저곳을 돌아다니며 여러 가지 음식을 두루 맛보는 것을 즐기는 식도락가들이 많다. 사람이 음식물을 먹는 것은 공복감을 해소하고, 요리를 맛보고, 즐기며, 그 결과 음식물로부터 영양소를 섭취하기 위해서이다. 그러므로 식사가 영양소 섭취만을 목적으로 하는 것도 아니지만 영양소를 섭취하지 못할 경우 삶을 영위할 수가 없다. 단백질, 지방, 탄수화물, 비타민, 미네랄을 5대 영양소라 한다. 여기에 식이섬유소와 물을 추가해서 7대 영양소라 한다. 우리 식단을 보면 에너지 영양소인 탄수화물, 단백질, 지방은 차고 넘치는 데, 흡수와 배출을 돕고 에너지를 만드는 보조효소 역할을 해주는 비타민과 미네랄은 턱없이 부족하다. 물은 인체의 70%를 차지할 만큼 중요한 물질로 소화작용에 필요하며, 체온 조절, 노폐물 배출 등의 역할을 한다. 70kg의 남성은 일일 2.3L의 물이 필요하고, 50kg 여성의 경우 일일 1.6L의 물이 필요하다. 섬유소는 장의 기능을 활성화하며, 숙변을 제거하고, 대변 속 유해 물질의 배설을 도우며, 지방이나 콜레스테롤을 흡수하며, 영양소를 소화 흡수하도록 도와준다.

활성산소(reactive oxygen species, ROS)

에너지 영양소를 에너지로 바꾸어 주기 위해 산소가 필요하다. 우리는 단 몇 분도 산소 없으면 살 수가 없다. 그런데 바로 이 산소가 오히려 해로울 수 있다면 갑자기 무슨 헛소리냐고 되묻는 사람도 있을 것이다. 그런데 진짜 해로운 산소가 있다. 바로 우리가 마시는 산소의 약 2% 정도를 차지하고 있는 '활성산소'다. 우리가 호흡할 때 몸속으로 들어온 산소는 에너지를 만들기 위해 산화 과정을 거친다. 호흡을 통해 들어온 산소는 98%가 에너지 생성에 사용이 되고 2%는 활성산소가 된다. 스트레스, 흡연, 식품첨가물이나 오염된 환경에서 더 많은 활성산소가 만들어진다. 활성산소는 식사 중에도 만들어지고, 호흡을 할 때도 만들어진다. 활성산소는 인체에 대해 무해한 측면도 있고, 유익한 측면도 있다. 호흡을 통하여 체내로 들어오는 산소는 혈액을 타고 우리 몸 구석구석을 흘러 다니면서 탄수화물과 지방을 태워 분해함으로써 에너지를 만드는 중요한 역할을 한다.

라디칼(radical)은 쌍을 이루지 못한 전자를 포함한 원자, 이온, 분자를 말한다. 일반적으로 전자는 쌍으로 존재하려는 경향이 있어서 홀로 존재할 경우 다른 분자들과 결합하려는 성질을 가지고 있다. 그렇기 때문에 라디칼은 불안정하며, 수명도 짧다. 라디칼은 이온 라디칼과 산소 라디칼 등이 있다. 라디칼은 다른 분자와 결합하려는 속성이 있어서 산소 라디칼도 다른 분자와 쉽게 반응한다. 다른 분자와 쉽게 반응하여 DNA, RNA, 단백질 등을 손상시켜 세포를 죽일 수 있는 불안정한 상태의 산소 라디칼을 자유 라디칼 혹은 활성산소라 한다. 생체 내에서 중요한 활성산소로 수산화 라디칼(hydroxy radical, •OH, 생체 내에서 과산화물 라디칼이나 아스코르브산과 같은 전자 공여체에 의하여 환원된 철 또는 구리

금속 킬레이트 존재 하에 과산화수소로부터 만들어진다), 초과산화 음이온 라디칼(superoxide anion radical. O_2^-, 가장 일반적이고 몸속에서 가장 많이 발생하는 활성산소. 음식물을 에너지로 변화시키는 기관인 미토콘드리아에서 생성되므로 24시간 항상 체내에서 발생한다), 과산화 라디칼(peroxy radical, ROO•, 지방산의 산화에서 생기는 반응성이 큰 라디칼로 비공유 전자를 갖는다), 과산화수소(hydrogen peroxide, H_2O_2, 물에 산소 원자가 하나 더 붙어서 만들어지며, 가장 간단한 과산화물이며, 가장 흔히 볼 수 있는 과산화물이다), 일중항산소(oxygen singlet, 바닥상태의 삼중항 산소가 에너지를 얻어서 들뜬 상태의 산소), 차아염소산염(hypochloride, ClO^-, 산화수가 +1인 염소의 산소산염으로 산화 작용이 강하므로 천이나 종이, 펄프 등의 표백제나 소독약으로 쓴다), 일산화질소 라디칼(nitric oxide radical, NO•, 산성비나 호흡기 질환의 원인 물질), 페록시나이트라이트 라디칼(peroxynitrite radical, $ONOO^-$, 과산화물 및 산화질소의 수준이 상승함에 따라 형성된다) 등이다. 이러한 자유 라디칼은 반응성이 매우 강하여 세포 내의 핵산, 단백질, 탄수화물 및 지질과 같은 생체 고분자와 반응하여 변형시킴으로써 세포 손상과 항상성(homeostasis) 장애를 유발한다. 항상성이란 생명의 특성 중 하나로, 자신의 최적화 상태를 지속적으로 유지하려는 특성이다. 대부분의 생명 현상들은 이를 유지하기 위해 일어난다. 항상성은 생명 현상에 있어 매우 중요한 개념으로, 질병에 관한 핵심적인 정의 중 하나가 바로 이 "항상성이 깨지는 것"이다. 또한 "항상성이 영구히 깨지는 것"을 죽음을 정의하는 개념으로 사용하기도 한다. 인간의 항상성에 가장 깊이 관여하는 기관은 신경계와 내분비계로, 상태의 변화에 따라 민감한 반응을 보인다. 항상성의 예로 외부 조건의 변화에 대하여 인체 내부 환경을 일정하게 유지하는 과정, 즉 체온 조절이나 산성도와 알칼리도(수소 이온 농도) 조절을 들 수 있다. 다른 생명체에서도 항상성은 적용된다. 예를 들면, 바다에서 서식하는 어류는 항상성을 유지하기 위해(=체내 염분 농도를 낮게 유지하기 위해) 진한 오줌을 소량 내보내지만, 강에서 서식하는 어류는 거꾸로 체내 염분 농도를 높게 유지해야 하므로 연한 오줌을 다량 내보낸다. 따라서 외부의 자극에 대해 체내의 변화를 최소화해야 하므로, 음성 피드백이 일어난다. 항상성 개념은 1865년에 클로드 베르나르(Claude Bernard)가 제안하였으며, '항상성'이라는 단어는 1926년 월터 브래드포드 캐넌(Walter Bradford Cannon)이 고안하였다. 항상성은 본래 살아있는 유기체에서 일어나는 과정을 일컫는 단어였지만, 지금은 온도조절장치와 같은 자동 조절 장치에도 쓰인다. 항상성은 변화를 감지하기 위한 센서, 환경을 조절하는 효과 기작(effector mechanism), 그리고 그 둘을 연결하는 음성 피드백(negative feedback)을 필요로 한다. 활성산소의 양이 많아지면 문제를 유발하는데, 단백질과 지방을 파괴하며, 세포를 공격하고, 질병과 암을 유발할 수 있는 산화력이 강한 산소로 바뀌게 된다. 오염된 음식, 약물 부작용, 끊임없는 스트레스, 부정적인 생각, 배기가스, 미세먼지, 수면 부족, 인스턴트식품은 체내에 활성산소를 증가시킨다. 호흡 과정에서 산소는 수소와 만나 물이 되지 않고, 극히 일부가 전자만 받아 유리기 또는 자유 라디칼(free radical)이라 불리는 상태가 되는데, 이것이 호흡 과정에서 주로 생성되는 활성산소의 일종인 초산화물 또는 슈퍼옥사이드(superoxide)이며, 대략 0.2~1% 정도이며, 그나마도 방어체계에 의해 대부분 무력화 된다. 그렇지만 과도하게 생성된 활성산소는 몸속을 돌아다니면서 DNA와 세포 조직을 손상시켜 편두통, 우울증, 지방간, 대사증후군, 요실금, 관절염, 피부노화, 심혈관질환, 뇌졸중, 당뇨, 위염 및 각종 위장질환, 동맥경화, 신경계 질환인 치매, 파킨슨병, 아토피, 암을 일으킨다. 활성산소란 일반적인 산소보다 활성이 크고, 불안정하며, 높은 에너지를 가지고 있는 산소를 말한다. 활성산소는 굉장히 불안정한 물질로 다른 분자, 예를 들어 DNA로부터 전자를 빼앗아 산화시키려는 성질이 있어서 복제오류를 유발하며, 방사선과 함께 DNA를 손상시켜 돌연변이를 유발하는 주범이다.

생체 내에서 형성된 자유 라디칼은 체내에서 제거되지 않는 한 일련의 연쇄 반응을 통하여 계속적으로 또 다른 라디칼을 만들어 조직 손상을 유발한다. 자유 라디칼은 다른 자유 라디칼과 반응하여 제거될 수도 있으나 생체 내 항산화제에 의해 제거되므로 조직을 보호한다. 이러한 항산화제는 크게 3가지 그룹으로 나눌 수 있다. 즉 항산화 작용을 갖는 효소군(1차 항산화제), 항산화 작용을 갖는 비효소 화합물그룹(2차 항산화제) 및 손상된 DNA를 수복하는 수복 효소군(3차 항산화제)로 나눈다. 1차 항산화제는 항산화 효소군으로 새로운 자유 라디칼기의 형성을 억제하는 일을 하며, 이미 형성된 자유라디칼을 무해한 분자로 변환시켜 주거나, 다른 분자로부터 자유 라디칼의 형성을 억제하는 효소들이다. 과산화물 제거효소(superoxide dismutase), 글루타티온 페록시다아제(glutathione peroxidase), 카타라아제(catalase), 페리틴(ferritin), 세룰로플라스민(ceruloplasmin) 등이 여기에 속한다. 2차 항산화제는 비타민 E, 비타민 C, 베타카로틴, 요산, 빌리루빈, 알부민 등이 여기에 속하며, 라디칼을 포획하여 자기 자신이 안정성이 있는 라디칼로 되어 라디칼 연쇄반응을 억제함으로써 항산화작용을 나타낸다. 3차 항산화제는 자유라디칼에 의해 손상 받은 생체 분자를 수복하는 기능을 가지며, DNA 수복효소나 메티오닌 설폭사이드 환원효소(methionine sulphoxide reductase) 등이 여기에 속한다. 이들 항산화제가 제대로 작용하지 못하면 활성산소는 발암과정에 관여하여 암개시제나 암촉진제로 작용할 수 있다.

사람은 1분에 20회 정도 호흡 하며, 한 번에 약 500mL 정도의 공기를 들이마신다. 그렇다면 1분 동안 들이마시는 공기의 양은 약 10,000mL이다. 이 중 산소는 약 20%로 2,000mL 정도이며, 이 중 활성산소는 40mL인 셈이다. 결국 우리 몸에서 만들어지는 활성산소는 하루에 약 28,800mL로 결코 적은 양이 아니다. 우리가 숨을 쉬는 동안 체내에서 끊임없이 만들어지고 있는 것이 바로 활성산소다. 어느 정도의 활성산소는 우리 몸 스스로 처리할 수 있다. 또 활성산소가 완전히 나쁘기만 한 것도 아니다. 세균이나 바이러스에 감염되는 것을 막는 면역기능도 가지고 있다. 사람에서 발생하는 질병의 90% 이상이 활성산소로 인한 세포 손상과 면역력 저하 때문이다. 이러한 활성산소를 제거하는 능력은 나이가 들수록 50% 이상 감소되어서 항산화제의 도움이 필요하다. 우리 몸 안에는 활성산소의 활동을 막고, 활성산소를 제거하는 일명 '항산화작용'을 하는 효소들이 있다. 과산화물 제거효소(superoxide dismutase, SOD, 초과산화 라디칼을 분자 산소와 과산화수소로 바꾸어주는 불균등화 반응을 촉매하는 금속 효소로 독성의 과산화물을 제거함으로써 산화 스트레스로부터 세포를 보호하는 역할을 한다), 카타라아제(catalase, 과산화수소를 분해하여 물과 산소로 만드는 반응을 촉매하는 효소), 글루타티온 페록시다아제(glutathione peroxidase, 세포 내에 생성된 과산화수소를 무해한 물과 알코올로 바꾸어주는 효소), 환원효소(reductase, 산화-환원 효소의 하나로 분자상 산소 이외의 기질을 수소 또는 전자의 수용체로 하는 효소의 총칭) 등이다. 이 효소들의 작용을 통해 우리는 활성산소로부터 우리 몸을 보호할 수 있다. 그렇지만 이러한 효소는 20대가 지나면서 점차 감소하게 된다. 또 잘못된 식습관, 지속적인 활성산소 노출, 항산화물질 생성력 저하 등으로 인해 활성산소에 대한 대처 능력은 점점 떨어지게 된다. 많은 연구자들은 "그래서 비타민 A, C, E, 요산, 폴리페놀 등 항산화물질의 섭취 및 보충이 꼭 필요하다"고 밝히고 "항산화효소가 상대적으로 더 부족할 수 있는 노인은 이런 물질의 보충이 더욱 중요하다"고 강조한다.

오존층과 냉매인 프레온 가스

The Science Times(2004년 8월 19일자) 내용을 살펴보자. 대기 중에서 불꽃 방전이 일어날 때 강한 냄새를 띈 연푸른빛의 기체가 생기는 것은 이미 18세기 후반부터 알려졌다. 그러나, 오늘날 오존으로 불리는 이 기체의 발견은 독일 과학자 쇤베인(Schöenbein CF)이 파리과학원에 "몇 화학반응에서의 냄새의 성질에 관한 연구"라는 논문을 발표한 1840년이 그 기원이다. 당시 스위스 바젤 대학의 화학과 교수였던 쇤베인은 "냄새가 나다"라는 뜻을 가진 희랍어 ozein(o-zein)으로부터 이 기체를 오존(ozone)이라 명명하였다. 그 후 프랑스 과학자 소렛(Soret JL)은 산소가 산소원자 두 개로 만들어지는 분자구조를 가지는 물질임에 반하여, 오존은 세 개의 산소원자로 이루어진 분자구조를 가지고 있음을 밝혔다. 이러한 오존은 햇빛 등 주위의 전자파를 흡수하며 쉽게 분해되어 다시 안정한 이원자구조의 산소로 바뀌면서, 여분의 제3의 산소원자를 주위의 물질들에게 쉽게 내어주는 강한 산화력을 가진 활성이 있는 기체이다. 오존의 강력한 산화력을 이용하여 해로운 박테리아를 제거하는 공기청정 장치로서 오존 발생기가 이용되기도 한다. 그러나 농도가 커지면 주위의 많은 물질들에게 파괴적인 효과를 나타내는데, 고무가 탄력을 잃게 되고, 나일론 등이 약해지며, 식물의 잎, 사람의 폐 등 생물조직에 치명적 영향을 줄 수도 있다.

성층권의 대기 중에 있는 오존은 산소 원자 3개로 구성된 비교적 불안정한 분자로서, 독성이 강해 공기 중에 극소량만 섞여 있어도 인간에게 치명적인 해를 준다. 반면 오존은 태양에서 오는 자외선을 차단해 주기 때문에 없어서는 안 될 중요한 기체이다. 만약 오존층이 없어지면 자외선이 지표면까지 도달하여 지상에 생명체가 살 수 없게 된다. 특히 오존층을 통과한 자외선은 사람에서 피부암, 백내장, 면역결핍증을 유발한다. 남극의 특이한 기상 조건 때문으로, 또 인간이 냉매로 사용한 성층권에 포함된 프레온 가스(클로로플루오르카본, chlorofluorocarbon)에서 생긴 염소가 햇빛에 비칠 때 구름 입자의 표면에서 오존과 접촉하여 오존층을 파괴하기 때문이다. 남극 상공과 우리나라 상공은 오존층이 얇아져 자외선 노출이 심하며, 중국으로부터의 황사, 자동차 매연 등으로 인한 환경오염이 증가하고 있다. 프레온 가스 사용이 보편화되기 시작한 것은 제2차 세계대전 무렵이다. 프레온 가스는 1928년 토머스 미즐리(Thomas Midgley)라는 미국의 화학자에 의해 발명되었다. 독성이 적고 연소되지 않아 폭발 위험성이 낮으며, 기름을 용해시키지만 금속이나 플라스틱과 반응하지 않고, 비점(끓는 점)이 상온이므로 쉽게 기화 또는 액화할 수 있다는 것이 프레온 가스가 가지고 있는 특징이다. 프레온 가스는 이러한 성질 덕분에 냉장고나 에어컨의 냉매, 기계, 금속, 전자제품 등의 탈지, 세정제, 발포제, 그리고 화장품과 살충제의 분무제 등에 폭넓게 사용되었다. 그러나 이때까지만 해도 이렇듯 유용한 물질이 지구에 엄청난 피해를 주리라고는 아무도 생각하지 못하였다. 1974년 미국 캘리포니아 어바인 대학의 셔우드 롤런드(Frank Sherwood Rowland) 교수와 마리오 몰리나(Mario Joje Molina) 박사는 프레온 가스가 불활성이어서 배출되면 대부분 파괴되지 않고 성층권까지 도달하며, 연쇄반응을 일으켜 한 분자의 프레온 가스가 수천 분자의 오존과 반응해 성층권의 오존층을 파괴할 것이라고 학계에 보고했다. 프레온 가스와 성층권의 오존층 파괴의 상관관계에 관한 최초의 연구 결과 발표였다. 프레온 가스로 인한 오존층 파괴는 파장 280~320nm에 해당하는 자외선의 차단을 줄여 지상에 더 많은 양을 도달하게 한다. 이 경우 인체에 피부암, 백내장, 각막염 등이 증가하며, 인체 면역력이 떨어져 전염성 질병도 늘어나게 된다. 뿐만 아니라 육상 식물의 광합성을 저해해 식량 생산이 줄어들며, 식물성 플랑크톤 생산력을 떨어뜨려 어획량도 감소하게 된다. 강한 자외선은 건축 자재의 부식과 노화를 촉진하고, 대기 화학반응을 활발하게 하여 도시 지역의 대기오염을 더욱 심화시킨다.

성분 영양

성분 영양(elemental diet)이란 말이 있다. 달나라나 화성 탐사를 떠나는 우주인에 맞는 우주 식이에 착안하여 개발되었다. 우주선 내부는 공간이 좁아 필요한 영양소 공급을 위해 필요한 과일이나 채소, 곡물 등을 저장할 공간이 부족하다 보니, 우주인에게 절대로 필요한 필수영양소가 모두 들어 있는 식이(지방은 들어 있지 않음)를 미국 항공우주국(NASA)에서 개발하였다. 이러한 우주 식이는 소화과정을 거칠 필요가 없어 소장에서 흡수되고 찌꺼기를 남기지 않는다. 그렇기 때문에 꼭 필요한 영양소 임에도 우주 식이에는 섬유소가 들어가지 않는다. 섬유소는 많은 경우 대변의 양을 증가시키니 우주선 내에서 불편을 유발할 수 있기 때문이다. 그러나 우주 식이는 맛과 냄새가 고약해서 더 이상 사용되지 않고 있다.

성분 영양은 가장 "원소적인" 형태로 분해된 완전한 영양 프로필을 제공하는 유동식 식사 대체 식단이다. 단백질, 지방, 탄수화물은 비타민, 미네랄, 전해질과 결합하여 아미노산, 짧은 사슬 트리글리세리드(triglyceride), 짧은 사슬 말토덱스트린(maltodextrin)으로 분해된다. 이러한 식이 "빌딩 블록(building block)"은 소화관 상부에 쉽게 흡수되어 소화기 계통의 나머지 부분이 쉬면서 질병이나 부상으로부터 회복될 수 있게 해준다. 영양 성분은 물과 섞이도록 고안된 액체나 가루 형태로 나온다. 경구 또는 경장에서 복용할 수 있다. 이후 질병의 치료 목적으로 성분 식이가 이용되기 시작하였으며, 이에 따라 다양한 개량 식이가 개발되었다. 아미노산 대신에 펩티드를 사용하여 맛과 냄새를 개선하였으며, 지방을 첨가하기도 하였다.

성분 영양은 보통 위장관 질환이 심하거나 위장관 수술 후 회복되는 사람들에게 의학적으로 처방되는데, 이들은 소화기 계통을 쉬게 해야 치료가 가능하다. 소화기 계통을 쉬게 하는 것은 염증을 가라앉히고, 음식 자극물에 대한 자가 면역 반응을 예방하며, 지나치게 자란 내장 박테리아를 굶기는 것을 도울 수 있다. 때때로, 이러한 조제식은 영양상의 필요를 충족시키기 위해 노력하는 사람들을 위한 식이 보충제로 처방될 수도 있다. 의료 감독 하에, 식단의 지속 시간과 칼로리 섭취는 개인에게 맞춤화된다. 식단에 대한 안내가 권장되지만, 만약 본인의 장에 도움이 되는지 알아보기 위해 간단히 시도해보고 싶다면, 일반적으로 안전하다. 이렇게 성분 영양으로 우리 몸에 필요한 모든 영양소를 충족시킬 수 있지만, 환자의 경우 어쩔 수 없이 이를 사용하여야 하지만, 일반인의 경우 포만감과 식도락을 빼놓을 수 없으니 완전한 답이라 할 수는 없다. 케어 푸드(Care food)는 고령자, 환자를 위한 친화식품으로, 최근 식품업계의 블루오션으로 주목받고 있다. 국내 고령 인구 비중이 빠르게 증가하면서 케어 푸드가 각광을 받고 있다. 환자와 고령층에 국한되던 케어 푸드 소비층도 다이어트를 하는 사람, 어린이, 산모 등으로 확대되고 있다. 농림축산식품부는 케어 푸드에 대해 '노인에게 부족한 영양분이 풍부하게 들어가 있는 식품'으로 정의하였으며, 최근에는 고령자와 환자뿐만 아니라 영유아, 산모, 다이어트식이 등을 모두 아우르는 헬스 케어 푸드로 정의가 확대되고 있다.

식품의 에너지 생성

식품은 우리에게 에너지(칼로리)를 공급해 준다. 그렇기 때문에 에너지가 넘쳐흐르고, 아프지 않으면 스스로 자신이 건강하다고 생각하며, 우리가 먹는 음식 역시 영양분이 풍부하다고 믿는 실수를 하게 된다. 즉, 우리가 일상에서 충분히 섭취하는 음식으로부터 몸에 필요한 모든 영양소를 완전히 공급받는다고 생각한다. 그렇지만 불행하게도 이런 생각은 착각이다. 그러면 우리가 매일 먹는 음식은 생존을 위해 필요한 에너지는 제공해주고 있지만, 왜 최적의 건강을 유지하는데 필요한 영양소는 제공해주지 못하는 것일까?

누구나 아는 바와 같이 탄수화물은 g당 에너지 생성량이 4kcal이고, 단백질 역시 4kcal이지만, 지방은 이보다 훨씬 많은 무려 9kcal이다. 그럼에도 불구하고 알코올(술)은 영양소가 하나도 들어있지 않고 에너지만 공급한다는 사실을 잊고 있는 경우가 많다. 술 즉, 알코올은 g당 무려 7kcal을 공급한다. 여기에서 우리가 알 수 있는 것은 분자를 구성하는 탄소와 산소의 비율이 높을수록 즉, 산소 함유량이 적을 경우 산소를 더 많이 소모하면서 더 많은 에너지를 내게 된다. 그렇기 때문에 지방이 에너지를 가장 많이 내고, 에탄올인 술이 2번째로 칼로리를 내게 된다. 비타민이나 미네랄은 에너지 영양소 대사 과정에서 보조효소나 보조인자를 절대로 필요로 한다. 비타민과 미네랄 자체는 에너지를 전혀 생성하지 못하지만, 이들이 없으면 에너지를 생성하는 영양소들을 아무리 많이 섭취하여도 대사 과정이 진행되지를 않아 에너지를 생성하지 못하니 그림의 떡이다. 술은 소화과정 없이 위에서부터 바로 흡수되어 에너지를 필요로 하는 장소로 곧바로 가서 에너지를 생성한다.

영양소까지 공급하는 막걸리

술중에서도 우리의 막걸리는 에너지뿐만 아니라 영양소까지 공급하는 좋은 술이다. 막걸리는 곡주이자 탁주이다. 탁하게 빚어서 탁주다. 발효과정을 거치면서 단백질, 탄수화물, 비타민, 미네랄과 생리활성물질, 살아있는 효모가 만들어져 영양도 풍부하다. 막걸리의 단백질 함량은 높지 않아서 100mL 당 1.9g이다. 열량은 100mL당 46kcal로 맥주 37kcal와 비슷한 수준이다. 같은 양의 포도주는 70~74kcal, 소주 141kcal, 위스키 250kcal보다 훨씬 낮다. 막걸리의 성분을 보면 80%가 물이고, 식이섬유 10%, 알코올 6~7%, 단백질 1~2%, 탄수화물, 지방, 비타민 B(B_2 238mg, B_3 175mg, 콜린 154mg), 비타민 C와 유산균, 효모 등으로 구성되어 있다. 막걸리 한 병(700mL)에 들어 있는 유산균은 700억~800억에 이른다. 일반 요구르트 제품 100병에 맞먹는 양으로 장에서 염증이나 암을 일으키는 유해세균을 파괴하고 면역력을 강화시킨다. 식이섬유소의 경우 일반 식이섬유소에 비해 100~1,000배 이상 함유되어 있어 변비 예방 및 심혈관질환 예방 효과가 크다. 침전물의 대부분이 식이섬유소이다. 그러니 우리 선조들은 참 현명했던 것 같다. 들판에서 농사를 짓는 등 에너지 소비가 많아 배가 고플 시점에 새참을 무려 2번이나 먹음으로써 에너지를 공급하였다. 즉, 새참에 막걸리를 먹어 부족한 에너지를 공급하고, 에너지를 제대로 만들어 내도록 영양소가 함께 들어있는 막걸리를 마셨기 때문이다. 그렇지만 주성분이 알코올이니 많이 마시면 에너지 과잉으로 술 배가 나올 수밖에 없다. 아주 추운 러시아 지방에 사는 사람들은 보드카와 같은 독주를 마심으로써 열을 대량으로 생성하여 추위를 견뎠다. 막걸리도 과음은 득보다 실이 많다. 하루에 남성은 360mL, 여성은 180mL 이하 마시는 것이 적당하다. 소주, 맥주는 고유의 술잔이 이미 규격화돼 있다. 세계보건기구(WHO)는 남성은 하루 2잔, 여성은 하루 1잔 이하 마실 것을 권장한다. 그러나 막걸리 잔은 아직 통일되지 않아 잔 수로 적정 음주량을 설정하기 힘들다. 막걸리는 반드시 흔들어서 마셔야 한다. 그래야 술병 바닥에 가라앉은 귀한 성분을 섭취할 수 있다. 막걸리에는 라이신, 트립토판, 페닐알라닌, 메티오닌과 같은 필수 아미노산을 함유하고 있으며, 비타민 B 복합체로 B_1, B_2, 니아신, 엽산과 비타민 C가 들어 있어 간 보호 작용과 피부 미용에 유익하며, 유기산으로 젖산(lactic acid), 사과산(malic acid), 구연산(citric acid), 주석산(tartaric acid)이 들어 있어 체내 피로 유발 물질 제거, 식욕 증진, 갈증 해소 효과가 있다. 지방은 100mL 당 20mg 들어 있다. 과음만 하지 않는다면 막걸리는 어떤 술보다 건강에 좋다.

한국식품연구원에 따르면 막걸리에 항암물질이, 포도주나 맥주보다 25배 이상 많이 들어 있는데, 항암성분은 파네졸로 막걸리의 파네졸(farnesol) 함량이 포도주나 맥주의 15~20ppb(part per billion, 미량 함유 물질 농도 단위의 하나로, ppm보다 더 작은 농도의 표시에 사용되며 10억분율을 의미한다. 즉 1ppb=1/1000ppm)보다 10~25배 많은 150~500ppb 들어 있다. 그렇지만 파네졸 성분이 많이 들어 있다고 하여 항암효과가 강하거나 더 높다고 주장하는 것은 지나친 과장이다. 실제로 항암 효과를 보기 위해서 제시한 양은 5~7mg이어야 한다. 식품연구원은 막걸리 1L에 파네졸이 0.15~0.5mg 들어 있다 밝혔으니, 750mL짜리 최소 13병을 마셔야 하는 양이다. 막걸리 속에는 스쿠알렌이 포도주보다 함량이 50~200배 높지만 효과를 내기 위해서 매일 필름이 끊어질 정도로 마셔야 유효한 수치이다. 막걸리가 알코올 도수가 낮고 건강한 성분이 들어 있다고 하지만 그래도 술이다. 남성의 경우 막걸리 반병을 넘기지 않아야 하고, 여성을 1/3 병을 넘기지 않는 것이 좋다.

왜 식품은 예전만큼 영양소를 제공하지 못할까?

오염되지 않은 천연의 환경에서 살던 우리 조상들과는 달리 인류 역사상 그 어느 때보다 우리는 오염이 심각한 세상에 살고 있으며, 음식으로부터 얻을 수 있는 영양소가 과거 어느 때보다 적은 시대에 살고 있다. 우리가 매일 먹는 음식은 생존을 위해 필요한 에너지를 공급해 주지만, 최적의 건강을 유지하는데 필요한 영양소는 완전하게 제공해주지 못하는 것이 현실이다. 우리가 아무리 많은 음식을 먹는다 해도 활성산소, 심리적 스트레스로 인한 면역력 저하와 음식에 들어 있는 해로운 물질 등으로 인한 부정적 영향에 대항하는데 필요한 모든 영양소를 충분히 얻지 못하고 있다. 그러니 오늘날 최상의 품질을 갖는 영양제가 더 이상 사치품이 아니라 필수품이 되었다.

우리가 먹는 음식은 예전만큼 영양소를 제공하지 못하며, 다양한 연구 자료에서 손쉽게 볼 수 있듯이 농산물에 함유되어 있는 영양소가 매년 지속적으로 감소하고 있다. 옛날 환경보다 깨끗해지고 과학이 발전하고, 섭취할 수 있는 음식은 늘어 가는데 왜 질병 발생률은 증가하고 있을까? 영농 방법이 더욱 개선되고, 오히려 과학이 발전이 되었는데, 우리는 왜 영양소 섭취가 줄어드는 것일까?

2020년 1월 SBS 스페셜 “끼니외란-영양제 진실게임” 편에서 우리나라 사람의 절반 정도가 영양제를 복용한다고 하였다. 이 방송에서 영양제의 필요성에 대해 서로 상반되는 주장에 대해 다루었다. "나는 왜 영양제를 처방하는 의사가 되었나"의 저자 여에스더와 홍혜걸 의학 박사 부부는 과도한 업무와 불규칙한 식사를 할 수밖에 없는 상황을 갖가지 영양제로 극복하고 있다고 하였다. 여에스더는 아침 식사를 한 후 밥 한 공기 양에 버금가는 26알의 다양한 영양제를 복용한다고 하였으며. 홍혜걸 역시 30대 후반부터 젊음과 활력을 유지하기 위해 영양제를 복용해 왔다고 하였다. 그는 '과로로 인한 신체적 부담과 불규칙한 식사로 인한 영양 불균형을 저비용으로 해결할 수 있다'며 영양제 섭취를 적극적으로 찬성한다. 이와는 반대로 미국 노스캐롤라이나 대학의 비만연구소장이며 "세계는 뚱뚱하다(The World Is Fat)"의 저자인 베리 팝킨(Barry Popkin) 교수의 입장은 달랐다. '제철 채소와 과일을 섭취하는 게 가장 중요하다'는 그는 영양제 무용론을 주장한다. 자연에서도 충분한 영양을 취할 수 있다는 입장이다. 더구나 그는 '기름진 음식이나 정크푸드를 먹는다면 아무리 좋은 영양제도 소용없다'고 강조한다. 이렇게 상반된 주장 속에서도 다음과 같은 이유로 영양제는 꼭 복용하는 것이 좋다고 생각한다.

2004년 텍사스 대학의 도널드 데이비스(Donald Davis) 연구팀은 1950년과 1999년에 43가지 채소와 과일에서 단백질, 칼슘, 인, 철분, 리보플래빈(비타민 B_2), 비타민 C가 현저하게 감소되었음을 보고하였다. 1940년에서 1991년 영국 조사에 의하면 채소에 들어 있는 칼슘은 46%, 마그네슘 24%, 포타슘 16%, 철분 27%, 구리 76%가 감소하였다고 2003년 토마스(David Thomas)가 영양과 건강(Nutrition and Health)에 보고하였다. 유명한 일반 대중 상대의 과학 잡지인 사이언티픽 아메리칸(Scientific American)에 쿠시연구소(Kushi Institute)의 잭(Alex

Jack)이 1975년에서 1997년까지 영양 자료를 분석한 결과 12개의 신선한 채소에서 칼슘 레벨이 27%, 철분 37%, 비타민 A 21%, 비타민 C 30%가 감소되었음이 소개되었다. 2022년 메이어(Anne-Marie Mayer)에 의해 발표된 1941년부터 2019년까지 영국의 영양소 데이터에 대한 비슷한 연구에서 인을 제외한 모든 미네랄 원소가 감소하였다. 가장 큰 감소를 나타낸 미네랄은 소듐 52%, 철 50%, 구리 49%, 마그네슘 10%였으며, 물은 1% 증가하였다. 브라이언 할웰(Brian Halweol)은 '아직도 무료 점심은 없다(Still no free lunch)'라는 연구보고서를 출판하였다. 여기에서 1950년대의 오렌지는 우리의 시력과 면역 방어에 귀중한 비타민 A로 가득 차 있었다. 오늘날 같은 양을 얻기 위해서, 오늘날은 무려 21개를 소비해야 할 것이다. 양파와 감자는 더 이상 비타민 A를 포함하지 않는다. 고기의 철분 함유량은 1/2로 줄었으며, 브로콜리에 들어있는 칼슘은 1/4로 감소하였다. 예년의 사과에 포함된 비타민 C를 섭취하기 위해서, 오늘날은 100개를 먹어야 할 것이다. 미국 농무부(USDA)에서 발표한 자료로 1914년 사과 2개로 채워지던 미네랄은 1992년에는 13개의 사과를 먹어야 채워질 수 있다고 하였다. 스티브 뉴전트(Steve Nugent) 박사에 의하면 1951년에 1개의 복숭아에서 얻을 수 있는 영양소는 이제 53개로부터 얻어야 한다. 이러한 이유로는 환경파괴로부터 시작된 토양 속 미생물의 죽음으로 생명의 필수 원소인 미네랄이 고갈되었기 때문이다. 2002년 렘버그(Jane Ramberg)에 의해 캐나다에서 연구한 것으로 50년 동안에 감자에 함유된 영양소의 감소는 비타민 A 100%, 비타민 C와 철분 57%, 칼슘 28%, 리보플래빈 50%, 티아민 18%나 되었다. 1842년과 2003년 사이에 재배된 63개의 봄밀 재배 품종을 살펴보면, 워싱턴 주립 대학의 연구원들은 연구된 8개의 미네랄 모두의 농도가 철이 11%, 구리가 16%, 아연이 25%, 셀레늄이 50% 감소하는 것을 발견했다.

호주 연방과학산업연구기구(CSIRO)의 보고서에서 1948년과 1991년 호주에서 채소로부터 영양소 함량을 조사한 결과 감자의 경우 27mg에서 3mg으로 89% 감소, 브로콜리에서 마그네슘은 160mg에서 29mg으로 82% 감소, 당근에서 비타민 A는 25,000IU에서 91IU로 99.6% 감소, 사과에서 비타민 C는 25mg에서 5mg으로 80% 감소하였음을 보고하였다. 폴 버그너(Paul Bergner)의 연구 내용으로 영국에서 1963년에서 1992년까지 수확한 과일과 야채의 미네랄 함유량 변이를 보여주는 자료이다. 야채에서 마그네슘의 거의 25%, 칼슘 46%로, 소듐 50%까지 감소하였으며, 구리는 75% 급감하였다. 측정한 과일과 채소로는 오렌지, 사과, 바나나, 당근, 감자, 옥수수, 토마토, 셀러리, 로메인 상추, 브로콜리, 빙산 상추, 콜라드 그린, 차드이다(표 1).

표 1. 폴 버그너의 과일과 야채에서 미네랄 함유량 변이(1963~1992)

성분	평균 변동량(%)	성분	평균 변동량(%)
칼슘	-29.82	인	-11.09
철분	-32.00	포타슘	-6.48
마그네슘	-21.08		

스티브 뉴전트(Steve Nugent) 박사가 저술한 "잃어버린 영양소(The Missing Nutrients)"에서, 1950년대 비타민 A(베타카로티노이드)의 1일 섭취권장량을 예로 들자면, 복숭아 2개만 섭취해도 충분하였지만, 오늘날 1일 섭취권장량을 섭취하려면 복숭아를 무려 53개 정도 먹어야 한다고 하였다. 각종 과일과 채소는 수분 함량과 칼로리는 좋아졌지만 정작 중요한 영양소는 줄어들었기 때문이다. 또한 과학의 발전에 따라 유통 및 보관 방법도 많이 개선되어 오랫동안 유지할 수 있게 됨으로써 유통기간을 고려하여 채소나 과일이 채 익기도 전에 수

확하기 때문이다. 완숙된 것을 상품으로 유통할 경우 유통기간이 짧아지기 때문이다. 예를 들면 토마토에는 라이코펜(lycopene)이라는 항산화 물질이 함유되어 있는데, 이 라이코펜은 토마토가 붉게 완숙되었을 경우 붉은색을 띠는 항산화제이다, 그렇지만 토마토의 적정 수확시기에 이미 성숙하게 붉어졌을 경우 토마토의 유통과 보관 등이 어려워, 보통은 아직 미성숙한 녹색일 때 수확하고, 보관 유통 중에 가스주입으로 우리가 섭취하기 전의 붉은색으로 되는 것이다, 이렇다 보니 토마토에는 수분의 양과 칼로리만 남고 정작 중요한 영양소는 아직 충분하게 만들어지지 않은 상태이다.

상황이 이렇다 보니 부족한 비타민과 미네랄을 보조 영양제로 별도로 섭취하여야 하는 상황이다. 즉 오늘날의 상업농이 생산하는 작물 역시 칼로리는 과거와 동일해서 에너지를 충분히 얻을 수 있지만, 칼로리가 아닌 영양소의 경우 권장량을 섭취하기 위해서는 훨씬 많은 농작물을 섭취하여야 한다. 결과적으로 에너지 섭취가 과도하게 증가되니 체중 증가로 이어질 수밖에 없고 비만자가 날로 증가하고 있다. 나아가 오늘날 농작물은 수분 함량이 높아서 무게가 그 만큼 더 나가니 농가로서는 수익이 증가한다. 반대로 섬유소의 함량은 낮아지고, 식물 영양소의 함량이 낮거나 거의 없다. 미네랄 역시 함량이 매우 낮거나 거의 없다.

농작물이 자라는 토양은 더 이상 과거의 토양이 아니다. 사람들은 건강하게 오래 살기를 원하고 있지만 현대에 와서 토양의 척박함으로 식탁에 오르는 음식만으로 충분하게 영양분을 공급받지 못하고 있다. 유엔환경회의 보고서를 보면 북미의 경우 20세기 산업화를 겪으며 농지 영양분의 85%가 사라졌고 아프리카와 유럽은 각각 74%와 72%, 아시아의 경우 76%가 사라졌다.

그 결과 브로콜리의 칼슘 함유량은 같은 기간에 53% 감소했고, 비타민 B_1(티아민)은 35%, 비타민 B_3(니아신과 니코틴아미드)는 29% 각각 감소했으며, 양파, 당근을 비롯한 모든 채소에서도 이 같은 필수영양소가 급격히 감소했다. 휴지기 없이 농경을 계속 한 경우 토마토에 함유된 비타민 A는 30년 사이에 1950년 400IU에서 1982년 220IU로 감소하였으며, 같은 기간 고구마에 함유된 철분은 5.0mg에서 0.7mg으로 거의 1/10로 감소, 양배추에 함유된 비타민 B_1은 1950년 0.08mg에서 2000년 0.04mg으로 1/2 감소, 연근에 함유된 비타민 B_2는 1950년 0.03g에서 2000년 0.01mg으로 1/3 감소, 셀러리에 함유된 비타민 C는 1950년 30mg에서 2000년 7mg으로 1/4로 감소, 호박에 함유된 비타민 A는 1950년 1,000IU에서 1982년 340IU로 1/3 감소하였으며, 가지에 함유된 비타민 C는 1950년 10mg에서 2000년 4mg으로 1/3로 감소, 콜리플라워에 함유된 철분은 50년 사이에 약 1/3(2000년에 0.6mg)로 감소하였다. 이렇게 된 이유는 농지에 휴지기를 주지 않아 토양의 황폐화뿐만 아니라 살충제, 제초제, 합성비료 등을 사용해 작물을 키우며, 옛날에는 자연식을 하였지만 오늘날은 가공하는 과정에서 영양소가 더욱 더 파괴되어 영양소 결핍이 올 수밖에 없다. 또한 천연상태의 음식이라도 조리하거나 농약이나 첨가물, 방부제 등을 많이 사용한 가공품으로 영양분이 파괴되어 동일 영양소를 얻기 위해서는 상대적으로 많은 원재료가 필요하다. 유기농조차 유독물질에 노출되지 않은 공기나 물이 없기 때문에 유독물질에 의해 영향을 받지 않는 것이 없다. 유기농이란 화학비료나 농약을 사용하지 않고 퇴비 같은 유기 비료를 쓰며, 생물학적인 방법으로 병충해를 방지하는 농업이다. 5년 이상의 윤작을 실천하며, 토양진단을 통해 최적 시비를 실천하며, 종 다양성을 확보하여 천적 서식을 도모하여 건강한 작물체 재배를 도모하는 영농 방법이다. 유기농 환경이 더 좋다는 의견은 아직 과학적으로 증명되지 못하였다. 밤포드(Andrew Balmford) 등이 네이처 서스테이너빌리티(Nature Sustainability)에 발표한 내용을 근거로 2018년 9월에 오히려 미국 과학 및 건강 위원회(American Council on Science and Health)는 유기농 농업이 더 환경이 좋지 않다고 하였다. 밤포드 등의 연구에서 증가하는 수요를 충족시키기 위해 우리가 어떻게 농업과 식량 시스템을 관리하느냐는 생물 다양성의 미래에 매우 중요하다고 하였으며, 광범위한 현장 데이터는 남아있는 자연 서식지를 보존하기 위해 기존 농지의 수확량을 증가시킴으로써 야생 개체군에 미치는 영향을 크게 줄일 수 있음을 시사한다고 하였다. 단위 면적당 표현되는 높은 생산량 농업은 온실 가스 배출과 영양소 손실과 같은 높은 수준의 외부 효과를 발생시킬 수 있기 때문에 또 다른 우려를 제기한다고 하였다.

과학적인 측면에서 탄소가 분자 구조의 일부를 구성하는 물질을 유기물이라 한다. 지구상에 존재하는 모든 생명체는 탄소를 바탕으로 이루어져 있다. 그러나 일반적으로 사람들은 흔히 청결하고 유독물질이 없으며, 영양소도 풍부한 농산물을 유기농이라 잘못 알고 있다. 유기농이란 단어는 의도적으로 유기물질을 사용하지 않았음을 말하는 것이지 유독물질이 전혀 없다는 뜻이 아니다.

다시 정리해 보면 우리 선조들은 자연에서 자란 청정 농작물을 통해 충분한 영양소를 섭취할 수 있었지만, 오늘날은 다양한 이유로 유기농산물을 섭취한다 하더라도 충분한 영양소를 섭취할 수 없다. 선조가 섭취한 정도의 영양소를 얻기 위해서는 우리는 아주 많은 양의 음식물을 먹어야 하고, 그러면 칼로리는 넘쳐나 비만으로 이어져 만성질환에 시달릴 수밖에 없다. 그러니 대안으로 우리는 잘 조제된 가능하다면 천연 성분의 영양제를 섭취함으로써 우리 몸 기능이 정상적으로 작동하도록 하여 건강을 유지할 수 있다. 영양제는 약이 아니라 우리 몸에 필요한 성분으로 이물질로 다루지 않는 것이니, 약이라 생각하지 않았으면 하는 생각은 나만의 헛된 꿈일까?

한 예를 더 들어보자. 1951년의 경우 브로콜리 1회의 섭취로 성인 남성을 위한 비타민 A가 1일 권장량 이상 공급되었다. 하지만 지금은 과거와 동일한 양의 비타민 A를 섭취하려면 브로콜리를 2회 이상 섭취하여야 한다. 메이어(Anne-Marie Mayer)의 연구에서 1930년과 1980년에 수확한 40개의 과일과 야채에 함유된 8개의 미네랄 자료를 분석한 또 다른 연구는 야채의 경우 칼슘, 마그네슘, 구리 및 나트륨(소듐) 성분이 상당히 감소되었으며, 과일의 경우 마그네슘, 철분, 구리 및 칼륨(포타슘)이 감소된 사실을 확인해주었다. 이들 식품은 또한 수분의 양은 높았으나 섬유질량은 상당히 낮았다. 그러니 이렇게 잃어버린 영양소를 영양제를 통하여 보충해 주어야만 한다.

현재 경작하고 있는 음식(과일, 야채 및 곡물)이 더 이상 충분한 양의 비타민이나 미네랄을 함유하고 있지 않아서 우리를 “기아 아닌 기아”로 내몰고 있다. 따라서 오늘날 우리들은 많은 음식을 먹어도 완벽한 건강을 위해 필요한 양의 영양소를 섭취할 수 없는 결과를 초래하고 있다. 영양소를 충분히 섭취하기 위해서는 엄청남 양의 음식을 먹어야 하지만 그러기에는 우리의 위가 충분히 크지 않다는 데 문제가 있다. 그러니 영양제를 보충 하는 것이 유일한 길이다.

참고문헌

1. Kettering CF : Thomas Midgley, JR: An Appreciation. Science. 1944 Dec 22;100(2608):562-4. doi: 10.1126/science.100.2608.562.
2. Molina MJ, Rowland FS. "Stratospheric sink for chlorofluoromethanes: Chlorine atom-catalysed destruction of ozone". 1974 Nature. 249(5460):810. doi:10.1038/249810a0.
3. Donald R Davis , Melvin D Epp, Hugh D Riordan : Changes in USDA food composition data for 43 garden crops, 1950 to 1999. J Am Coll Nutr. 2004 Dec;23(6):669-82. doi: 10.1080/07315724.2004.10719409.
4. David Thomas : A study on the mineral depletion of the foods available to us as a nation over the period 1940 to 1991. Nutr Health. 2003;17(2):85-115. doi: 10.1177/026010600301700201.
5. Kevin Murphy, Philip G Reeves, Stephen S Jones : Relationship between yield and mineral nutrient concentration in historical and modern spring wheat cultivars. Euphytica 2008; 163:381-390 DOI 10.1007/s10681-008-9681-x
6. Anne-Marie Berenice Mayer , Liz Trenchard, Francis Rayns : Historical changes in the mineral content of fruit and vegetables in the UK from 1940 to 2019: a concern for human nutrition and agriculture. Int J Food Sci Nutr. 2022 May;73(3):315-326. doi: 10.1080/09637486.2021.1981831. Epub 2021 Oct 15.
7. Mayer A-M. Historical changes in the mineral content of fruits and vegetables. Brit Food J. 1997;96(6):207-211.
8. Health Canada : Nutrient Value of Some Common Foods. Ottawa, Ontario: Canadian Government Publishing, 1999.
9. Jane Ramberg, Bill McAnalley : From the Farm to the Kitchen Table: A Review of the Nutrient Losses in Foods. GlycoScience, September 1, 2002 3(5):1-12
10. Andrew Balmford, Amano T, Bartlett H, Chadwick D, Collins A, Field R, Garnsworthy P, Green R, Smith P, Waters H, Broom DM, Chara J, Finch T, Garnett E, Gathorne A, Hernandez-Medrano J, Herrero M, Hua F, LatawiecA, Messelbrook T, Phalan B, Simmons BI, Takahashi T, Vause J, Erasmus zu Ermgessen, Eisner R :The environmental costs and benefits of high-yield farming. Nature Sustainability 2018, 1:477-485
11. Bergner P : The Healing Power of Minerals, Special Nutrients and Trace Elements; Prima Publishing.
12. Steve Nugent : The Missing Nutrients. Alethia Corp, 2005 March
13. Scientific American : Dirt Poor: Have Fruits and Vegetables Become Less Nutritious? 2011 4월 27일자
14. The Science Times : 프레온 가스의 오존층 파괴. 2004넝 8월 19일자.
15. SBS 신년특집스페셜 : "끼니외란-영양제 진실게임" 2020년 1월 12일 방영
16. 헬스조선 : 막걸리 1병 유산균, 요구르트 100병 맞먹는다. 2009년 5월 26일자
17. Barry Popkin : The World Is Fat : T he Fads, Trends, Policies, and Products That Are Fattening the Human Race. Avery 2009 ISBN-13 :978-1583333815
18. Brian Halweil : Still No Free Lunch: Nutrient Levels in U.S. Food Supply Eroded by Pursuit of High Yields. The Organic Center, 2007 September
19. Christian J. Charts: Nutrient changes in vegetables and fruits, 1951 to 1999. CTV. 2002.
20. CSIRO : The diminishing nutritional value of Australian-grown fruit and vegetables. Comparison between 1948 and 1991 by the CSIRO(http://www.cntc.com.au/wp-content/uploads/2011/08/Nutritional-Value-in-Food-by-CSIRO.pdf)
21. http://www.worldwatch.org/node/53392220 (2006)
22. https://www.soscuisine.com/blog/orange-1950s-equivalent-21-todays-oranges/
23. https://energy4living.tripod.com/sitebuildercontent/sitebuilderfiles/fruitandvegnutrientloss.pdf
24. https://www.chuna.or.kr/html/07/07_01_01.php 척추신경추나학회[The Korean Society of Chuna Manual Medicine for Spine and Nerves(KSCMM)] 정골의학의 소개
25. http://www.daontimes.com/news/articleView.html?idxno=78 다온타임즈 자연의학의 정의, 바른건강연합회. 2021.02.11.
26. 대한기능의학회 : 기능의학. 범문에듀케이션. 2017년 4월 24일. ISBN : 9791159430671(1159430675)
27. http://www.doctorstimes.com/news/articleView.html?idxno=154260 [최낙원 건강컬럼] 기능의학이란 무엇인가? 의사신문 2022,08.31

28. https://ko.wikipedia.org/wiki/%EC%9D%B4%EB%AC%BC%EC%A7%88 위키백과 이물질. 2022년 3월 5일
29. https://namu.wiki/w/%EC%9D%B4%EB%AC%BC%EC%A7%88 나무위키 이물질 2022년 7월 1일
30. https://namu.wiki/w/%ED%95%AD%EC%83%81%EC%84%B1 나무위키 항상성 2022년 8월 30일
31. Cannon W B : Physiological regulation of normal states: some tentative postulates concerning biological homeostatics". A. Pettit(ed.). A Charles Richet : ses amis, ses collègues, ses élèves (프랑스어). Paris: Les Éditions Médicales. 91쪽. 1926년.
32. Cannon WB . Organization For Physiological Homeostasis. Physiol Rev. 1929년 7월 1일, 9:399-431.
33. Cannon WB : The Wisdom of the Body. New York: W. W. Norton & Company. 1932.
34. Balmford A, Amano T, Bartlett H, Chadwick D, Collins A, Edwards D, Field R, Garnsworthy P, Green R, Smith P, Waters H, Whitmore A, Broom DM, Chara J, Finch T, Garnett E, Gathorne-Hardy A, Hernandez-Medrano J, Herrero M, Hua F, Latawiec A, Misselbrook T, Phalan B, Simmons BI, Takahashi T, Vause J, Zu Ermgassen E, Eisner R : The environmental costs and benefits of high-yield farming. Nat Sustain. 2018 Sep 14;1(9):477-485. https://pubmed.ncbi.nlm.nih.gov/30450426/

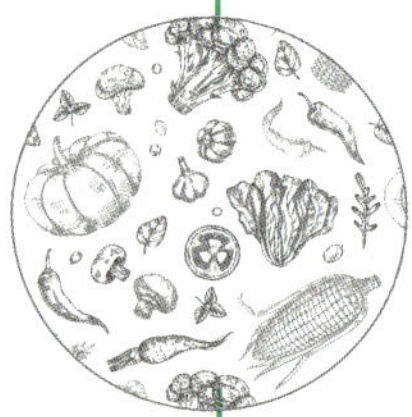

02
영양제를 말하는 용어들

영양이란 생물이 몸 밖으로부터 양분을 받아들여 생명과 생활 기능을 유지하고 몸을 성장, 발육시키는 작용이라 하였다. 영양제란 건강을 돕는 데 필요한 영양소를 함유한 약제로 각종 영양성분을 일정 비율로 배합하여 정제나 음료의 형태로 만들어 복용과 체내 흡수를 쉽게 한다고 적혀 있다. 비슷한 말로 자양제는 풍부한 영양소를 함유하고 있으면서 소화하기에 쉬운 형태로 만든 약제를 말하며, 강장제는 몸을 회복시켜 영양 상태를 돕고 체력을 강하게 하는 약제라 하였다. 약학에서 토닉(tonic)은 온몸의 신진대사를 촉진하고 영양을 도와 체력을 증진하고 몸을 튼튼하게 하는 약이라 하였다. 이렇게 영양제 등 유사 용어는 모두 약제라고 정의되어 있다. 미국에서 영양제는 그냥 식품에 해당한다. 미국 식약청(FDA)은 영양제를 의약품처럼 엄격히 규제하려 하였지만 제조자의 로비활동으로 상원 청문회에서 거부되었다. 우리나라에서는 보통 영양제라고 하든가 비타민제라고 부르고 있지만 영어로는 서플리먼트

(supplement)라고 한다. 영어에서 서플리먼트는 신문에서 별도로 인쇄한 형태의 부록물을 의미하며, 또한 서플리먼트는 보충(추가)물을 의미하기도 하는데, 보충해 주는 제품이라는 의미이다. 우리나라에서 약이라고 부르는 것이 미국에서는 크게 2가지로 분류가 되어 하나는 'drug(약)'이고, 다른 하나는 'dietary supplement(식이 보충제)'이다. Drug은 질병을 치료하기 위한 약이고, 식이 보충제는 질병을 치료하기 위한 것이 아니라 식품으로 섭취할 수 있는 것을 보완하기 위해 약처럼 만들어 진 것이다. 그러므로 비타민이나, 칼슘, 철분 등은 식이 보충제에 속하고, 진통제인 타이레놀은 약이다. 식이요법이란 섭취하는 음식물의 품질, 성분, 분량 등을 과학적으로 조절하여 질병을 치료하거나 예방하는 방법이다. 유사한 말로 식사요법, 식물요법, 영양요법 등이 있다.

우리나라의 경우 비타민제나 이를 포함한 종합영양제는 전체 인구의 약 20%가 먹고 있는 것으로 조사된 바 있고, 미국은 약 50%가 이를 먹고 있다고 한다. 이처럼 비타민이 건강에 좋다고 알려지게 된 근거는 무엇일까? 최근 수십 년 동안 발표된 수많은 논문의 연구결과를 보면 각종 비타민, 항산화제, 영양물질이 풍부한 과일과 채소를 많이 섭취하는 경우 심장 및 혈관질환과 소화기암의 발생이 낮아지는 것으로 나온다.

전문의약품과 일반의약품

미국에서 약은 의사 처방전이 있어야만 구입할 수 있고, 식이 보충제는 의사 처방이 없어도 구입할 수 있다. 의사 처방 없이 구입할 수 있는 약을 OTC(over the count drug))라 한다. OTC는 일반의약품으로, 전문의약품(ethical the counter drug, ETC)과 달리 의사의 처방 없이 판매, 구입할 수 있는 의약품이다. 처방전 없이 구매자가 직접 선택할 수 있는 의약품이다. 일반의약품은 그 약리 작용이 전문의약품만큼 강하지는 않아, 환자 스스로 선택하여 복용할 수 있는 약이지만, 부작용이 없는 것은 아니다. 우리나라에서는 일반의약품이 미국에서 의미하는 OTC 약품뿐만 아니라 적은 용량을 일반의약품에 포함시키는 등 넓은 개념이다. OTC는 대체로 미국의 대형 쇼핑몰에서 구입할 수 있는 약이고, ETC는 의사의 처방에 따라 용량에 대한 전문적인 진단과 감독 아래 사용해야하는 의약품이다. 일반적으로 전문의약품을 구입할 때에는 처방전이 필요하다. 보통 일반 의약품에 비해 부작용 우려가 있고, 습관성, 의존성, 내성이 생길 수 있거나, 약물간의 상호작용으로 인해 약물의 효과가 급상승 또는 급감할 수 있는 의약품을 전문의약품으로 규정한다. 그런데도 의사의 처방이 필요한 동시에 처방전이 필요하지 않은 의약품도 있다. 동일한 성분, 함량, 제형의 의약품인 경우에도 효과에 따라 전문의약품, 일반의약품으로 분류될 수가 있는 데, 인공 눈물의 용도로 사용할 때에는 처방 없이 약국에서 판매, 구입하는 경우이다.

미국 식이 보충제 관련법

미국에서 식이 보충제(식사로 충분히 섭취할 수 없는 영양소를 손쉽게 약의 형태로 섭취할 수 있도록 만든 제품이다) 관련법은 미국 보건 당국에서 제대로 관리할 수 없다. 통합의학 및 보건(integrative medicine and health, IMH)과 보완 대체 의학(complementary and alternative medicine, CAM)은 역사적으로 서양 정통 주류 의학에 포함되지 않았던 치유 접근법 및 요법을 포함하고 있다. IMH와 CAM는 식이 보충제 사용과 관련이 되어 있으며, 약용 식물 및 건강 기능식품을 포함한다. 식이 보충제가 널리 사용되는 상황이었기 때문에 1994년 미국 정부는 식이 보충제 및 건강교육법(Dietary Supplement Health and Education Act, DSHEA)을 통과시켰다. 이 법은 식이 보충제를 비타민, 미네랄, 약초나 기타 식물성 제품, 또는 아미노산을 함유하며, 정상 식이에 대한 보조제로 사용이 의도된 모든 제품(담배 제외)으로 정의한다. 디하이드로에피안드로스테론(DHEA) 및 멜라토닌 등의 특정 호르몬 또한 식이 보충제로 볼 수 있다. 이 법안은 식이 보충제의 라벨에는 그러한 것으로 제품을 식별하도록 요구한다. 식이 보충제의 주장은 미국 식품의약청(FDA)에 의한 평가를 받지 않았다는 사실을 라벨에 표기하여야 한다. 라벨은 또한 각 성분을 이름, 양, 총 무게로 나열하여야 하고, 각 성분이 유래된 식물 부분을 식별해야 한다. 제조업체는 제품의 구조와 기능에 대한 주장을 주장할 수 있지만(한 예로 요로 건강에 좋다고 주장), 제품을 약물(drug)이나 요법이라고 주장하거나 암시해서는 안 된다. 또한 표준화된 제품 라벨에는 유통 기한이 포함되는 경우가 흔하다. 식이 보충제는 FDA에 의해 약물로 규제되지 않기 때문에, 제조사는 보충제가 안전하고 효과적인지 입증하지 않아도 된다. 그렇기 때문에 안정성 및 효과에 대해 철저하게 연구된 보충제는 거의 없다. 미국에서 식이 보충제로 판매되는 제품들이 과연 안전할지 또는 정말로 효과가 있는 것인지에 대하여 전문가들은 문제점을 제기하기도 한다. 식이 보충제 4개 중 하나 정도로 문제가 있어 이 법을 개정하고자 노력하였으나, 식품업계의 로비 때문에 번번이 좌절되고 있다. 나아가 사람에서 식이 보충제를 평가할 필요성은 최근에야 인식되어서, 이용 가능한 많은 정보가 체계적 또는 과학적으로 평가된 것이 아니며, 따라서 평가하기도 용이하지 않다. 대신 제조업체는 이제 FDA MedWatch(FDA 안전성 정보 및 이상 반응 보고 프로그램) 시스템을 통해 중대한 이상 반응을 FDA에 보고하여야 한다. 그럼에도 불구하고 일부 보충제[예로 어유, 콘드로이틴, 글루코사민, 세인트존스 워트(St. John's wort)]는 표준 약물에 부가적으로 사용하기에 안전하고 유용한 것으로 인증되었다. 이에 비해 전문의약품과 일반의약품(비처방약)은 모두 연구자들의 광범위하고 체계적인 연구를 거쳐 FDA의 안전성과 효과에 대한 심사를 받는다. 또한 암 발생 및 기관 손상을 탐지하기 위해 동물 연구 및 어떠한 독성 징후를 탐지하기 위해 임상 연구가 포함되어야 한다.

우리나라 건강기능식품

우리나라의 경우 미국 식이 보충제의 영향을 받아 식품에 일부 기능성을 표기할 수 있게 건강기능식품 제도를 시행하고 있다. 따라서 영양제를 크게 3가지로 분류한다. 품질과 약효가 입증된 '의약품 영양제', 식품의약품안전청 지정 저함량 비타민과 미네랄인 '의약외품', 다양한 원료와 편리성에 중점을 둔 '건강기능식품'으로 나누고 있다. 그렇기 때문에 우리나라에서 제조된 영양제는 보건 당국의 감독 하에 제조되기 때문에 미국의 식이 보충제(즉, supplement)보다는 신뢰할 수 있다. 의약품 영양제는 약국에서만 판매가 가능하며, 비타민과 미네랄이 있는데, 예를 들면 비타민제, MVM(muti-vitamin and mineral), 칼슘제, 철분제, 마그네슘제, 항산화 영양제, 골다공증 영양제, 혈액순환제, 근육경련 개선제, 신경 영양제, 임산부 영양제, 고함량 비타민 B제, 은행잎(혈액순환), 글루코사민(관절), 콘드로이틴(관절), 실리마린(간장), 빌베리 엑스(눈), 코엔자임 큐텐(심장), 서양승마(갱년기), 갱년기 영양제, 보중익기탕, 십전대보탕, 쌍화탕, 한약 신장약이 있으며, 의외약품으로는 함량이 낮은 비타민과 미네랄로 비타민과 미네랄 중 함량이 낮은 것이며, 건강기능식품으로는 고시형 기능성이 인증된 비타민, 미네랄, 단백질, 식이섬유, 오메가-3, 로열젤리, 홍삼, 클로렐라, 프로폴리스, 알로에, 루테인, 소팔메토 등이 있고, 개별인정형 원료인 4

등급별 기능성인 자일리톨, 덱스트린, 펩티드, 천연 비타민, 석류, 녹색잎홍합, 마카, 복분자, 양파 등이 있다.

의약품 영양제는 약효가 인정되고 까다로운 규격과 제조과정을 거치기 때문에 가장 신뢰성이 높다. 약국에서만 판매가 가능하며, 미국의 경우 약사가 운영하는 인터넷 쇼핑몰에서도 판매하지 못하고 오직 약국에서만 취급할 수 있다. 의약외품은 이전에는 의약품이었던 비타민과 미네랄 제품 중에서 함량이 낮아 위험성이 적은 것을 약국 외에서도 취급할 수 있도록 한 것이다. 약효는 적지만 약국 이외에서도 판매할 수 있어 구입이 용이하나, 그 종류는 많지 않다. 건강기능식품은 약효는 인정되지 않으나, 건강에 도움이 될 수 있다는 기능성을 표기할 수 있다. 건강기능식품공전에서 지정한 고시형 원료와 각 회사가 신청하여 건강기능식품 원료로 인정받은 것으로 제조한다. 개별인정형은 제출한 자료를 평가하여 4가지 등급(질병발생 감소 기능, 기타 I 등급, 기타 II 등급, 기타 III 등급)으로 세분한다. 건강기능식품은 약국뿐만 아니라 그 외에서도 판매하기 때문에 고시형인지, 개별인정형이지 구분하고, 개별인정형이라도 몇 등급인지 구분하여야 한다. 쌍화탕의 경우 의약품도 있고, 식품(혼합음료)도 있는데, 의약품 쌍화탕은 한약서의 처방을 따라 한약으로 만들었기 때문에 약효를 인정받지만, 식품인 쌍화 혼합음료인 경우 효과가 아닌 맛이나 기호 때문에 마시는 것으로, 한약으로 만들지 않고 인공 향료나 색소 등으로 제조되므로 엄밀한 의미에서 쌍화탕이 아니다. 그러므로 일반적으로 끝에 탕이 붙어있지 않다. 일반인의 경우 구분이 잘되지 않기 때문에 꼭 제품에 '의약품'이라고 표기되었는지 확인할 필요가 있다.

비타민이란?

비타민이란 어원은 생명유지와 관련된, 또는 생명유지에 필수적인 뜻을 갖는 'vital'과 질소를 포함하는 물질인 'amine'이 합쳐져 처음에는 'vitamine'이라고 써 왔으나, 나중에 비타민의 화학구조가 밝혀지면서 질소를 함유하지 않는 것이 많아 amine의 끝에 e를 제거하여 'vitamin'이라 하였다. 우리가 가장 흔하게 접하는 '종합 비타민' 이라는 표현도 약간 애매하다. 이러한 비타민은 발견한 순서대로 A, B, C 등으로 알파벳 순서로 붙였으며(A~H), 비타민 K의 경우 그 기능에서 K가 오기도 하였다(비타민 K는 응고에 관여하는데, 독일어 Koagulation에서 유래한다). 비타민 K의 경우 병원에서 출산할 경우 신생아의 내출혈을 예방할 목적으로 태어나자마자 비타민 K 주사를 맞는 경우가 많다. 비타민 L의 경우 수유인자(lactation factor)의 L에서 유래하고, 비타민 P는 감귤류 색소인 플라본(flavon)류를 총칭하는 화합물로 메밀 속의 루틴(rutin) 외에 헤스페리딘(hesperidin), 시트룰린(citrulin), 퀘르세틴(quercetin) 등이 포함되며 침투(permeability)의 P를 따서 비타민 P라 하였다. 비타민 P가 부족하게 되면 혈관의 투과성이 증가하여 혈액이 누출되기 쉽기 때문이다. 비타민 U는 항소화성궤양인자(antipeptic factor)로, 신선한 양배추 즙에 들어 있으며, 나중에 메틸메티오닌설포늄(methyl methionine sulfonium chloride, MMSC)으로 밝혀졌으며, 궤양(ulcer)에서 U자가 유래한다. 비타민 U가 함유된 양배추 주스 섭취 시 위장 불편감이 보다 완화되고 상처가 빠르게 치료된다. 일본에 가면 많은 여행객이 사오는 카베진(キャベジン)에 MMSC가 주성분으로 들어 있다.

인터넷을 검색하면 합성비타민은 화학물질에서 합성해 내기 때문에 몸에 좋지 않고 천연물질에서 추출해낸 천연비타민제를 먹어야 한다는 광고를 곧

잘 볼 수 있는데, 원료를 어디서 뽑았든 화학 합성 과정을 반드시 거치기 때문에 엄밀히 말해 비타민 정제는 모두 합성비타민제이며, 천연비타민은 투입 원료에 비해 생산량이 매우 적기 때문에 100% 천연원료로 만든 비타민제도 없다고 할 수 있다. 많은 경우 합성비타민을 베이스로 천연물 추출 원료를 일정량 섞은 정도이다. 더불어 천연비타민과 합성비타민은 화학구조상 완전히 동일하며 인체에 미치는 영향 또한 같다는 것이 학계의 정설로 이를 부정할 만한 과학적 근거는 아직 충분하지가 않다. 그냥 천연이라 하면 왠지 몸에 더 좋다고 생각하는 것을 내세운 마케팅의 일환이다. 천연 마케팅에서 곧잘 나오는 게 석유에서 비타민을 추출해낸다는 비판인데, 석유의 구성물은 생명체의 원소와 동일하다. 유기물(생명체)의 화학인 즉, 유기화학이 석유를 기본으로 한다는 사실을 안다면 명확한 근거가 없다는 것을 알 수 있다. 천연 영양제와 합성 영양제에 대하여는 다음「01-03. 천연 vs 합성 영양제」에서 보다 자세히 다루었다.

천연비타민이라고 하면 과일이나 채소에서 얻어지는 것처럼 파는 회사에서 의도한 대로 생각하기 쉬우나, 대부분 주원료는 건조효모이다. 효모가 만능식품이라서 수많은 비타민을 높은 비율로 갖고 있는 것이 아니라 합성비타민을 효모에게 먹이로 주면서 기르기 때문이다. 이것은 소에게 DHA를 먹여 DHA 우유를 만드는 것과 비슷하다. 결국은 합성비타민이 원료인 제품을 천연비타민이라고 표시하고 홍보한 것이 식품의약품안전처에 허위, 과대 광고로 적발되었다. 최근 대부분의 업체에서는 천연이라는 말을 식품의약품안전처에서 허위, 과대광고로 사용하지 못하게 하자 현재 '자연물에서 유래되었다' 라는 말을 붙여 자연유래 비타민이라는 용어를 업체들이 많이 사용한다. 유일한 예외가 있다면 비타민 E이다. 비타민 E의 성분은 크게 *d*-알파-토코페롤과 *dl*-알파-토코페롤 2가지 종류가 있는데 전자는 식물의 씨앗 기름에서 추출하고 후자는 주로 톨루엔 등 미네랄 오일에서 추출한다. *dl*-알파-토코페롤의 역가는 *d*-알파-토코페롤에 비해 반절 정도에 불과하기 때문에 *d*-알파-토코페롤이 포함된 비타민 E를 선택하는 것이 유리하다.

우리나라 국립암센터 암역학연구과 전임연구원이자 가정의학과 전문의인 명승권 박사의 글을 인용하자. 화학적으로 합성한 비타민제나 항산화보충제도 과연 건강에 이로울까? 세계적인 의학학술지인 미국의사협회지에 발표된 47편의 임상시험들을 종합 분석한 연구 결과가 2007년 2월에 발표됐는데, 이를 보면 놀랍게도 비타민 A, 비타민 C, 비타민 E, 셀레늄, 베타카로틴 보충제를 먹는 사람들은 이를 전혀 먹지 않는 사람들보다 오히려 사망률이 5% 높았다. 명승권 박사는 2009년에 국제종양학술지인 종양학연보(Annals of Oncology)에 22편의 임상시험을 종합해 분석한 논문을 발표했는데, 비타민 A, 비타민 E, 셀레늄, 베타카로틴 보충제를 먹은 집단과 그렇지 않은 집단 사이에 암 발생에 차이가 없었다. 오히려 먹은 집단에서 방광암 발생이 52% 높았다. 29편의 임상시험을 종합 분석해 2010년 발표된 논문에서도 비타민 C 보충제를 하루에 200㎎ 이상 먹는 집단과 그렇지 않은 집단 사이에 감기 발생에는 차이가 없는 것으로 나타났다.

종합 비타민과 영양제

비타민 외에 미네랄(무기질)을 함유한 것을 종합 비타민이라 하는데, 종합 비타민 미네랄이라 표현하여야 정확한 표현이다. 즉, 미네랄은 비타민에 포함되지 않기 때문이다. 영어에서는 multi vitamin and mineral로 약자로 MVM이라 부르기도 한다. 비타민제는 비타민만 함유한 제품을 말하는 것으로, 비타민 외에 다른 물질 즉, 아르기닌과 같은 아미노산, 오메가-3 지방산, 셀레늄과 같은 미네랄, 또는 프로바이오틱스를 포함한 것은 엄밀한 의미에서 비타민제가 아니다. 이 경우 비타민제와 구분하기 위해 영양제라고 하는 것이 더 옳은 말이다. 비타민제는 비타민을 주성분으로 하는 영양제로, 비타민 결핍증의 치료와 예방에 사용된다. 현재 비타민 B_{12}를 제외한 대부분 비타민들은 합성할 수 있고, 화학 산업에 의해 다량으로 제조가 가능하므로 대부분의 비타민제는 합성품으로 만들어진다. 비타민 B_{12}는 식물 유래가 드물어 채식주의자 경우 비타민 B_{12} 결핍으로 빈혈이 나타날 수 있다. 그러므로 완전한 채식주의자인 비건(vegan)은 비타민 B_{12}를 영양제로 공급하여야 한다. 단일 제제 중에 한 종류의 비타민만을 포함한 단일 비타민제, 지용성 혹은 수용성 비타민 몇 종류만을 복합시켜 만든 복합 비타민제, 거의 모든 비타민을 포함하는 종합 비타민제가 있다.

건강에 대한 관심이 높아지면서 주위에서 종합 비티민을 챙겨 먹는 사람을 흔히 볼 수 있다. 대부분 사람이 종합 비타민제를 복용한 후 "건강해졌다"라고 말하는 경우를 자주 접한다. 2020년 영국의학저널(British Medical Journal, BMJ)에 발표된 논문에서 미국 하버드 의과대의 파라니페(Manish Paranijpe)는 약 21,000명(MVM 복용자 4933명, 비복용자 16,670명)의 의료기록과 설문 결과를 바탕으로 종합 비타민 복용자와 복용하지 않는 사람에서 건강상 차이를 분석하였다. 예상 외로 정기적으로 종합비타민을 복용한 사람과 복용하지 않은 사람 사이에 실제 임상적 결과에 큰 차이가 없었다. 그럼에도 불구하고 종합 비타민 복용자는 비복용자보다 평균 30% 가량 '더 건강해졌다'고 느낀 것으로 나타나 플라시보(placebo, 위약) 효과 있다고 하였다.

메가도스 비타민

또한 최근 메가도스(megadose) 비타민에 대해 많이 들어 볼 수 있다. 즉, 메가도스 비타민 C나 메가도스 비타민 D, 메가도스 비타민 B 등이다. 권장 용량보다 과용량으로 복용하는 것을 의미한다. 비타민 C의 경우 2,000mg 또는 3,000mg까지 판매를 하고 있으며, 비타민 D의 경우 2,000IU나 4,000IU가 판매되고 있다. 비타민 C 메가도스 효능은 아직 정설로 받아들여지지 않고 있지만, 이미 많은 의사나 약사의 옹호를 받는 비타민 C 고용량 복용법이다. 비타민 C는 포유동물의 경우 스스로 합성할 수 없기 때문에 필수 탄수화물이다. 그러므로 외부 음식물을 통해 필수적으로 섭취하여야 하는 영양소 이다.

미국의 라이너스 폴링(Linus Pauling) 박사는 비타민 C 고용량 요법으로 암을 치료한다는 주장을 하고 실제로 메가도스를 실천했던 대표적인 인물이다. 아이러니하게 93세에 전립선암으로 사망하였지만, 그 이면을 생각하면 사망 당시 나이가 93세로 더 일찍 사망할 수도 있었지만 메가도스 때문에 죽을 때까지 건강을 유지할 수 있었다고 생각할 수 있다. 항암 외에도 독감, 바이러스 사멸 등 다양한 측면에서 비타민 C 메가도스를 복용하는 사례가 점차 증가일로에 있다. 하지만 메가도스 비타민 C는 아직 정설로 받아들여지지 않았고 대체의학의 하나로 현재도 연구가 진행되고 있다. 비타민 C 메가도스가 미국 의료계의 주류에서 받아들여지지 않는 가장 큰 근거는 1996년 미국 국립보건원의 연구로 200mg 비타민 C 한 번 복용으로 혈중 비타민 C 농도가 60~70 마이크로몰(㎛)/L의 포화상태에 도달하여 나머지는 다 배설된다는 것이다. 또한 항암 효과 측면에서도 정맥주사만이 효과가 있고, 경구복용은 효과가 없다고 한 것이다. 그러나 2005년 폴링박사의 2세대 대표 학자인 힉키(Steve Hickey)와 캐쓰카트(Robert Cathcart)는 200mg에서 60 마이크로몰 혈중 농도가 유지되었지만 3g씩 6번 복용할 경우 혈중 농도가 250 마이크로몰 근처에 도달함을 보고하였으며, 미국 국립보건원(NIH)에서도 이를 인정하여 혈중 포화 농도를 60~70에서 200~250 마이크로몰로 변경하였다. 캐쓰카트 박사는 건강할 때는 비타민 C를 2g까지만 먹을 수 있었던 사람이 스트레스를 받거나 아플 때 100g까지 별 부작용 없이 섭취할 수 있다고 하였다. 또한 힉키 연구팀은 정맥 주사한 비타민 C의 반감기가 1시간으로 매우 짧지만, 경구 투여의 경우 농도가 급격히 떨어지기는 하지만, 콩팥에서 곧바로 재흡수 되어 6시간 혈중에서 작용하기 때문에 오히려 암세포 생존율을 더 적극적으로 떨어뜨린다고 주장하였다. 체내에서 비타민 C의 반감기는 약 30분으로 비타민 C를 섭취한 후 약 한 시간이 지나면 몸에서 대부분을 소모하게 된다. 하루 종일 비타민 C로 포화 상태를 유지하기 위해서는 잠자는 동안을 제외하고 1~2시간 마다 복용하는 것이 이상적이다.

비타민 B 복합체

비타민 B의 경우 구조와 역할이 비슷하여 하나의 군으로 보아 비타민 B 복합체로 부르며, 발견 순서대로 B_1, B_2 등으로 숫자를 붙였다. 이 경우에도 실제로 비타민 정의에 들어맞지 않아 제거된 경우도 있는데 대표적인 것이 비타민 B_4(adenine), 비타민 B_8(myoinositol)은 인체에서 합성되기 때문에 퇴출되었으며, 비타민 B_{10}(aminobenzoic acid)은 영양학적 가치가 없어서, 비타민 B_{11}(pretyl-hepta-glutamic acid)은 엽산의 일종으로 병아리 성장인자이며, 나중에 사람

에서 필요한 5가지 엽산 중 하나로 밝혀졌으며, 비타민 B_{13}(orotic aicd)은 대부분 고등동물에서 자체 합성하며, 뉴클레오티드의 중간산물로 밝혀져 제외되었으며, 비타민 B_{14}는 세포 증식자로 항빈혈, 쥐 성장인자 등으로 성장에 관여하는 것으로 생각되었으나, 실험 결과 관련 사항이 없어 퇴출되었으며, 비타민 B_{15}(pangamic acid)는 식이를 통해 충분한 양이 공급되기 때문에 퇴출되었고, 비타민 B_{16}(디메틸글리신, dimethylglycine)은 신체에서 합성되기 때문에 퇴출되었으며, 비타민 B_{17}은 레트라일(laetrile)이다. 아미그달린(amygdalin 또는 레트라일)은 살구 씨(행인, 杏仁)와 복숭아 씨(도인, 桃仁) 속에 들어 있는 성분으로, 체내에 들어가면 암세포에 다량 들어 있는 베타글루코시다아제(β-glucosidase)에 의해 시안화수소(HCN)를 유리시켜 암세포를 죽인다. 레트라일은 훈족(Hun族)이 암에 잘 걸리지 않아 조사한 결과 행인을 많이 먹는다는 사실을 알고 행인에서 추출되어 만병통치약으로 사용하기도 하였다. 비타민 B_{17}은 양이 많으면 독성을 띠지만 지지자들은 과학적 증거가 부족함에도 불구하고 이 물질이 항암 치료와 암 예방에 효과가 있다고 주장한다. 레트라일 화학구조 속에는 시안기[우리가 아는 청산가리(potassium cyanide, 青酸カリ)]가 있어 많이 복용할 경우 유리되어 독성을 나타낼 가능성 때문에 미국 FDA에서 사용을 금지하였다. 비타민 B는 연구 초기에 항신경염과 성장 촉진의 작용이 알려졌는데, 이후 연구에서 대부분 질소를 포함하는 화합물로 밝혀졌으며, 혼합물임이 밝혀졌다. 비타민 B_7은 비타민 H라고도 한다.

비타민 B 복합체는 탄수화물, 지방, 단백질 등 영양소의 대사 경로의 보조인자로 작용하며, 해독작용 및 각종 효소작용에도 관여한다. 비타민 B는 수용성이기 때문에 체내에 축적되지 않고 배출되므로 주기적이고 지속적인 섭취가 요구된다. 일부 비타민은 혈액, 신경, 유전 정보 등 대사에도 관여한다. 최근 연구에서는 면역계 강화, 신경계, 뇌기능, 뼈 건강에 미치는 효과까지 밝혀져 사용 영역이 날로 증가하는 추세이다. 한 예로 비타민 B_{12} 메가도스 용법이 있다. 심한 근육통이나 신경통이 있는 분들이 많이 찾는다. 비타민 B_{12} 메가도스 요법은 신중하게 생각해보고 결정하는 것이 좋다. 비타민 B_{12}는 독성이 없으며 최대 5,000㎍까지는 부작용이 없다. 따라서 비타민 B_{12} 메가도스 요법을 시행하고자 한다면 일 최대 4,000~4,500㎍ 정도를 복용한다. 비타민 B_{12}의 권장 섭취량은 4~5㎍이니 4,500㎍이면 거의 권장량의 1,000배를 섭취하는 것과 같다. 비타민 B_{12} 메가도스 효과는 근육통의 완화, 신경통의 완화, 신경계 이상 증상 완화가 기대된다. 비타민 B_{12}를 과다 복용했을 때 부작용은 여드름 정도이고, 이것도 매우 드물다.

비타민 B 복합체로는 비타민 B_1(티아민), 비타민 B_2(리보플래빈), 비타민 B_3(나이아신), 비타민 B_5(판토텐산), 비타민 B_6(피리독신), 비타민 B_7(비오틴), 비타민 B_9(엽산), 비타민 B_{12}(코바라민)이 인정되고 있다. 오늘날도 퇴출된 비타민 B를 비타민으로 소개하는 경우가 많다. 체내에서 합성이 되기 때문에 퇴출된 것으로는 비타민 B_4(아데닌), 비타민 B_8(아데닌산 + 이노시톨), 비타민 B_{10}(파라아미노벤조산), 비타민 B_{13}(오르트산), 비타민 B_{16}, 비타민 Bf(또는 Bt, B_{20}, 카르니틴)이 있다. 다른 비타민으로 통합되어 퇴출된 비타민 B로는 비타민 B_{11}이 비타민 B_9으로 통합되었으며, 비타민 G는 비타민 B_2로, 비타민 H는 비타민 B_7으로, 비타민 I(플라빈)은 비타민 B_2로, 비타민 M은 비타민 B_9으로, 비타민 PP는 비타민 B_3로 통합되어 퇴출되었다. 비타민 B_{14}는 명명자가 스스로 폐기하였는데, 성장 등에 관여하는 것으로 여겨졌는데, 실험 결과 아닌 것으로 판명되어 폐기되었다. 비타민 B_{15}

는 판가믹산(pangamic acid)이며, 비타민 B_{17}은 레트라일(Laerile, 또는 아미그달린, amygdalin)이다.

의약 전문 사이트 웹엠디(Web MD)에 따르면 '비타민 B 복합체를 복용하면 부작용으로 상복부 불쾌감과 홍조가 흔히 일어날 수 있다'라고 말하고 있다. 또 "드물게 알레르기 증상이 일어날 수 있다."라고 주의를 주고 있다. 비타민 B 복합체는 다양한 성분들이 있지만 그중에서도 나이아신 B_3은 고용량으로 복용했을 때 불편함을 유발할 수 있는 대표 성분이다. 속이 메스꺼워지고 얼굴이 붉어지는 부작용이다. 이것은 용량을 줄이거나 서방형(유효 성분이 천천히 방출되는 방식)을 복용하면 완화된다고 알려져 있다. 하지만 부작용이 심할 경우 당 수치 변화, 근육 통증, 두통, 경련, 부정맥, 간 손상 등을 일으킬 수도 있다. 또한 나이아신 B_3은 요산 분해 요소를 억제하고, 요산 분비를 감소시켜 통풍을 악화시킬 수 있기 때문에 통풍 조절이 되지 않는 사람은 주의해서 복용해야 한다. 이 외에도 리보플래빈 B_2, 피리독신 B_6도 과량 복용 시 감각 이상 등이 일어날 수 있고, 엽산의 경우 빈혈이 일어날 수도 있다. 신장질환을 동반한 당뇨 환자는 피리독신 B_6, 코바라민 B_{12}, 엽산 B_9 메가도스 복용 시 심장 질환이나 뇌졸중에 걸릴 확률이 2배 높아진다는 연구도 있었고, 흡연 남성의 경우 피리독신 B_6, 코바라민 B_{12} 장기 복용은 폐암 발생 확률을 높인다는 연구도 있다.

비타민 D

비타민 D는 다른 비타민과 달리 우리 체내에서 직접 합성할 수 있다. 그러나 식품으로부터 충분한 양을 섭취할 수 없고, 햇빛(자외선)을 충분히 쬐어야 합성이 된다. 자외선하면 피부노화의 원인이란 인식이 굳혀져 있어 오늘날 사람들은 비타민 D 생성을 위해 자외선을 마음껏 쬐라는 제안을 받아들이지 않는다. 2000년 뉴욕주립대학의 단도나(Paresh Dandona) 연구팀은 혈중 농도가 저하되어 있는 5명의 근위축증 환자 5명을 대상으로 비타민 D 메가도스 요법을 시행하였다. 5명의 환자들은 모두 근육병으로 인해 힘이 없고, 움직이지를 못해 휠체어 생활을 하였다. 이 환자들의 혈중 비타민 D 농도를 측정하니 그 수치가 낮았다. 이후 환자에게 일주일에 50,000IU에 해당하는 고용량의 비타민 D를 투여하였는데 환자 모두 6주 후에 걸을 수 있게 되었다.

미국의 내분비 내과의사인 자이디(Sarfraz Zaidi)의 책 "비타민 D의 힘(Power of vitamin D)"라는 책에서 비타민 D 결핍이 매우 광범위하며, 건강에 미치는 영향도 크고, 부족할 경우 일일 권장량만으로는 보충되지 않는다고 주장하였다. 이 책에서 비타민 D 결핍은 현재 전 세계적인 유행병 수준이며, 비타민 D 화학구조는 세코스테로이드(secosteroid, 스테로이드 구조의 일부가 링이 깨진 형태로 활성화되려면 스테로이드 형태로 조립되어야 한다)로서 비타민이라 부르기보다 인체의 많은 부분에 영향을 주는 호르몬으로 보아야 한다고 하였다. 또한 비타민 D 결핍 치료를 위해서는 일일 권장량보다 훨씬 고용량의 치료가 필요하며, 고용량 요법은 혈중 25-수산화 콜레스테롤(25-hydroxycholesterol) 농도에 따라 농도가 증가하며, 식이요법과 햇볕 쬐기 만으로 치료하기에는 부족이 심한 경우가 많다고 하였다. 홀릭(Michael Holick) 박사는 "건강 솔루션 비타민 D(The Vitamin D Solution)"라는 책 서문에서 의학계에서 오래 전부터 햇빛 노출과 뼈 건강 간에는 분명하고도 반박의 여지가 없는 관계가 있다는 사실이 알려져 있다고 하였다. 그는 한 예로 보스턴에 있는 프랭클린 공원 동물원에서 태어난 첫 롤랜드 고릴라인 키르마니(kirmani)를 예로 들었다. 2005년도에 사육사가 힉키(Hicky

DS) 박사에게 도움을 요청하였을 때 키르마니는 사망 직전이었다. 생후 7개월에 불과했지만 뼈가 무른 질환인 구루병 징후를 보였고, 중증의 근육 쇠약과 발작 위험이 있어 젖을 빨아 모유로부터 충분한 영양을 획득하기가 어려웠다. 키르마니의 소아과의사는 400IU 비타민 D(영아에게 권장되는 용량의 2배)를 투여하라고 조언을 하였으나 별 소용이 없었다. 힉키는 비타민 D 용량을 5000IU로 올리라 제안하였고, 키르마니는 완전히 회복되었다. 2010년 일본 도쿄 지케이가이의대(東京慈恵会医科大学)의 예방의학과 교수 미쓰요시 우라시마(Mitsuyoshi Urashima, 浦島充佳) 박사 연구팀은 비타민 D 보충이 독감에 걸릴 위험을 감소시키는 효과적인 전략일 수 있다고 보고했다. 취학 아동에게 매일 비타민 D_3를 섭취하도록 한 결과 계절성 인플루엔자 A형 발생률이 40% 정도까지 낮게 나타났다. 사실 연구팀은 소아들이 하루에 1,200IU의 비타민 D가 함유된 비타민 D 보충제를 복용하면 독감을 앓을 위험이 절반으로 감소할 수 있다는 점을 발견했다. 또한 예일대학 사베타(James Sabetta) 연구팀은 2009-2010년 가을과 겨울에 198명의 건강한 성인에서 혈중 25-수산화비타민 D(25-hydroxyvitamin D)를 최소 38ng/mL 농도로 유지하면 성인에서 독감을 포함해 급성 바이러스성 기도 감염의 발생률을 현저히 감소시킬 수 있다는 점을 보여줬다. 2017년 영국 의학저널(BMJ)에 퀸메리대학 호흡기질환 전문의인 에드리안 마티노(Adrian Martineau) 박사 연구팀이 지금까지 영국, 미국, 일본, 캐나다, 인도, 벨기에, 이탈리아, 호주 등 14개국에서 총 11,321명(0~95세)을 대상으로 진행하여 참가자 중 10,933명(96.6%)의 개인별 참가자 데이터(individual participant data, IPD)를 획득하여 분석하였다. 25건의 비타민 D 관련 임상시험 자료를 종합 분석한 결과 비타민 D가 감기, 독감 등 급성 호흡기 감염을 예방하는 효과가 있다고 발표하였다. 이러한 효과는 특히 비타민 D의 혈중 수치가 가장 낮은 사람이 비타민 D 보충제를 어쩌다 한 번씩이 아니고 매일 또는 아주 꾸준히 복용했을 때 가장 효과가 크다.

우리나라 비타민 영양권장량

그렇다면 종합비타민을 복용하여야 되는 건지 복용하지 말아야 하는 건지 애매하다. 메가도스 비타민을 먹어야 할지 종합비타민을 먹어야 할지 참 애매하다. 많은 의사들은 매일 식품으로 섭취하는 영양 균형이 완벽할 수 없기 때문에 종합 비타민 한 알 정도를 추가하는 것이 좋겠다고 추천하지만, 노화 방지나 암과 심혈관질환 예방 등 대단한 효과를 기대하지는 말아야 한다고 말한다. 종합비타민은 전반적인 건강 상태를 향상해주는 '마법의 약'이 아니기 때문에 효과를 맹신해 건강관리를 소홀히 해서는 안 된다. 비타민을 먹었다고 흡연을 하거나, 술을 마시고, 폭식을 하는 등 건강에 좋지 않은 행동을 반복하면 아무런 의미가 없다고 말한다.

어느 정도의 비타민을 복용하여야 하는 기준을 정하기 위해 영양권장량을 알아볼 필요가 있다. 2020년 개정된 영양소 섭취 기준으로 우리나라에서 섭취 기준이 정해진 비타민은 비타민 A, 비타민 D, 비타민 E, 비타민 K와 같은 지용성 비타민 4종, 비타민 C와 비타민 B에 속하는 티아민(thiamin, 비타민 B_1), 리보플래빈(riboflavin, 비타민 B_2), 나이아신(niacin, 비타민 B_3), 피리독신(pyridoxin, 비타민 B_6), 비오틴(biotin, 비타민 B_7), 엽산(folic acid, 비타민 B_9), 코바라민(cobalamin, 비타민 B_{12}), 판토텐산(pabtothenic acid, 비타민 B_5)으로 수용성 비타민 9종을 포함하여 총 13종이다. 또한 섭취 기준이 있는 미네랄로는 칼슘, 인, 나트륨(소듐), 염소, 칼륨(포타슘), 마그네슘, 철, 아연, 구리, 불소, 망간, 요오드, 셀레늄, 몰리브덴, 크롬으로 15종이 있다. 그렇지만 미네랄 가운데 인, 소듐, 포타슘, 염소는 우리가 먹는 식품으로 충분히 섭취되기 때문에 영양제로 보충할 의미가 없어 보통 11종을 영양제에 사용한다. 시판되고 있는 종합 비타민(MVM)은 총 28종 가운데 우리가 식품으로 섭취할 수 있는 4 종류를 제외한 24종 중 대략 18종 이상이 들어가 있다. 참고로 이러한 비타민과 미네랄 이외에 에너지 및 다량 영양소 12종[에너지, 탄수화물, 총 당류, 단백질, 아미노산, 지질, 알파리놀렌산(α-linolenic acid), 리놀레산(linoleic acid), 에이코사펜타엔산(EPA)+도코사헥사엔산(DHA), 콜레스테롤, 식이섬유, 수분]의 섭취기준이 제시되어 있다. 비타민 B 복합체는 얼마나 복용하는 것이 좋을까? 일단 공식기관인 식품의약품안전처의 권장섭취량과 미국 FDA의 하루 섭취권장량을 표 1에 표시하였다. 참고로 비타민 B_1 등을 기준으로 50mg 이상 들어 있는 제제들을 고함량, 또는 메가도스 비타민이라고 부른다.

표 1. 비타민 B 복합체에 대한 우리나라 식품의약안전처와 미국 FDA의 하루 권장량(Reference Daily Intake, RDI)

비타민 B 복합체	우리나라 식품의약안전처	미국 FDA
티아민 B_1	1.2mg	1.2mg
리보플래빈 B_2	1.5mg	1.5mg
나이아신 B_3	16mg	16mg
판토텐산 B_5	5mg	5mg
피리독신 B_6	1.5mg	1.7mg
엽산 B_9	400mg	400mg
코바라민 B_{12}	2.4mg	2.4mg

우리나라 영양소 섭취 현황

2020년 영양소 섭취기준으로 알 수 있는 우리나라 사람의 영양소 섭취현황을 살펴보자. 대부분 연령대에서 에너지필요추정량과 비슷한 에너지 섭취(평균에너지섭취량)를 하고 있으나, 19~29세 젊은 여성과 75세 이상 여성의 경우 에너지 섭취가 많이 부족하고, 50~64세 남성 경우 에너지 섭취가 과해 감소시킬 필요가 있다. 영양소 섭취기준에서는 탄수화물 55~65%, 단백질 7~20%, 지질(3세 이상) 15~35%의 비율로 전체 에너지를 섭취하도록 권장하고 있다. 그럼에도 불구하고 우리나라 50세 이상 중장년층의 탄수화물 섭취비율은 높으며(65~74세 남성 69.5%, 75세 이상 여성의 경우 77.1%), 75세 이상 노년층의 경우 평균 단백질, 지질 섭취비율이 낮은 편이어서 균형 있는 식사가 필요하다.

신체의 정상적인 기능을 돕는 무기질과 비타민 섭취가 중요한데. 칼슘과 비타민 A는 대부분 연령대에서 평균 필요량에 미치지 못한다. 특히 칼슘의 경우 남자 청소년의 84%가 평균필요량(800mg/일)에 미치지 못하며, 성인 여성에서 섭취량이 낮아 50세 이상 여성의 경우 골감소증 유병률이 아주 높다. 소듐은 생명현상에 필수적인 기능을 하는 영양소이지만, 과잉 섭취는 고혈압을 포함하여 여러 만성 질환의 위험성을 증가시킨다. 우리나라 사람의 평균 소듐 섭취량은 3,255mg/일(2018년 기준)로 전 연령대에 걸쳐 매우 높은 섭취량을 보이고 있어 이에 주의를 기울여야 한다.

활성 비타민

활성 비타민이란 말을 자주 듣게 된다. 잘 흡수되고 효과가 오래 지속되도록 한 비타민을 지칭하는 말이다. 가장 많이 알려진 성분으로는 활성 비타민 B_1인 티아민(thiamin)으로 푸르설티아민(fursultiamine)과 벤포티아민(benfotiamine)이 있다. 활성형이란 말은 우리 체내에서 작용하는 형태를 뜻한다. 활성화되기 전의 티아민은 수용성이라 체내 흡수율이 낮아 생체 이용률이 낮다. 그런데 활성형 티아민인 푸르설티아민과 벤포티아민은 지용성이라 흡수율이 높아 생체 이용률도 높다. 가장 많이 알려진 성분이 아로나민에 들어 있는 푸르설티아민과 임팩타민에 들어 있는 벤포티아민이다. 이들은 비타민 유도체로 수용성 비타민인 티아민을 지용성으로 만든 것이다. 이렇게 구조를 변화시키면 흡수력과 생체 이용률이 높아진다. 실제로 염산티아민과 푸르설티아민, 벤포티아민의 흡수와 생체 이용률을 비교한 연구를 보면 그 차이가 현격하게 나타나고 있다. 따라서 비타민 B군을 복용할 때는 활성형을 선택하는 것이 좋다. 이러한 성분은 신경통, 근육통, 관절통을 줄이고, 피로회복과 신경세포의 에너지 대사에 효과가 있다. 푸르설티아민은 마늘주사의 성분이다. 반감기가 벤포티아민보다 높아 뇌에서 이용률이 높다. 벤포티아민은 푸르설티아민보다 생체 이용률이 높아서 육체 피로에 더 효과적이다. 즉, 신경근육을 잘 회복시킨다. 마늘 주사는 마늘을 곱게 갈아 주사기에 담아 주사하는 것이 아니고, 마늘 성분을 화학적으로 합성하여 주사제로 만들어 인체에 주입하는 것이다. 푸르설티아민 주사를 맞으면 입과 코로 마늘 냄새가 퍼지는 것을 느낄 수 있어 마늘주사라 부른다.

영양제 주사

식약처의 5대 영양제 주사의 안전 사용 매뉴얼에 따르면 영양제 주사의 정확한 이름은 신데렐라주사[티옥트산(thiotic acid)], 태반주사[자하거추출물(태반을 염산에 녹여 저분자 아미노산을 얻는데 이를 자하거(사람의 태반을 한방에서 이르는 말) 추출물이라 한다) 및 자하거가수분해물], 감초주사[글리시리진(glycyrrhizin)], 마늘주사[푸르설티아민(fursultiamine)], 백옥주사[글루타티온(glutathione)] 등이다. 그러나 식약처 허가 효능 및 효과에는 피부미백이나 피로회복 등의 효과는 없다. 식약처는 "허가된 효능 및 효과를 벗어난 의약품 사용은 학문적, 임상적 근거에 기초해야 하며, 미용 목적으로 해당 주사제를 과도하게 사용하는 것을 지양하도록 의료계가 솔선수범하는 자정 노력도 필요하다"고 당부했다. 푸르설티아민 주사란 실제로 마늘이 들어 있는 주사가 아니라, 세포활성화 작용이 뛰어나고 신진대사를 높여 피로회복과 감기에 효과를 보이는 비타민 B_1 유도체 주사를 말한다. 체내에서 당질과 피로물질인 젖산을 에너지화 하여 근육이나 신경의 기능을 활성화하고 신진대사를 높여 피로 회복 효과가 있는 활성형 비타민 B_1이 풍부하게 포함되어 있다. 한 앰플(ample)에 마늘 50개분의 영양소가 포함되어 있는데, 정맥에 직접 주사하여 피로, 권태감회복 등에 즉시 반응을 나타내 빠른 효과를 요구하는 사람에 좋다. 주사를 맞으면 목의 안쪽이나 코에서 마늘 냄새가 나기 때문에 마늘주사라는 이름이 붙었고, 이 냄새는 금방 사라진다. 푸르설티아민주사에는 알리신[allicin, 마늘에서 매운맛과 냄새가 나게 하는 성분. 마늘에서는 알리인의 형태로 존재하는데 마늘을 자르거나 빻으면 세포가 파괴되면서 알리나아제(alliinase)라는 효소의 작용에 의해 이 성분으로 변해 매운맛과 냄새가 나게 되는 것이다. 강력한 살균과 항균 작용이 있고, 항암 작용과 고지혈증 예방 따위의 효과가 있다]과 비타민 B_1(thiamin)이 들어 있다. 알리신은 신진대사를 높여 피로 회복에 효과가 있다. 비타민 B_1은 당질을 연소시켜 근육이나 신경의 기능을 활성화 한다. 최근 무리한 활동이 많은 프로선수나 연예인, 수험생들 사이에서 효과가 입증되어 인기가 급증하는 등 많은 사람이 찾고 있다. 벤포티아민은 피로를 일으키는 원인 물질인 젖산(lactic acid)이 체내에 쌓이지 않도록 해 신체에 필요한 에너지를 빠르게 회복시켜 준다. 체내에서도 지용성을 유지하는 '푸르설티아민'은 혈액뇌장벽(blood brain barrier, BBB)을 통과해 뇌까지 직접 전달돼 피로를 해소한다. 그러므로 벤포티아민은 '육체 피로 해소', 푸르설티아민은 '신경 피로 해소'를 돕는다. 또한 비타민 B_5

는 결핍 시 피로감, 불면증 등이 발생해 스트레스 완화에 필요한 성분이며, 비타민 B_6는 만성피로증후군 증상이 있는 사람이 부족한 성분을 보충할 수 있다. 감초주사는 마늘주사에 마늘 성분이 없는 것과 달리 감초성분이 포함되어 있다. 감초는 약재의 독성을 중화시키고 약성을 끌어올리는 역할을 한다. 그러므로 감초주사는 피곤으로 쌓인 독을 해독하고, 항알레르기 작용을 통해 신진 대사를 활성화 한다. 감초 뿌리에서 유래한 성분인 글리시리진과 아미노산(글리신, 시스테인)을 복합해서 제조한 주사제가 바로 감초주사이다. 글리시리진은 체내에 흡수 된 후에 간에서 대사되어 대사체를 생성하여 당질 글루코코르티코이드 대사를 억제함으로써 체내 코르티솔 수준을 증가시켜 코르티솔의 생리작용인 항염 효과를 나타낸다. 코르티솔은 우리 몸에 없어선 안 되는 필수 호르몬으로 자연산 스테로이드로 스트레스 호르몬 양을 증가시켜 우리 몸이 피곤하지 않고 에너지를 낼 수 있도록 도와준다. 아미노산 중의 하나인 글리신(glycine)은 다른 아미노산들과 같이 단백질 효소들이 관여하는 면역력이나 해독, 신경계 안정에 도움을 준다. 그러므로 감초주사는 간과 장의 다양한 질환을 완화시켜주는 주사제로 몸의 전반적인 피로 회복에 효과적이다. 뿐만 아니라 피부 탄력도 증가시켜 주는 효능도 있다. 감초주사는 글리시리진, 시스테인, 글리신이 들어 있다.

피부에 좋은 주사들을 몇 개 꼽자면 유명한 것으로 백옥주사와 신데렐라주사 그리고 태반주사가 있다. 본격적으로 유명해진 건 박근혜 대통령이 최순실씨가 민간 병원을 통해 구해준 백옥주사, 신데렐라 주사, 태반주사, 감초주사 등을 맞아 왔다는 사실이 언론에 보도되면서 부터였다. 백옥 주사는 팝의 여왕 비욘세(Beyonse Giselle Knowles-Carter)가 맞고 피부가 하얘졌다는 소문으로 알게 된 주사이다. 또한 미국 종합격투기계의 UFC(ultimate fighting championships) 역사상 2번째로 2개 체급 챔피언에 올랐던 파이터 펜(Penn BJ)이 백옥주사를 정맥주사 한 사실로 출전 정지를 당했다. 백옥주사는 글루타티온(glutathione)이라는 성분으로 이루어져 있고 간에 있는 항산화 물질이다. 간으로 들어온 독성물질을 해독하는 역할을 하며, 지방간이나 간질환이 있는 경우에 유용하게 쓰인다. 글루타티온 성분이 든 정맥주사를 맞으면 효과가 생기고 항암 치료를 하면서 말초신경의 손상을 예방하는 목적으로 사용되기도 한다. 특히 이 주사는 필리핀 식약처에서 나온 말로 백반증이나 저색소증, 피부 위축 등과 같은 부작용이 생길 수 있으니 유의해야 한다.

신데렐라주사 즉 알파 리포산(α-lipoic acid, 혹은 티옥트산, thiotic acid) 주사는 피로회복이 되면서 살이 빠지고 얼굴이 환해지는 경우가 많은데 신데렐라처럼 예뻐진다고 하여 관련 주사로 소문이 났다. 알파 리포산의 알려진 기능으로는 인간이 신체가 전반적으로 노화되면서 특히 피부 노화가 가속화되고, 내장 지방이 증가하는 경우가 많은데, 이 경우 알파 리포산 주사를 맞게 되면 내장지방을 감소시키고 혈액순환이 활발해서 노화를 늦춰주고, 성인병을 미리 막을 수 있다고 한다. 또한 알파 리포산은 항산화 물질로 알려져 있는데, 이는 당뇨병 환자들의 말초신경을 회복하기 위한 약물로 사용되기도 한다. 몸의 새로운 세포와 손상된 조직을 재생하는 필수 요소이다. 몸속에서 에너지를 생성하고 관여하는 부분이라 일시적으로 체지방이 늘어나게 되는 것을 막아주는데 노화까지 막아주어 탁월한 기능이 있다. 게다가 피로 해소와 미백과 탄력을 개선하는 데 도움이 많이 된다. 허가된 의약품이기 때문에 실제로 효과가 있는 것은 물론이지만 부작용을 따지자면 개인의 몸 상태에 따라 어지러울 수 있고 구토나 발열이 생길 수 있다 하니 이 부분을 조심하는 것이 좋겠다.

태반주사라고 하면 아이에게 영양분을 주는 태반의 성분을 가지고 만든 주사이다. 태반은 태아와 모체 사이에서 유기적으로 생기는 태아 성장에 필요한 영양분을 교환하는 형식으로 태반을 통해 태아는 영양분과 산소를 공급받는다. 태아의 노폐물을 배출도 하게 되는 곳이라 당연히 이곳에 영양이 많을 수밖에 없다는 생각이 들어 이를 주사를 만들었고, 사람들에게 피부에 좋은 영양분으로 주사하게 되었다. 하지만 태반을 그대로 쓰지는 않고 태반 속에 혈액과 호르몬을 제거한 다음 단백질을 아미노산으로 완전히 분해하여 사용하게 된다. 태반주사는 크게 '자하거(태반) 가수분해물'과 '자하거 추출물'로 구분한다. 둘 다 사람 태반을 원료로 사용하지만, 자하거 추출물의 경우에는 탯줄을 사용하지 않는다. 자하거 가수분해물은 피하 또는 근육주사하며 자하거 추출물은 피하주사로만 사용한다. 자하거 가수분해물은 만성 간 기능 개선에 사용하며 자하거 추출물은 갱년기 장애 증상 개선에 쓰인다. 또한, 백반증이나 위궤양, 노화방지, 치주질환 등의 치료를 위해 태반주사를 사용한다. 이외에도 피부 미용, 통증 치료, 노화 방지, 피로회복 등 다양한 용도로 사용되고 있으나 효과와 안정성에 대한 논란도 있다.

참고문헌

1. Paranjpe MD, Chin AC, Paranjpe I, Reid NJ, Duy PQ, Wang JK, O'Hagan R, Arzani A, Haghdel A, Lim CC, Orhurhu V, Urits I, Ngo AL, Glicksberg BS, Hall KT, Mehta D, Cooper RS, Nadkarni GN : Self-reported health without clinically measurable benefits among adult users of multivitamin and multimineral supplements: a cross-sectional study. BMJ Open. 2020 Nov 4;10(11):e039119. doi: 10.1136/bmjopen-2020-039119.
2. Courteous Linus Pauling. Nature. 1994 Aug 25;370(6491):584, 589. doi: 10.1038/370584a0.
3. Carr AC : Symposium on Vitamin C, 15th September 2017; Part of the Linus Pauling Institute's 9th International Conference on Diet and Optimum Health. Antioxidants (Basel). 2017 Nov 21;6(4):94. doi: 10.3390/antiox6040094.
4. Edsall JT : Linus pauling and vitamin C. Science. 1972 Nov 17;178(4062):696. doi: 10.1126/science.178.4062.696-a.
5. Kodama M, Kodama T : Is Linus Pauling, a vitamin C advocate, just making much ado about nothing? (Review). In Vivo. 1994 May-Jun;8(3):391-400.

6. Levine M, Conry-Cantilena C, Wang Y, Welch RW, Washko PW, Dhariwal KR, Park JB, Lazarev A, Graumlich JF, King J, Cantilena LR : Vitamin C pharmacokinetics in healthy volunteers: evidence for a recommended dietary allowance. Proc Natl Acad Sci USA. 1996 Apr 16;93(8):3704-9. doi: 10.1073/pnas.93.8.3704.
7. DS Hickey, HJ Roberts, RF Cathcart : Dynamic flow: A new model for ascorbate. J Orthomolecular Med 2005 20(4):237-244.
8. Cathcart RF : Vitamin C, titrating to bowel tolerance, anascoremia, and acute induced scurvy. Med Hypotheses 1981 7: 1359-1376.
9. Prabhala A, Garg R, Dandona P : Severe myopathy associated with vitamin D deficiency in western New York. Arch Intern Med. 2000 Apr 24;160(8):1199-203. doi: 10.1001/archinte.160.8.1199.
10. Mitsuyoshi Urashima, Takaaki Segawa, Minoru Okazaki, Mana Kurihara, Yasuyuki Wada, Hiroyuki Ida : Randomized trial of vitamin D supplementation to prevent seasonal influenza A in schoolchildren. Am J Clin Nutr. 2010 May;91(5):1255-60. doi: 10.3945/ajcn.2009.29094.
11. James R Sabetta, Paolo DePetrillo, Ralph J Cipriani, Joanne Smardin, Lillian A Burns, Marie L Landry : Serum 25-hydroxyvitamin d and the incidence of acute viral respiratory tract infections in healthy adults. PLoS One. 2010 Jun 14;5(6):e11088. doi: 10.1371/journal.pone.0011088.
12. Adrian R Martineau, David A Jolliffe, Richard L Hooper, Lauren Greenberg, John F Aloia, Peter Bergman, Gal Dubnov-Raz, Susanna Esposito, Davaasambuu Ganmaa, Adit A Ginde, Emma C Goodall, Cameron C Grant, Christopher J Griffiths, Wim Janssens, Ilkka Laaksi, Semira Manaseki-Holland, David Mauger, David R Murdoch, Rachel Neale, Judy R Rees, Steve Simpson Jr, Iwona Stelmach, Geeta Trilok Kumar, Mitsuyoshi Urashima, Carlos A Camargo Jr : Vitamin D supplementation to prevent acute respiratory tract infections: systematic review and meta-analysis of individual participant data. BMJ. 2017 Feb 15;356:i6583. doi: 10.1136/bmj.i6583.
13. Han-Yao Huang, Steven Teutsch, Eric Bass : Antioxidant supplements and mortality. JAMA. 2007 Jul 25;298(4):400-1; author reply 402-3. doi: 10.1001/jama.298.4.400-b.
14. Bjelakovic G, Nikolova D, Gluud LL, Simonetti RG, Gluud C : Mortality in randomized trials of antioxidant supplements for primary and secondary prevention: systematic review and meta-analysis. JAMA. 2007 Feb 28;297(8):842-57. doi: 10.1001/jama.297.8.842.
15. Myung SK, Kim Y, Ju W, Choi HJ, Bae WK : Effects of antioxidant supplements on cancer prevention: meta-analysis of randomized controlled trials. Ann Oncol. 2010 Jan;21(1):166-79. doi: 10.1093/annonc/mdp286. Epub 2009 Jul 21.
16. Hickey S, Roberts HJ Ascorbate: The science of vitamin C. Napa (California): Lulu Press. 264 p. 2004
17. Pauling L : Vitamin C and the common cold. New York: W. H. Freeman. 122 p. 1970
18. Sarfraz Zaidi : Power of Vitamin D. Outskirts Press. 2010(ISBN : 978-1-4327-4810-4)
19. Michael F. Holick : The Vitamin D Solution : A 3-Step Strategy to Cure Our Most Common Health Problems. Plume. 2011(ISBN: 978-0452296886)
20. 보건복지부, 질병관리청 : 국민건강관리통계, 국민건강영양조사 제8기 1차년도, 2019
21. 보건복지부, 한국영양학회 : 2020 한국인 영양소섭취기준. 2020.
22. 식품음료신문 : 합성비타민으로 배양한 효모 원료 건강기능식품 ...'천연원료' 표시 싸고 논쟁 후끈. 2011년 7.14

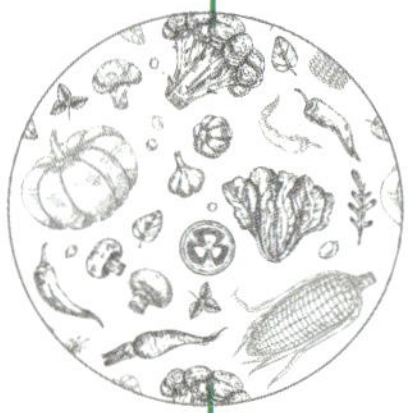

03
천연 vs 합성 영양제

마음 놓고 편하게 안전한 먹거리를 구하기가 쉽지 않은 세상이다. 웰빙의 차원을 넘어 로하스[LOHAS, 개인의 건강뿐 아니라 환경보전이나 사회적 책임, 즉 미래를 생각하는 사람들의 생활방식으로 미국의 사회학자 레이(Ray P)가 1998년 17만 명의 미국 소비자를 대상으로 15년에 걸쳐 조사한 가치관을 발표한 것이 계기가 되어 본격적으로 세상에 알려졌다]나 공정무역에까지 관심을 갖는 경우도 많아 제품이나 원료의 질을 따져 보는 일이 일상이 되었다. 이러다 보니 영양제도 천연 이라고 하면 한 번 더 눈길이 갈 수 밖에 없다. 친구들과 이야기를 하다보면 천연 영양제라 선전하는 것을 많이 보는데 우리가 먹는 게 천연 영양제가 아니고 뭐가 다르냐고 묻는 경우가 많다. 실제로 영양제를 구입할 때 보면 내가 사는 것이 정말 천연 영양제인지 알 수가 없는 경우가 많다. 참 기묘하게 기술되어 있어 그렇기도 하고 법적으로 '천연'이라 표기할 수 있는 규제가 애매하다 보니 일반인이 천연 영양제를 고른다는 것은 결코 쉬운 일이 아니다. 한국건강기능식품협회에 따르면 건강기능식품의 시장규모는 3조 5,563억 원이고, 2020년 4조 9,805억 원으로 40%나 증가하였고, 2030년에는 무려 25조원으로 증가할 것으로 전망하였다. 우리나라 국민 10명 중 4명은 영양제를 먹고 있을 만큼 시장 규모는 급속히 성장하고 있다. 코로나19 이후 건강기능식품, 즉 영양제 판매는 더욱 증가했고, 다양한 기능을 내세운 광고도 늘었다. 넘쳐나는 영양제 광고 속에서 현명하게 영양제를 선택한다는 것은 결코 쉬운 일이 아니다. 학교에 근무할 당시 식물의 기능성에 대한 연구를 진행할 때이다. 식물에서 순수 성분을 분리하는 과정에 기능성 확인을 하며 활성을 조사하게 되는데, 분리 과정을 넘을 때마다 활성이 더욱 높아지고 거의 순수하다할 정도로 되어 순도가 거의 95%를 넘고 더욱 정제하기 위해 한 번 더 분리를 하면 갑자기 활성이 사라지는 경우를 자주 접한다. 아마도 순수 분리 정제가 되어 활성을 도와주던 어떤 미지의 성분마저 제거 되어 그 식물의 기능성 활성이 사라졌다고 생각할 수밖에 없다.

천연 영양제

자연에서 채취한 과일이나 채소를 그대로 먹을 경우 특별한 거부반응이 없다면 부작용도 없고 체내 흡수도 빠르다, 이렇게 자연에서 바로 얻을 수 있는 과일이나 채소 또는 추출한 비타민과 미네랄 등에 식품 첨가물을 넣어 만든 것을 천연 영양제라 한다. 천연 영양제는 자연 그대로의 상태로 섭취한 음식의 모든 성분을 포함한다. 식품의약안전처에 따르면 '천연'의 표시 기준은 화학 식품첨가물이 제품 내에 포함되지 않고 최소한의 물리적 공정(세척, 껍질 벗김, 압착, 분쇄, 건조, 냉동, 압출, 여과, 원심분리, 숙성, 자연발효 등)을 거친 것에만 표기할 수 있다. 그러므로 천연 영양제는 자연 그대로의 모든 성분을 포함하고 있다. 비타민을 섭취하기 위해 채소를 섭취했다면, 그 속에 든 비타민뿐만 아니라 비타민의 흡수를 도와주는 다양한 성분들도 같이 섭취된다. 음식의 모든 성분을 포함한다는 말이 중요하다. 사람들이 실제 어떤 식품을 섭취할 때 특정 성분 하나만 섭취하는 것이 아니다. 예를 들어 비타민이 가득한 채소를 먹는다 할 경우 비타민 외에도 비타민 흡수를 도와주는, 즉 그 채소에 포함된 다양한 영양소를 같이 섭취한다는 의미이다. 예를 들면 금귤에는 귤의 1.5배 정도의 비타민 S가 들어 있는데, 금귤의 껍질에는 헤스페리딘(hesperidine, 감귤 통조림 제조 시 발생되는 혼탁의 원인 물질로 알려져 가능한 헤스페리딘을 제거하려고 한다)이라는 성분이 있어 비타민 C의 흡수를 돕는다. 헤스페리딘은 그렇기 때문에 천연물로 섭취하면 비타민의 흡수율이 더 높아지고, 우리 몸에 필요한 최적의 영양소로 섭취하게 된다. 그러나 천연 원료 중 일부는 채소나 과일로부터 추출하기 때문에 미처 밝혀지지 않은 성분을 섭취할 수도 있다. 그런 미지의 물질이 원하는 영양제가 더 잘 흡수 되도록 서로 협력하여 상승효과를 낸다면 더할 나위 없이 좋다. 즉 천연 추출물은 장점과 단점을 모두 가지고 있다. 또 다른 문제점으로 원료의 100%가 천연일 수는 없다. 한 예로 귤에 비타민 C가 많이 들어 있다고 하지만 영양제로 나오는 정제 하나에 비타민 C 용량이 1,000mg 일 경우 귤 100g 당 대략 44~48mg의 비타민 C가 들어 있다. 수분을 제외하더라도 귤 하나를 온전하게 알약 하나의 부피로 만들기는 불가능하다. 한국건강기능식품협회는 "영양제를 만들 때 '천연' 기준을 만족시키기가 상당히 어렵기 때문에 천연 영양제라고 할 수 있는 것은 사실상 없다고 봐도 된다"고 하였다. 광고에서 천연 영양제라 하지만 이들 천연 영양제는 소비자의 눈길을 끌기 위해 유인하는 광고 문구에 불구하다. '천영 영양제' 기준을 만족하는 천연 영양제는 거의 없다. 천연 영양제라 해서 흡수율이 더 좋은 건 아니다. 나아가 천연 영양제라고 해도 100%

표시가 없는 경우 합성 성분이 1% 이상 첨가된 것들도 있다. 천연 비타민은 ① 합성 비타민에 천연 추출물이나 분말 등을 첨가하거나, ② 천연 원료에서 진액을 추출한 뒤 비타민 함량과 흡수율을 높이기 위해 화학적으로 변형하거나, ③ 천연 원료를 진액으로 추출하는 방법으로 제조한다. 그러므로 100% 천연 비타민이란 천연 원료를 추출하는 방법으로 제도화 된 것을 말한다. 이런 상황을 이해하면 시중의 천연 영양제는 모두 합성 영양제라고 할 수는 없으며, 완전히 화학적 반응을 통해 실험실에서 새롭게 만들어진 영양제를 합성 영양제라 할 수 있고, 나머지는 추출물 함유 영양제라고 할 수 있다.

합성 영양제

합성 영양제는 천연 영양제 성분을 분석하여 동일한 화학구조로 합성하여 만든 영양제이다. 발효와 화학공정을 추가하여 만들기 때문에 대부분 단일 성분만 있는 영양제이다. 천연 영양제에 비해 흡수율이나 효과가 떨어질 수 있다. 학계 일부에서는 합성 영양제가 인체 내 활성도나 이용률이 좋지 않다는 연구 결과를 내놓기도 하지만 반대 연구 결과들도 있다. 이렇게 상반된 결과들로 인해 아직 결론을 낼 수가 없는 상태이다. 엽산(Folic acid)의 경우 합성 영양 성분이 오히려 인체 이용률이 월등하게 높아서 임상에서 임산부에 오히려 합성 엽산제제를 권장한다. 합성 영양제의 장점은 무엇보다 가격이 저렴하다는 것이다. 2번째로 한 캡슐이나 한 알에 담을 수 있는 영양소 자체의 함량을 높일 수 있다. 이와는 달리 합성 영양제는 천연 영양제에 비해 첨가물이 많이 들어가는 단점이 있다. 합성 영양성분을 알약 형태로 만들기 위해 들어가는 산화규소(SiO_2), 스테아르산(stearic acid), 마그네슘 등의 성분이 첨가되는 데, 건강한 사람의 경우 섭취해도 체내에 축적되지 않고 다른 문제를 유발하지 않는다.

추출물 함유 영양제

앞에서 기술하였듯이 진짜 천연 영양제는 사실상 거의 없다고 생각하여 합성 영양제가 아닌 경우를 추출물 함유 영양제라 하였다. 추출물 함유 영양제는 어떻게 만들까? 천연재료에 용매를 이용해 추출한 영양소를 다양한 방법으로 합성해 만든다. 소위 '천연'이라고 광고하는 대부분의 영양제는 이런 추출물을 조합한 영양제이다. 그렇다면 추출물 함유 영양제는 합성 영양제보다 좋은 것일까? 추출물 함유 영양제와 합성 영양제는 각각 장단점이 있다. 추출물 함유 영양제의 장점은 인체 적응을 거친 성분이기 때문에 부작용 우려가 적다는 것이다. 천연에서 추출한 물질은 사람이 수 천, 수 만년동안 먹어와 인체 적응을 거친 성분이기 때문에 부작용 우려가 적다. 추출물 함유 영양제의 단점으로는 고함량 제품이 불가능하다는 것이다. 대부분의 추출물 함유 영양제를 보면 성분 함량이 합성 비타민에 비해 크게 낮다. 이것이 천연 그대로 가져와 쓰는 추출물의 한계이다. 성분의 함량이 합성 비타민에 비해 크게 낮아서, 추출물을 많이 쓸수록 영양제 가격은 합성 영양제에 비해 3~10배까지 비싸진다. 합성 영양제도 대부분 천연물과 분자구조는 같다. 그렇지만 천연물에 들어 있는 조효소(다른 영양성분의 흡수를 돕는 성분)가 없기 때문에 인체 내에서의 대사과정까지 완전히 같다고 할 수가 없다. 합성 영양제의 장점은 한 알에 담을 수 있는 영양소 함량을 크게 높일 수 있다. 일부 연구자는 합성 영양제는 인체 내 활성도나 생체이용률이 떨어질 수 있다는 결과를 내놓고 있지만 그렇지 않은 연구결과들도 있다. 생체이용률이 떨어진다는 결과와 그렇지 않다는 주장이 팽팽하게 맞서고 있어 아직 결론을 내릴 수 없는 상태이다. 비타민 B_9인 엽산의 경우 오히려 합성 영양성분이 인체이용률이 더 높다는 연구가 월등하게 많아 산부인과에서도 오히려 합성 엽산제제를 권장하고 있다. 합성 영양제가 천연 영양제에 비해 첨가물이 많이 들어간다. 대표적인 첨가물인 이산화규소(실리카)나 스테아르산 마그네슘(magnesium stearate)을 부형제로 첨가한다. 작은 양의 첨가물에도 이상 반응을 나타낼 수 있는 환자를 제외하고는 일반 건강한 사람에서는 문제가 되지 않는다. 합성 영양제 한 알에 넣는 부형제는 체내에 축적되지 않고, 축적된다 해도 50년 이상 꾸준히 먹어야 독성이 나타나는 극소량이다. 그러나 원재료에 들어 있는 조효소를 빼고 영양제를 만들기 때문에 체내 대사 과정이 완벽히 같지 않다.

천연 영양제와 합성 영양제 구분

천연 영양제와 합성 영양제를 어떻게 쉽게 구분할 수 있을까? 영양제의 전체 성분표를 보면 확인할 수 있다. 천연 영양제는 예를 들면 '석류 추출물'처럼 추출한 원재료명이 적혀있지만, 합성 영양제는 천연 원재료명이 없이 합성 원료명만 단독 표기가 되어 있다. 유전자 변형식품이나 나노식품, 농수임산물 자연 그대로의 상품과 60℃ 이상 열을 가한 식품에도 '천연'이라 표기할 수 없다. 표 1에 천연 비타민과 합성비타민의 차이점을 나타냈다. 또한 표 2에 천연 및 합성 비타민의 원료 비교를 하였다.

표 1. 천연 비타민과 합성 비타민의 차이

	천연 비타민	합성 비타민
원료	식물, 곡물, 채소, 생선 등 우리가 먹는 식품에 함유	화학적 반응을 통해 비타민의 분자 구조를 복제
특징	인공향, 합성 착색료, 합성 보존료 등이 전혀 없으며, 화학적 공정을 거치지 않은	화학적 반응을 통해 비타민의 분자 구조를 복제
분자	비타민 + 흡수 대사에 관여하는 복합체로 구성	비타민 단일 분자

표 2. 천염과 합성의 원료 비교

비타민 C	천연	천연 비타민 C는 레몬을 추출하여 농축한 것으로 100g 중에 성인 일일 권장량의 60배나 되는 비타민이 함유된 천연물질이다.
	합성	공업적으로 포도당에서 가공 반응을 거쳐 L-아스코르브산으로서 대량으로 만들어진다. 합성 과정에는 석유를 원료로 한 약품을 사용하는 경우도 있다.
철분	천연	천연 헴 철분은 동물의 혈중 헤모글로빈을 효소처리 및 분산한 것으로 인체 내의 철분과 같은 형태로 보급될 수 있다.
	합성	대부분의 시판 제품은 피롤린산 제2철이다, 이것은 건조제로 이용되는 무수인산을 변화시킨 것과 철을 결합시켜서 제조한다. 또한 철 조각을 이용하며, 질산과 반응시킨 질산 제 1철이 사용되기도 한다.
칼슘	천연	천연 산호 칼슘은 마그네슘을 이상적인 비율로 포함하고 있으며, 산호를 멸균, 분쇄하여 만든다.
	합성	젖산칼슘(calcium lactate)은 흡수가 잘 되지만 공업적으로 석유에서 합성한다.
비타민 B 복합체	천연	원료인 우유 효모는 단백질을 제거한 우유성분을 발효시킨 후 원심분리, 농축, 분쇄, 건조시킨 것으로 합성 B 군보다 안정성이 뛰어나다.
	합성	B1을 예로 들면 티아민 질산염이라는 형태의 것을 이용하는 경우가 많다. 사람이 먹지 않는 에틸 베타 에톡시프로피온산(ethyl-ß-ethoxypropionate)과 기산 에틸(ethyl hexanoate)을 원료로 하고 있다.

천연 비타민과 합성 비타민의 화학공식은 동일하며 이름도 비타민 C의 경우 아스코르브산이고, 식품첨가물로 사용될 때에도 성분 표시에 일부러 그것을 구별하지 않는다. 천연과 합성은 마치 거울에 비춰지는 것처럼 화학식의방

향이 반대인 경우도 있다, 이것을 광학 이성질체라 하는데 화학식은 같아도 분자구조상 성질은 전혀 다르다. 자연계에 존재하는 형태는 L-형인데, 합성 과정에는 D-형과 L-형이 섞여 있으며, L-형만을 분리하는 것은 쉬운 일이 아니다. 한 예로 독일에서 개발된 탈리도마이드(thalidomide)는 최면제로 임산부가 먹어도 문제가 없다고 했던 약물이다. 특히 입덧에 큰 도움을 주고 의사 처방 없이 쉽게 구매가 가능해 유럽 전역의 많은 임산부들이 복용하였다. 이 약물을 복용한 임산부에서 사지가 기형인 아기(해표상지증, 양쪽 팔이나 다리가 완전하지 못하게 태어나는 선천적인 기형)를 많이 출산했다. 10년의 동물 임상 끝에 출시한 약물로 제약회사는 어떤 키랄 형태(chiral form)의 분자가 테스트되었는지 밝혀지를 않았다. 키랄성(chirality)은 많은 물질에서 나타나는 분자의 특수한 특성으로 같은 물질에 2가지 형태의 분자가 있을 때 좌우상(handedness)을 의미한다. 2개는 서로 대칭 꼴이지만 왼손과 오른손처럼 겹쳐 놓을 수 없는 구조이다. 2가지 형태를 광학이성질체(optical isomer)라고 하며, 이 중 하나는 질병 치료제, 다른 하나는 독약이 될 가능성이 있다. 탈리도마이드 역시 광학 이성질체로 존재하며, 기대한 약효가 있던 하나의 형태와 달리 다른 형태에서 예상치 못한 독성이 유발된 것이다. 처음 판매가 시작된 1957년부터 1962년까지 10,000명 이상의 신생아들이 선천적 장애를 가지고 태어났다.

천연 비타민

천연 비타민이란 레몬, 아세로라(acerora, 중남미와 남미, 멕시코, 카리브 해의 열대지방에서 서식하는 식물로 체리와 비슷한 모양을 가지고 있지만 익었을 때 붉은 색을 띈다)와 카무카무[camu camu, 남아메리가 원산의 도금양과 식물로, 열매는 비타민 C가 풍부해 주스 등의 가공식품이나 건강기능식품으로 판매한다, 엘라그산(ellagic acid)이 들어 있어 혈관 벽에 노폐물이 쌓이는 것을 막아준다. 천연 비타민 C 함량이 레몬의 43배, 오렌지의 50배 정도 들어있다]같은 과일을 분말형으로 동결시킨 것을 말한다. 해당화 열매에도 비타민 C가 많이 들어 있는데 해당화 열매 1개의 비타민 C 함량은 레몬 17개, 브로콜리 5개, 무 40개를 합친 비타민 C가 들어 있다. 또한 다양한 폴리페놀이 들어 있어 체내에 유지되는 특성이 있다. 천연 재료로 만들기 때문에 식물성 파이토케미칼(phyto-chemical)과 비타민 C가 유기적으로 연결되어 있는 게 큰 장점이다. 그러나 천연재료에서 추출하다 보니 한 캡슐 당 비타민 C의 함량이 50mg으로 적다. 국내에서 건조 효모 원료의 식물성 비타민 D_2를 사용한 제품을 다른 비타민 D 제제보다 더 높은 가격으로 판매한다. 비타민 D는 식물성 원료의 비타민 D_2(에르고칼시페롤, ergocalciferol)와 동물성 원료인 비타민 D_3(콜레칼시페롤, cholecalciferol)의 2 종류가 있다. 일반적으로 식물성이 좋을 거라 생각하지만 비타민 D는 그렇지가 않다. 햇볕을 쬐어 우리 몸에서 만들어 지는 것이 동물성 비타민 D_3이기 때문이다. 지금까지 임상 연구에서 비타민 D_3가 비타민 D_2보다 1.5배 흡수율이 높다고 밝혀졌다. 또한 비타민 D_2의 경우 근육 부작용이 나타날 수 있다. 비타민 D는 지용성이어서 우리 몸에 흡수될 때 기름이 있어야 함께 잘 흡수된다. 정제(tablet)나 파우더(powder) 형태의 제품은 액상 또는 연질캡슐 제품보다 흡수율이 떨어진다는 임상연구 결과도 있는데 식물성 비타민 D_2 제품은 정제 제품밖에 없다. 흡수율을 고려한다면 동물성 D_3원료의 액상 혹은 연질캡슐 제품이 가장 좋다.

합성 비타민

우리 몸은 아주 거대한 화학 공장이다. 섭취한 음식물을 소화하고 분해하여 에너지로 바꾸는 과정과 체내에서 발생한 독소를 해독하여 배출하는 과정은 전부 인간의 기술로 모방할 수 없는 유기화학 반응으로 이루어진다. 이러한 과정에 여러 가지 성분들을 효소를 이용하여 합성하기도 하지만, 많은 경우 외부에서 음식물을 섭취해 에너지원이나 몸의 구성성분으로 활용한다. 그렇기 때문에 이러한 성분들이 원활하게 공급이 되지 않을 경우 건강에 문제가 생긴다. 1828년 프리드리히 뵐러(Friedrich Wöhler)가 소변 성분 중 요소(urea)를 최초로 합성하면서 인간이 유기물도 합성할 수 있음을 증명했다. 그 당시에는 유기물은 오직 생물체에서만 합성할 수 있다고 믿었기 때문에 동물과 식물로부터 직접 진짜 성분을 농축하는 방법을 개발했고, 이를 통해 얻은 물질을 의료나 산업계의 원료로 사용하였다. 천연물질을 농축하는 과정이 복잡하고 비용도 많이 들뿐만 아니라 얻는 양이 너무나 적어서 화학적인 합성을 통해 얻은 유기물질을 대량으로 얻을 수 있어 이 분야가 크게 발전하였다. 현재 시판되고 있는 비타민제의 80~90%는 합성 비타민이다. 원료의 대부분은 값싼 콜타르, 석유 등 유기화합물을 정제해 추출하거나, 옥수수, 쌀의 전분 등을 기본으로 해 화학적으로 합성한 것이다. 합성 비타민 C의 화학명은 아스코르브산(ascorbic acid)이다. 감자나 옥수수 전분에 박테리아인 초산균을 넣어 생성시킨 화합물을 다시 전기화학적으로 분해해서 만든다. 이때 유전자 변형 식물의 전분을 원료로 쓰는 경우도 많다. 합성 비타민 C의 대부분은 중국과 영국에서 제조된다. 콜타르에서 추출한 물질로 합성해낼 수 있는 비타민은 비타민 B_1과 B_3, 비타민 K이다. 비타민 B_9인 엽산은 식용 개구리 피부에서 추출하는 것으로 알려져 있다. 독일 시사 주간지 슈피겔(Der Spiegel, the mirror라는 의미) 편집자였던 한스 울리히 그림(Hans-Ulich Grimm)은 "비타민 쇼크(Vitamin schock)"라는 책에서 식용 개구리 피부 100g을 떼어낸 후 200mL의 물에 넣고 15~30분간 끓인 다음 알코올과 에테르를 넣어 분리해 낸 기름방울이 바로 엽산 성분인 프테리딘(pteridine)이라 밝혔다. 1990년대 영양 결핍 상태가 심각해지면서 미국은 비타민 섭취를 권장하는 캠페인을 대대적으로 벌였고, 결과적으로 합성 비타민의 수요가 폭발적으로 증가하였다. 그로부터 10년이 지나 합성 비타민의 국민 건강기여도를 조사하였는데, 놀랍게도 별다른 효과가 나타나지를 않았다. 오히려 국민건강에 좋은 효과가 있었다는 증거는 부족하고, 오히려 사망률이 16%까지 증가하였다. 이후에도 이를 뒷받침하는 연구가 여러 번 발표되었다. 이러한 결과는 많은 과학자들에게 충격을 주었고, 왜 이런 결과가 나왔는지 연구를 하였지만 아직까지도 정확한 원인은 밝혀지지 않았다. 아무리 화학구조가 똑 같아도 구성원소의 성분만 똑 같을 뿐이고, 실질적인 모양은 유기적으로 완전히 다르다. 결론적으로 합성 비타민은 체내에서 천연 비타민처럼 작용하지 않는다는 것이다. 실제로 합성 비타민을 오랫동안 임상시험을 한 과학자들은 '합성 비타민 무용론'을 주장하기까지 했다. 한편 천연 비타민도 100% 천연 원료만으로 만들지 않는다. 시중에서 판매되는 종합 비타민제는 합성 비타민으로만 구성된 제품도 있고, 합성 비타민과 천연 비타민이 혼합되어있는 제품도 있다. 천연 비타민제로 표기된 제품도 대부분 천연 비타민과 합성 비타민이 혼합되어 있다. 2가지 비타민은 같은 화학물질로 체내 작용과 효능이 거의 같다고 주장하기도 한다. 그러나 예외로 비타민 E는 천연물이 합성물에 비해 2배의 효능이 있으며, 엽산은 합성물이 천연물보다 기능성이 2배나 더 높다. 음식물에 함유되어 있는 비타민은 천연 비타민이나 합성 비타민에 비해 체내 흡수가 빠르며, 여러 다른 영양소와 함께 시너지 효과를 갖는 것으로 추측된다. 미국의 생화학자이자 노벨 생리의학상 수상자이자 비타민 C를 발견한 알베르트 센트죄르지[Albert Szent-Györgyi, 6개의 탄소원자를 포함하고, 설탕과 산의 모든 성질을 포함하고 있어 핵수론산(hexuronic acid)라 이름 지었다. 그는 스비르벨리(Svirbely JL)와 기니픽을 이용하여 연구하던 중 핵수론산을 주지 않은 기니픽에서 괴혈병 증상이 나타남을 확인하고 아스코르브산(ascorbic acid, 비타민 C)으로 이름을 바꾸었다]는 '비타민 C가 결핍되었을 경우 괴혈병을 치료하려면 합성 비타민 C(아스코르브산)만으로는 전혀 효과가 없다고 밝혔다. 천연 비타민 C 안에 포함된 비타민 C 성분의 완전한 모체가 있어야 하므로 오직 천연 비타민만이 인체에 효과가 있다고 지적하였다.

그러나 이와는 달리 비타민 C가 당뇨병에 도움이 된다는 게 일반적인 견해인데, 영양제 형태로 먹는 합성 비타민 C는 어떨지 혈당, 혈압에 미치는 영향을 분석한 연구가 있다. 2021년 호주 멜보른에 있는 디킨대(Deakin University) 숀 메이슨(Shaun A, Mason) 교수팀은 당뇨병을 앓는 성인을 대상으로 한 연구 논문 28편을 분석하였다. 여기에는 1,574명의 당뇨 환자 데이터가 포함되어있다. 비타민 C를 영양제 형태로 복용했을 때 혈당과 혈압 강하 효과를 살펴 본 결과 비타민 C를 2주 이상 복용하면 평균적으로 당화혈색소 수치가 0.54%, 수축기 혈압이 6.27mmHg, 이완기 혈압이 3.77mmHg 낮아지는 것으로 나타났다. 그동안 합성 비타민 C 영양제의 효용성에 대해 논란이 많았는데, 소규모의 단기간 연구라서 더 많은 사람을 대상으로 오랫동안 연구해봐야 한다는 한계가 있긴 하지만, 나름 의미 있는 결과이다. 메이슨 박사는 비타민 C 보충제가 2형 당뇨병의 혈당 조절과 혈압을 향상시키는 데 잠재적으로 효과적일 수 있다는 것을 보여주는 증거로, 주로 낮은 증거확실성을 지닌 단기 연구에 기초하고 있다고 말했다. 효과는 더 높은 당화혈색소(헤모글로빈A1c, HbA1c)를 가진 사람들과 비타민 C를 정기적으로 보충하는 사람들에게 가장 클 수 있다. 게다가, 비타민 C 보충제는 상대적으로 저렴하고 널리 이용 가능하다. "비타민 C는 제 2형 당뇨병을 가진 사람들에게 잠재적으로 비용 효과적인 치료법일 수 있지만, 우리의 검토에서 연구의 한계를 고려할 때, 우리는 더 크고, 장기적이며, 고품질의 임상적으로 유익한 발견을 확인하기 전까지는 제 2형 당뇨병 관리를 위한 비타민 C 보충제를 추천할 수 없습니다"라고 말했다.

생체 이물질로서의 합성 비타민

불행하게도 인체는 합성 비타민을 제노바이오틱스(xenobiotics, 생체 이물질로 세포에 독성을 끼치는 물질의 총칭)로 간주하므로 그 부작용은 합성약물의 부작용과 유사하게 나타난다. 덴마크 코펜하겐 대학병원 연구소의 고란 젤라코비치(Goran Bjelkovic) 박사팀은 2007년 3월 3년 3개월에 걸친 비타민의 효과에 대한 종설 논문에서 "합성 비타민을 복용한 사람들이 오히려 사망율이 높다"고 발표했다. 무려 232,606명(44.5%는 여성)의 피실험자를 대상으로 기존의 학술논문 68건을 통계학적 방식으로 재분석해 내놓은 연구결과여서 신뢰도가 높았다. 이 논문은 "합성한 비타민A, 비타민E, 베타카로틴을 함께 섭취하면 건강에 도움을 주기는커녕 사망률이 5% 증가하고, 따로 섭취할 경우 비타민 A는 사망률을 16%, 비타민 E는 4%, 베타카로틴은 7% 이상 증가시킨다."는 충격적인 결론을 내려 이른바 '코펜하겐쇼크(Copenhegen schock)'를 일으켰다. 영국 심장재단은 "합성 비타민의 섭취를 줄이고 천연 비타민을 섭취할 것"을 권장하기에 이르렀다. 일본에서 발표된 논문은 "석유나 옥수수에서 추출한 합성 비타민 C는 암을 유발하는 활성산소를 다량 만들어낸다"고 밝히기도 했다. 미국심장협회(AHA)의 연구에 의하면 합성 비타민 C가 혈관을 굳게 하여 동맥경화와 고혈압을 크게 증가시키는 것으로 확인됐다. 2009년 하버드대 연구진이 발표한 보고서에 의하면 합성 비타민 C와 합성비타민 E는 심근경색증, 고혈압, 심장병, 뇌졸중에 아무런 효과가 없으며 오히려 암에 더 취약한 것으로 나타났다. 핀란드에서 이뤄진 ATBC(alpha tocopherol and beta carotene) 연구에서는 약 3만 명의 흡연자에게 합성 비타민 A와 합성 비타민 E를 투여한 결과 암환자가 폭발적으로 증가해 예상보다 일찍 실험을 중단했으며, 중단한 후에도 폐암발생률이 여전히 높게 유지됐다. 2006년 5월 미국 국립보건원(NIH)은 "미국인 성인의 50% 이상이 각종 비타민과 미네랄을 섭취해 이를 구입하는데 무려 230억 달러를 쓰고 있는데 그 비중이 너무 과하다"며 "합성 비타민이 질병을 예방해준다는 사실은 과학적으로 밝혀지지 않았다"고 지적했다. 2007년 미국 국립암연구소(NCI)의 로슨(Lawson KA) 연구팀이 미국 남성 295,344명을 대상으로 5년 동안 연구한 결과 합성된 종합비타민을 섭취한 경우 전립선암 발병률이 30% 높아졌다고 발표한 바 있다. 이처럼 천연 비타민은 몸에서 사용하고 남으면 쉽게 배출하지만, 합성 비타민은 지방층에 축적돼 3개월 정도 몸에 남아 잘 배출되지 않기 때문에 부작용을 유발할 수 있다.

천연 비타민과 합성 비타민은 어떻게 작용할까

다음 내용은 브라이언 클레멘트(Brian R. Clement)가 '천연 vs 합성 똑 소리 나는 비타민 선택법(The Truth They Don't Want You to Know About Vitamins, Minerals, and Their Effects Your Health)'의 내용을 요약하고 필요에 따라 추가한 글이다. 이 글을 읽는 경우 영양제 선택에 도움이 되리라 생각하여 긴 글을 요약하여 인용하였다. 참고로 이 책의 저자인 브라이언 클레멘트 박사와 그가 속한 히포크라테스건강연구소(Hippocrates Health Institute)는 채식을 지향하고 있어 육류와 생선 섭취에 부정적인 시각을 가지고 있다. 유기농소비자연맹(Organic Consumer's Association)에 따르면 현재 제조하는 비타민 보충제 가운데 적어도 95% 제품에 합성 화학 성분이 들어 있다. 비타민 보충제를 만드는 회사는 실험실에서 합성한 비타민이 자연에서 식물이 생산한 비타민과 그 효과가 같다고 주장한다. 정말 같은 것일까? 시너지(synergy)란 2개 이상의 화합물 혹은 화학물질이 상호 적용해 각각의 물질보다 훨씬 강력한 효과를 발휘하는 현상을 말한다. 원래 시너지는 자연에 있어 기본적인 현상이다. 건강하게 살고 싶다면 합성 영양제보다는 자연이 만든 음식과 영양소를 먹어야 한다. 그렇다면 자연이 만든 음식과 영양소에는 사람이 만들거나 모방할 수 없는 무엇이 더 들어있는 것일까? 이해를 돕기 위해 과학자는 진짜 바닷물과 구성이 똑같은 가짜 바닷물을 만들 수 있다. 그러나 바닷물에 사는 물고기를 가짜 바닷물에 넣으면 살 수가 없거나, 산다 해도 건강하지 않다. 해양 전문가들은 "바닷물은 지구 표면을 구성하는 거의 모든 물질이 복잡하고 이해할 수 없는 방식으로 섞인 혼합물"이라 정의한다. 바닷물에 섞인 물질들이 한데 모여 해양 생명체를 살찌우고 살아갈 수 있게 하는 시너지를 낸다고 말한다. 그럼에도 불구하고 우리들은 일반적으로 바닷물은 물과 소금이 섞인 것으로, 합성 바닷물도 천연 바닷물과 구성 성분이 동일하다고 생각한다. 바닷물에 있는 무엇이 해양 생물을 살아가게 하고, 사람은 흉내조차 낼 수 없는 그 무엇을 가지고 있는 것일까? 이것은 자연이 만든 식품이 우리를 살찌우고 살아가게 하는 것과 마찬가지 원리로 수를 헤아릴 수 없는 다양한 영양 요소들의 복잡한 시너지의 결과다. 실험실에서 과학자들이 완벽한 사과를 만들 수 없다. 오직 자연만이 완벽한 사과를 무에서 창조해 낼 수 있다. 마찬가지로 과학은 자연이 영양소를 똑같이 복제하거나 대체할 합성 영양제를 만들지 못한다. 비타민과 미네랄을 판매하는 업체는 영양소는 모두 동일하기 때문에 실험실에서 합성한 영양제도 유기농 과일과 채소에 들어 있는 천연 영양소와 마찬가지로 도움이 된다고 주장한다. 그러나 자연의 영양소는 합성 영양제보다 훨씬 안전하다. 합성 영양제에는 독성이 있을 수 있는 인공 합성 색소 뿐만 아니라 인공 감미료와 같은 다양한 첨가물이 들어 있으며, 말랑말랑한 젤 형태의 비타민에는 대부분 트랜스지방인 경화유가 들어 있다.

합성 비타민 C의 종주국

현재 전 세계에서 생산하는 비타민 C 보충제의 90%가 합성한 화합물이고, 대부분 중국에서 만들어 진다. 비타민 C 원료는 중국과 영국에서만 생산된다. 지난 10년 동안 중국 본토에 있는 제약회사 4곳이 전 세계 비타민 C 보충제 시장을 장악했다. 그렇지만 중국회사에서 만드는 것은 천연 비타민 C가 아니라 화학적으로 합성한 아스코르브산(ascorbic acid)이다. 비타민 생산을 한 나라가 대부분 차지하고 있다는 것, 그것도 우유에 멜라닌을 첨가한 멜라닌 파동으로 유명한 중국이 최대 생산국이라는 사실이 소비자 안전에 어떠한 효과를 미칠지는 오직 시간만이 증명해 줄 것이다. 우리나라에서 대형마트에서 팔리는 모 화사 제품이 중국산 원료라 저질 원료라는 주장이 대한약사회에서 나왔다. 대한약사회는 모 회사 제품이 중국산 원료를 숨기고 반값으로 비타민을 대형 유통마트에서 공급한 것과 관련해 "값싼 저질의 원료를 사용해 약국의 반값으로 비타민을 대형 유통마트에 공급한 것은 문제다. 상대적으로 가격이 높은 약국은 마케팅 활용 도구가 됐다."고 지적했다. 특히 이마트에 반값으로 공급하면서 중국산 원료를 표기하지 않은 것과 관련해 약사회와 회사 측은 의견이 엇갈리고 있다. 이러한 약사회의 문제점 제기에 회사 측은 "현재 건강기능식품과 의약품은 원료 원산지 표기가 의무사항이 아니다."라고 하였다. 많은 소비자들이 합성 영양제를 사지 않을 목적으로 라벨에서 '천연'이라는 글자를 확인한 후에 제품을 선택한다. '천연'이라는 라벨도 안전을 보장하지 못한다. 현행법상 비타민 보충제는 실제 식물에서 추출한 성분을 10%만 함유해도 '천연'이라 표기할 수 있다. 나머지 90%가 합성인 경우라도 그렇다. 심지어 탄소

원자를 1개만 함유해도 '100% 유기농'이라 표기해도 법적으로 아무런 문제가 없다. '천연'이란 자연에 존재하는 방식 그대로 복잡한 여러 미량원소가 모두 들어 있는 제품만을 '천연'이나 '자연식품'이라 할 수 있다. 베타카로틴이라는 합성물질은 아세틸렌가스를 이용해 베타카로틴과 분자구조가 동일한 물질을 만든다. 자연 상태에서 베타카로틴은 언제나 카로티노이드[carotenoid, 토마토나 당근, 감 따위의 식물류나 초식 동물(동물에 들어 있다고 하면 의아해 할 수 있는데 비타민 A가 카로티노이드로 비타민 A의 효력을 보이는 색소가 베타카로틴이다)에 분포되어 있는 카로틴과 유사한 색소를 통틀어 이르는 말로 노란 빛 또는 붉은빛을 띤다. 보통 기름에 잘 녹고, 체내에서 비타민 A를 만든다]계 물질과 함께 발견된다. 실제로 당근과 토마토에서 베타카로틴을 찾으면 알파카로틴과 감마카로틴 외에도 시너지 효과를 내는 데 큰 역할을 하는 다른 물질들도 함께 들어 있다. 카로티노이드는 분자 내에 산소를 함유하지 않는 카로틴류(carotine)와 산소를 함유하는 크산토필류(xanthophyll)로 대별된다. 카로틴류는 베타카로틴, 감마카로틴, 라이코펜이 있으며, 크산토필류에는 루테인, 지아잔틴, 비올라잔틴, 아스타잔틴 등이 있다. 그렇기 때문에 식물에서 베타카로틴만 추출하는 것은 건강에 유익한 작용을 일부러 방해하는 것과 같다.

비타민의 생체 이용률

생체이용률에 관해서도 합성 비타민은 천연 비타민의 경쟁 상대가 되지 않는다. 합성 비타민이 아무리 정교하게 흉내 내도 인체는 천연과 합성의 차이를 구분한다. 우리 몸은 생물학적으로 자연이 만든 물질만을 진짜 영양소로 인식하도록 프로그램 되어 있기 때문에 천연 영양소는 쉽게 흡수하지만, 추출한 영양소나 합성 영양제는 흡수를 도와줄 보조인자를 결정할 때까지 흡수하지 않는다. 섭취한 합성 영양제 중에서 50%는 체내에 들어 왔을 때 자동적으로 폐기처분되고 나머지 절반이 흡수될 가능성이 있다. 영양학 연구의 선구자인 케임브리지대학의 이소벨 제닝스(Isobel Jennings)는 "내분비 대사에서의 비타민(Vitamins in endocrine metabolism)"이라는 책에서 가장 좋은 예는 비타민 E로 많은 연구를 통해 합성 비타민 E는 천연 비타민 E에 비해 생체이용률이 절반 이하로, 1/3 정도 밖에 흡수되지 않는다는 것을 분명히 하고 있다. "자연이 아니라 화학적으로 만든 합성 비타민은 천연 비타민에 비해 생물학적 활성도가 낮을 때가 많다. 그렇기 때문에 그 효과는 현저히 낮을 수밖에 없다." 합성 비타민은 거울에 비치는 거울상과 같다. 화학자들이 주장하는 것처럼 현미경으로 보면 합성분자와 천연 분자의 구조는 동일하기 때문에 진짜처럼 보인다. 하지만 사물의 움직임을 그대로 흉내 내는 일 외에는 아무 일도 할 수 없는 거울상처럼 합성 비타민은 천연 비타민의 모습만 흉내 낼 뿐 기능까지 흉내 내지는 못한다.

천연 식품 기준(Naturally Occurring Standards, NOS)

건강에 도움이 되는 필수 영양소를 과일과 채소에서 얻는 것은 아주 좋은 일이며, 이상적인 일이다. 지난 수십 년 동안 농사법이 악화하면서 농작물이 자라야 할 땅에서 영양분이 급속히 사라졌고, 그나마 식품에 들어있는 영양소도 정제 및 가공 과정을 거치면서 많이 사라졌다. 뿐만 아니라 식물 영양소가 풍부하고 살충제에 덜 오염된 유기농 식품마저도 수확 후 섭취하기까지의 시간 동안에 상당히 많은 영양소를 잃게 되고, 식품을 조리하는 과정에서도 상당히 많은 영양소가 파괴된다. 그 영향으로 영양소가 많다는 식품을 골라 섭취해도 필요한 영양분을 충분히 섭취하기란 쉽지가 않다. 그렇지만 우리 몸에 필요한 비타민과 미네랄을 보충하고 최상의 건강을 유지하려면 영양 보충제를 먹을 수밖에 없다. 그럴 경우 천연 영양소가 합성 영양제보다 월등하게 좋다는 것을 알고 난 뒤에도 우리가 건강 기능식품을 제대로 선택할 수 있을까? 쉽지가 않다. 이러한 이유로 영양 보충제가 전적으로 식물에서 유래한 물질로 만들어졌는지를 나타내는 천연 식품 기준(Naturally Occurring Standards, NOS)과 같은 천연식품 인증 표시가 있는 것이 좋다. NOS는 합성 비타민 효력이나 허브 활성물질의 합성 효력과 같은 영양소의 어떤 합성 공급원도 사용해서는 안 된다는 것을 의미한다. 비타민 C가 NOS라는 것은 보충제에 포함된 비타민 C 영양소가 완전히 자연적이며, 완전하며, 복잡하기 때문에 자연적으로 강력하다는 것을 의미한다. 예를 들어 아스코르브산의 비타민 C는 전체 비타민 C(whole vitamin C)가 아니다, 아스코르브산은 자연적 또는 완전한 영양소(whole nutrient)라 부르기 위해서는 바이오플라보노이드(bioflavonoid), 탄닌(tannins), 엘라그산(ellagic acid)과 함께 전체 비타민 C의 아직 알려지지 않은 다른 것들도 포함해야 진짜 비타민 C라 할 수 있다.

왜 영양제를 먹어야 할까?

비타민을 비롯한 영양 보충제 섭취를 좋아하지 않는 일부 의사들은 "영양제는 그저 비싼 오줌만 만들 뿐이다"라는 말로 영양 보충제의 효용성을 얕잡아 본다. 또한 일부 식품전문가들은 "우리 몸에 필요한 영양소를 섭취하려면 음식을 골고루 먹기만 하면 된다."고 사람들을 설득한다. 미국 농무부와 보건복지부는 2005년에 "미국인을 위한 식품 섭취 가이드"를 발행하며 다음과 같은 글을 실었다. '우리 몸이 필요로 하는 대부분의 영양소는 식품을 섭취함으로써 충족해야 한다. 식품은 식물 영양소인 파이토케미컬(phytochemicals)과 항산화 성분, 그 밖에 건강에 좋은 많은 물질을 우리에게 제공한다. 영양보충제는 음식으로 섭취할 수 없는 영양소에 한해 섭취하는 것이 좋다. 영양보충제는 건강한 식품을 대체할 수 없다.' 우리가 이상적인 세상에 살고 있다면 이 같은 충고는 지극히 옳은 상식일 것이다. 그러나 오늘날 우리가 사는 세상은 이상적인 세상과는 거리가 멀어 보인다. 최상의 건강을 유지시켜줄 질 좋은 영양소를 확보하는 일이 결코 쉬운 일이 아니다.

한때 토양은 우리 몸에 필요한 영양소가 풍부히 들어 있는 농작물을 생산하였다. 그러나 오늘날 유기농 농사를 짓는 토양에는 실제로는 20% 이상 들어 있어야 할 유기물이 2~4% 정도만 들어 있다. 또한 옛날에는 수확하면 곧바로 먹어 식품 속 영양소들을 대부분 섭취하였지만, 20세기에 들어서면서 살충제, 제초제와 같은 화학 오염물질을 사용해 작물을 기르고, 대량 소비를 위해 식품을 가공하는 과정에서 영양소들이 많이 파괴되고 있다. 이러한 결과로 우리가 섭취할 수 있는 영양소의 양은 아주 적다. 토양과 작물에 미네랄이 고갈되었다는 사실은 1936년 미국 상원위원회에서 발표한 문서 264호를 통해 세상에 알려졌다. 플로리다주 민주당 상원의원인 던컨 플레춰(Duncan U. Fletcher)가 제출한 보고서로, 이 내용이 한 주류 언론에 실리면서 토양의 영양소 고갈 문제를 새로운 시각으로 다룬 문서가 되었다. 문서에서 '과일, 채소, 곡물이 자라는 수백만 에이커의 땅에 우리에게 필요한 미네랄이 충분히 들어 있지 않기 때문에 음식을 아무리 많이 먹어도 우리는 굶주리는 것과 같다. ······· 중요한 미네랄 가운데 단 하나만 결핍되어도 병에 걸릴 수 있으며, 수명이 단축될 수 있다. 비타민이 부족할 경우 인체는 미네랄을 대신 활용할 수 있다. 그러나 미네랄이 부족하면 비타민을 먹어도 소용이 없다.'고 하였다. 이후 1992년 6월 3일부터 6월 14일까지 브라질 리오 데 자네이로(Rio de Janeiro)에서 지구정상회의(Earth Summit)로 또는 리오 회의로도 불리는 제1차 유엔환경개발회의(United Nations Conference on Environment and Development, UNCED)가 열렸다. 114개국 정상과 185개국에서 약 3만 명이 참석한 이 회의에서는 전 세계 농지의 영양소 고갈 상태를 분석한 내용을 근거로 환경과 개발에 관한 합의문을 발표했다. 보고서에 따르면 20세기 동안 북아메리카 대륙의 경우 농지에서 전체 영양분의 85%가 사라졌고, 아시아와 남아메리카 대륙에서는 76%가 사라졌다. 아프리카와 유럽의 토양에서는 각각 74%와 72%가 사라졌다. 이 모든 것은 비료, 살충제, 제초제, 경작, 관개시설 같은 인간 활동의 결과이다. 사라진 영양분 가운데 적어도 90%는 건강에 꼭 필요한 요소들이다. 면역계가 기능하는 데 중요한 역할을 하는 미네랄 60종과 비타민 16종도 포함된다. 2004년 택사스대학교 오스틴 화학, 생화학과의 도널드 데이비스(Donald Davis)와 그의 연구팀은 2004년 12월 논문에서 미국 농무부의 1950년과 1999년의 영양자료를 연구하여 지난 반세기 동안 단백질, 칼슘, 인, 철, 리보플래빈(비타민 B_2), 비타민 C의 양에서 엄청난 감소를 발견한 43가지 채소와 과일에 대하여 발표하였다. 양파, 당근을 비롯한 모든 채소에서도 필수 영양소가 급격히 감소했다. 2005년 '정신과 진료(Psychiatric Practice)'에 실린 논문으로 '비전형적 우울증에서 피콜린산 크롬(chromium picolinate)에 관한 위약통제 이중맹검법 임상시험'에 의하면 18세부터 65세까지 113명을 조사한 결과 우울증 증상을 보이는 사람들은 곡물에 많이 들어 있는 미량원소인 크롬이 결핍되어 있었다. 존 도처티(John Docherty) 연구팀은 우울증을 앓는 실험 대상자들이 크롬 보충제를 먹자 증상이 크게 개선되었음을 보고하였다.

셀레늄, 비타민 C, 비타민 E 같은 미네랄과 비타민은 생체 내부에서 일어나는 항산화 작용에 중요한 역할을 하는데 시너지 효과를 나타내 암과 심장병을 예방해 준다. 로스엔젤리스에 있는 소프트 겔 테크놀리지스(Soft Gel Technologys)의 프로덕트 매니저인 유스리 나기브(Yousry MA Naguib)는 2004년 한 통상 산업 잡지에 "식사만으로 1일 영양권장량을 모두 섭취할 수 없기 때문에 항산화제를 먹어야 한다. 항산화제는 다른 영양소와 한 팀처럼 작용해 시너지 효과를 내는 경향이 있다. 항산화제는 산화 스트레스와 관계있는 질병을 예방하는, 하나로 연결된 방어체계를 형성한다."라고 자신이 관찰한 내용을 발표했다. 로스엔젤리스 캘리포니아대학의 인간영양학센터 설립자이자 소장인 데이비드 헤버((David Heber) 박사는 "몇 가지 영양보충제를 매일 복용하는 사람은 질병 발병률이 낮다는 자료를 많이 확보하고 있다"고 했다. 2002년 헤버 박사가 미국 의회위원회에 출석해 식물성 영양보충제는 암과 같은 질병을 치료하는 데 큰 도움이 된다는 증언을 하였다. 2002년 미국의학회지(JAMA)는 "성인의 만성질환을 위한 비타민"이라는 제목으로 30년 동안의 만성질환과 비타민에 관한 연구들을 분석한 결과를 실었다. 이 논문은 하버드대학교의 페어필드(Fairfield KM)와 플레처(Fletcher RH) 연구팀이 식품에 비타민과 미네랄이 부족하면 암, 심장병과 같은 질병에 걸릴 위험이 있다고 확신하여 '성인은 매일 종합비타민을 먹어야 한다.'고 결론지었다. 2004년 워싱턴에 있는 "책임 있는 영양위원회(Council for Responsible Nutrition)"도 건강을 유지하고 예방하기 위해서는 정기적으로 종합비타민을 먹어야 한다고 발표하였다. 인체가 필요로 하는 모든 영양소를 식품이 제공한다는 확신은 영양소 결핍에 관한 과학적 증거가 쌓이면서 급속도로 그 힘을 잃어갔다. 식품만으로 필요한 비타민과 미네랄을 충분히 섭취할 수 없다는 증거들이 많은데도 어째서 사람들은 영양소 결핍을 막아줄 영양보충제를 먹지 않는 것일까? 가장 기본적인 단계에서도 비타민과 미네랄은 보조인자가 없으면 제대로 기능을 하지 못한다. 이러한 이유가 사람이 합성한 영양보충제가 몸이 필요로 하는 영양소를 제대로 공급하지 못하는 이유이다. 나아가 사람이 만든 영양보충제는 면역력을 약화시켜 질병이 발생하는 환경을 조성하기도 한다. 이러한 사실이 영양보충제가 독으로 작용할 가능성이 있다고 주장하는 이유이다.

천연 비타민이 만들어지는 과정

합성 비타민과 천연 비타민은 어떻게 만들어질까? 제약회사의 약품이 그렇듯이 합성비타민 역시 실험실에서 화학물질을 조작해 만든다. 제약회사가 전매특허를 낸 제조법은 만들고자 하는 비타민의 분자구조를 흉내 내도록 고안된 방법들이다. 합성 비타민의 원재료는 천연이나 유기농일 수 있다. 그렇지만 생산 과정을 모두 거쳐 만들어진 합성 비타민에는 천연이나 유기농이라 할 수 있는 물질이 거의 남아 있지 않다. 또한 생산과정에서 콜타르나 석유화학제품을 첨가하기 때문에 독성을 띌 수 있다. 비타민 B_1이 어떻게 합성되는지 살펴보자. 화학자들은 먼저 콜타르로 비타민을 만들 기본물질(배지)을 만든다. 그 다음에 콜타르에 염산 같은 물질을 부어 침전물을 만들고, 비타민 B_1과 같은 화학구조가 같은 물질이 나올 때까지 발효를 비롯해 제약회사에서 특허를 낸 다양한 과정, 즉 화학물질을 첨가하거나 특별한 화학반응을 일으키거나, 열을 가하거나, 식히는 것과 같은 과정을 거친다. 마침내 비타민 B_1과 화학구조가 같은 물질이 나오면 수분을 제거하고 물질의 순도를 측정한다. 이렇게 만들어진 합성 비타민 물질은 유통 업자에게 넘기거나, 또 다른 추가 과정을 거쳐 상품으로 만들 제조업자에게 넘어간다. 제조업자들은 다양한 방법으로 시장에 내놓을 완제품을 만든다. 알약 형태로 만들기 위해 첨가제나 고착제를 필요한 만큼 넣는다. 첨가제나 고착제는 독성물질 일수도 있고 아닐 수도 있다. 첨가제 없이 알약으로 만드는 경우도 있고, 소나 돼지의 가죽으로 만든 젤라틴 캡슐에 넣기도 하고, 섬유소 같은 식물성 재료로 만든 캡슐(베지캡)에 포장하기도 한다.

자연식품을 이용한 비타민 B_1 보충제는 합성비타민과는 전혀 다른 과정을 거쳐 만들어진다. 우선 추출하고자 하는 비타민이나 영양소가 들어 있는 맥아, 쌀눈 같은 식물을 수확해 깨끗이 씻는다. 씻은 식물을 커다란 통에 넣고 정제수를 붓고 여과기로 걸러 여과액을 모은다. 여과 과정을 거치는 이유는 섬유소처럼 소화가 잘되지 않는 단단한 부분을 제거하기 위해서이다. 이렇게 추출한 여과액에는 영양소와 시너지 효과를 내는 보조인자가 모두 들어 있다. 섬유소를 제거한 다음에 농축액을 건조시킨다. 농축액은 보통 낮은 온도에서 자연 건조시킨다. 합성 비타민처럼 높은 온도에서 건조하거나, 이산화탄소와 같은 화학물질을 넣으면 영양소는 거의 파괴된다. 건조가 끝나고 품질 점검을 거치면 포장을 한다. 자연식품으로 만든 영양보충제 제조업자들은 식물성 섬유소로 만든 배지캡(Vegetable Capsule)에 건조시킨 가루를 넣거나 알약으로 만든다. 이때 고착제나 감미료, 스테아르산, 마그네슘 같은 인공첨가물을 넣지 않는다.

라이너스 폴링(Linus Pauling) 박사는 합성 비타민을 대량으로 복용할 수 있는 기반을 다지는 동시에 비타민 복용을 열렬히 주창하는, 특히 비타민 C를 많이 먹어야 한다고 주장하는 사람이다. 1954년 네브래스카 의과대학의 명예교수인 던햄 하만(Denham Harman) 박사는 비타민 C, 비타민 E와 같은 항산화제가 자유 라디칼을 중성화시켜 수명을 연장한다는 "노화에 관한 자유라디칼 학설"

을 세웠다. 하만 박사는 전자의 불균형 때문에 생긴 자유라디칼 분자는 DNA를 비롯한 여러 세포 부위를 손상시키는데, 비타민 C나 비타민 E와 같은 항산화제가 자유라디칼 분자와 결합하면 중성화되면서 체내에서 쉽게 배출된다고 생각했다. 그러나 오늘날은 비타민 C나 비타민 E와 같은 비타민이 완전한 복합체 형태일 때 강력한 항산화제 작용을 한다는 사실이 밝혀졌다. 1956년 로저 윌리엄스(Roger Williams) 박사는“생화학적, 영양학적 개별성”이라는 개념을 발표하였다. 엄청난 양의 해부학적, 유전적, 생화학적 자료를 근거로 사람마다 필요한 영양소와 그 양이 다르다는 주장이다. 그는 공식적으로 발표된 '하루 최저 필요량'과 '1일 영양권장량'을 실제로는 기준을 만들 수 없는 것을 통계적 기준이라며 제시한 것이라고 생각했으며, "개인이 저마다 필요한 섭취량을 찾기 위해 노력하는 것만이 유일한 논리적 해법"이라 했다. 라이너스 폴링 박사도 윌리엄스 박사와 생각이 같았다. 1968년에 라이너스 폴링 박사는 영양의학을 위한 이론적 토대를 세웠다. 분자생물학을 일반인이 이해할 수 있는 언어로 소개하고, '분자교정의학(Orthomolecular medicine)'이라는 개념을 제시하면서 "생화학적으로 정상이라고 여겨지는 물질을 복용해야 한다."고 권고했다. 제약회사에서 만드는 물질에 비하면 합성 영양제는 아주 약하지만 역시 부작용이 있으며, 독소도 있다. 합성 비타민도 약품처럼 처음에는 긍정적인 화학적 변화를 유도한다. 예를 들어 비타민 B_3인 니아신은 혈중 콜레스테롤 수치를 낮춘다. 그러나 질병의 증상을 없애는 합성 영양제는 좋지 못한 약일뿐이다. 기간이 길더라도 증상을 확실히 뿌리 뽑으려면 근본적으로 식습관과 생활습관을 바꾸어야 한다.

위스콘신주 도지빌 근처에 있는 농장에서 자란 로열 리(Royal Lee) 박사는

1924년 위스콘신주 마퀫(Marquette) 치과대학을 졸업한 후 영양소의 중요성에 특히 관심이 많았다. 1923년 그가 발표한 논문을 보면 치아 부식과 비타민 결핍의 관계에 대해 간략하게 설명하고, 비타민 섭취의 필요성을 알렸다. 훗날 로열 리 박사는 식품에 합성 영양제를 첨가하려는 사람들과 용감하게 맞서며 식품에 합성 비타민을 첨가하는 것이 얼마나 위험한지를 분명히 보여주었다. 비타민을 둘러 싼 논쟁은 지금도 계속되고 있다. 논쟁의 핵심은 '사람이 만든 합성 비타민도 비타민으로 볼 것인가, 자연식품을 기반으로 하는 비타민만 진짜 비타민으로 볼 것인가' 이다. 아직 까지 사람들은 화학자의 정의를 더 많이 받아들이고 있는 실정이다. 화학자들은 분자수준에서 천연 비타민과 비슷한 부분이 있으면 비타민 추출물도 비타민이라고 정의한다. 그렇지만 자연이 만든 식품 속에는 화학자가 분석할 수 없는 4가지 요소, 즉 호르몬(H), 산소(O) 함량, 파이토케미컬(P) 및 효소(E)이다. 이를 HOPE라 한다. 이 요소들은 비타민과 미네랄의 활동을 조절하기 때문에 비타민과 미네랄만큼 중요하지만, 그렇게 생각하는 화학자들은 많지 않다. 뉴욕 스프링 벨리(Spring Valley)에 있는 생화학연구소의 에렌프리드 파이퍼(Ehrenfried E Pfeiffer) 연구팀은 "식품에 첨가하는 합성 비타민과 무기농 물질은 자연 상태에서 여러 가지 천연 보조인자를 적절하게 섞어 만든 비타민과는 본질적으로 다르다"는 사실을 보여 주었다. 파이퍼 박사는 원형 필터 크로마토그래피(circular chromatography test)와 염화구리 결정 방법(copper chloride crystallization method)을 이용하여 이미지 형성 방법을 개발하였다. 이 크로마토그래피 기술은 뉴욕 스프링 벨리에 있는 생화학연구소에서 끊임없이 노력한 파이퍼와 그 동료들 덕분에 활용할 수 있게 되었다. 즉 이런 방법을 이용하여 합성과 천연 비타민 C의 이미지를 얻은 결과 합성 비타민인 아스코르브산은 고리 모양으로 생명활동을 하는 성분이 없으나,

아세로라(acerola)에서 추출한 천연 비타민 C는 경계가 울퉁불퉁하고 진한 방사 모양이 보이며, 내재성 인자, 비타민, 효소가 활발하게 활동하고 있다는 것을 보여 주었다(그림 1). 이 크로마토그래피는 식품에 첨가하는 합성 비타민과 천연 보조인자를 적절하게 섞어 만든 비타민과는 본질적으로 다르다는 사실을 보여준다. 이는 화학분석 결과가 동일하다고 해도 사람은 자연이 만든 것을 흉내 낼 수 없다는 것을 의미한다.이 업적으로 파이퍼 박사는 필라델피아의 하네만 의과대학(Hahnemann Medical College)에서 M.D.(Doctor of Medicine) 명예학위를 받았다.

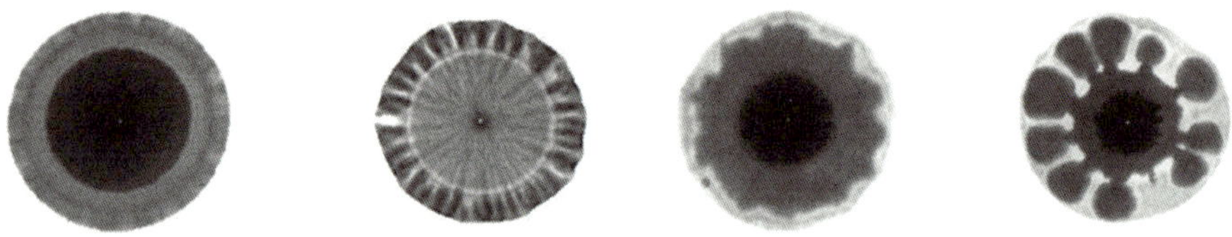

상업용 비타민 C (아스코르브산)
아스코르브산의 전형적인 색과 링 생물학적 활성 물질이 없음

천연 비타민 C (아세로라)
들쭉날쭉한 경계와 강한 방사성은 내재인자, 비타민, 효소활성을 나타낸다

상업용 α-토코페롤
내재인자는 정제된 상태이기 때문에 보이지 않는다

열을 가하지 않은 밀배아유(wheat germ oil)
α-토코페롤 외에 지방산, 효소를 나타낸다. 버터와 유사

그림 1. 합성 및 천연 비타민 C와 비타민 E의 크로마토그래피.

천연 비타민을 섭취하려면 무엇보다 전 세계적으로 토양의 질을 개선하고 식품에서 빠져나간 영양소를 보충하는 일이 시급하다. 토양의 질을 개선하려면 윤작(같은 땅에 여러 농작물을 바꾸어 심는 일)을 하고 유기농법을 주요 농업기술로 채택해야 한다. 수십 년 동안 파괴되어 온 토양이 복구되어 건강해지기까지는 오랜 세월이 걸릴 것이다. 그때까지 우리가 할 수 있는 일은 합성 영양제가 아닌, 자연으로 만든 영양보충제를 먹는 것뿐이다. 히포크라테스건강연구소의 브라이언 클레멘트(Brian R Clement) 연구팀은 합성 영양제를 먹고 있던 11,000명의 혈액을 고배율 현미경으로 관찰하고, 자연식품으로 만든 영양보충제와 자연식품만을 섭취하는 입주 프로그램을 3주간 진행한 후에 혈액 속 영양소양을 측정하였다. 특히 세포의 건강정도를 나타내는 적혈구와 백혈구의 수적 변화에 대한 관심을 가지고 비교하였다. 이 2 세포가 증가하면 건강해진 것이고, 줄어들면 영양소 흡수에 장애가 생기고, 세포에 영양결핍이 생겼다는 것을 의미한다. 혈액을 검사하니 제약회사에서 만든 합성 영양제는 거의 흡수되지 않고 혈액 속에 남아있었다. 어떤 영양소가 흡수되는지를 알아보려고 스펙트라 셀 기술(Spectra Cell Technology)로 백혈구를 조사한 결과 3주간의 입주 프로그램을 마친 사람들보다 입주 프로그램을 진행하기 전에 합성 영양제를 섭취해온 사람들의 세포가 영양소 결핍 정도가 더 심했다. 이러한 사실은 연구소에 입소하기 전까지 합성 비타민을 복용한 사람 중 75% 가 프로그램을 마친 뒤에 영양 상태가 크게 향상되었다는 것을 의미한다.

천연 영양제를 주장하는 이유

2003년 '화학정보 및 컴퓨터과학 저널(J of Chemical Information and Computer Science)'에 천연화합물과 합성화합물의 분자적 차이를 기술한 논문 "약물, 천연제품, 합성화학으로 만든 분자의 차이(Property Distributions: Differences between Drugs, Natural Products, and Molecules from Combinatorial Chemistry)"가 발표되었다. 논문 공동저자인 캐나다의 미클로스 페헤르(Miklos Feher)와 조나던 슈미츠(Jonathan Schumidt)는 '천연분자는 합성분자와 본질적으로 다르다.'고 단정 지었다. 천연물질은 알려진 것보다 훨씬 다양하고 특별한 방식으로 생명활동에 관여한다는 것을 발견했다. 인체에 미치는 유익성은 합성물질과 일부만 천연인 물질은 순수한 천연물질을 전혀 따라잡지 못했다. 천연물질이 훨씬 뛰어난 기능을 발휘하는 이유는 4배나 많은 '비대칭 센터(asymmetric center)' 때문이다.

비대칭 중심은 분자가 인체에 흡수될 수 있도록 물질을 결합시키는 역할을 한다. 순수한 천연물질에는 합성물질이나 일부만 천연인 물질보다 무거운 원자가 훨씬 많고, 산소 원자도 2배가량 더 많다. 확산 속도에 있어서 천연물질이 훨씬 유익한 방식으로 확산된다. 광합성과 여러 탄수화물을 만드는 방식도 천연제품의 산소 함량을 높인다. 이러한 특성으로 인해 천연분자가 훨씬 효율적으로 흡수되고 확산되기 때문에 천연 분자는 합성 분자보다 생명활동이 활발하고 건강에도 크게 도움이 된다. 이들 연구자는 '단백질에는 어떤 세포에 붙어 흡수될 것인지를 결정하는 고유 신호가 있다' 면서 '영양소는 그저 영양이 부족한 세포를 찾아 몸속을 하염없이 떠돌아다니는 것이 아니라 영양소마다 고유한 주소와 우편번호가 있어 세포를 향해 직접 이동한다.'고 했다. 이러한 효율적이고 명료한 운송체계 덕분에 천연 영양소가 합성 영양소보다 훨씬 흡수가 잘되고 생체이용률이 높은 것이다. 비타민은 생물학적 복합체이다. 비타민이 유용한 역할을 하려면 세포 환경의 다양한 변수를 가진 다양한 단계에서 생화학적 상호작용이 일어나야 하며, 모든 보조인자가 포함된 비타민 복합체로 존재하고 활동하면서 시너지 효과를 내는 것이 꼭 필요하다.

오늘날 생산되는 비타민 보충제는 거의 합성 영양제이다. 100% 합성물질이거나 합성물질에 천연 재료를 한두 가지 섞은 것이다. 순수한 천연 비타민은 식품으로만 만들 뿐 합성비타민이나 합성 영양소가 전혀 들어가지 않는다. 합성영양제는 대부분 알약, 캡슐, 젤 갭슐, 파우더 형태이다. 이런 제품들도 3가지로 분류된다. ① 천연재료로 배지를 만들고 합성비타민이나 합성 영양소를 첨가하는 제품, ② 효모나 해조류처럼 특별히 기른 물질로 만들었다는 제품, ③ 100% 천연 재료로 만든 제품이다. 천연재료로 비타민 C가 많이 들어 있는 아세로라나 로즈힙 같은 허브를 쓰며, 다양한 식물을 섞는 경우도 있다. 아세로라로 만들었다고 주장하는 비타민 C 제품 중에도 상당수가 합성 아스코르브산이나 아스코르브산염을 섞는다. 효모나 해조류 같은 재료에 합성 비타민을 첨가해서 만들기도 한다. 제조사는 효모나 해조류 같은 천연물질이 들어있다는 이유로 '천연'이라 부른다. 그러나 이런 제품은 합성 비타민이 들어가 있기 때문에 '천연'이 아니다. 합성 영양소를 섞을 배양 배지를 만드는 제조사가 자체적으로 제품을 만들어 다른 이름으로 유통하는 경우도 있다. 이런 제품은 배양 배지, 즉 천연 배지가 들어가기 때문에 라벨에 '천연 원료 사용'이나 식품을 섭취하면 얻을 수 있는 효능'이라 적을 수 있다. 진짜 천연 재료로 만든 비타민 보충제는 '자연발생'이나 천연식품임을 인증하는 마크가 있다.

합성 비타민의 등장

로슈(Roche)에 합성 비타민 C를 대량 생산할 수 있는 방법을 제시한 사람은 타도이츠 라이히슈타인(Tadeusz Reichstein 1950년 노벨 생리의학상 수상)이다. 로슈는 비타민 C를 일단 시장에 소개하고 판매 가능성을 알아보기로 했는데, 합성 비타민 C 판매량이 꾸준히 늘어나자 상업적으로 충분히 성공할 수 있다고 믿고 대량 생산 체제를 구축했다. 합성비타민 C는 제약회사에서 합성하고 대량 생산한 13가지 합성영양소 중에서 제일 먼저 등장하게 되었다. 합성 비타민의 인기가 처음부터 높았던 것은 아니다. 처음에는 합성 비타민을 먹는 사람은 많지 않았다. 그러나 2차 세계대전 기간에 정부가 전투식량과 병사들 급식에 합성 비타민 C를 넣자 기업도 자사 제품에 합성 비타민을 첨가하기 시작했다. 2차 세계대전이 끝나고 합성 비타민이 널리 보급되면서 건강기능식품 판매점과 약국에서 합성 비타민을 적극적으로 판매했다. 이에 따라 결국 영양소 첨가식품과 합성 비타민을 많은 사람들이 찾기 시작했다. 비타민 C에 이어

1938년~1947년에는 비타민 A, 비타민 B_1, 비타민 B_2, 비타민 E, 비타민 K가 만들어졌다. 이 무렵 미국이 전시에 병사들 식량에 영양을 강화했다는 사실이 알려지면서 국제적으로 합성 비타민에 관한 관심이 증가했다. 1950년대부터는 더 많은 사람들이 비타민에 관해 알게 되었고, 비타민 보충제를 구입할 경제적 여유가 생기면서 비타민 제품을 일상적으로 복용하게 되었다. 이후 합성 비타민이 일상 식품으로 성장하자 가격은 내려갔고, 더 많은 소비자가 싼 가격에 매일 영양보충제를 먹을 수 있게 되었다.

전 세계적으로 '천연'이라는 용어를 정의한 공식적인 정부 규제기관은 없다. 미국의 경우 FDA에서 '천연재료는 합성하지 않은, 동물이나 식물에서 직접 추출한 재료'라고 규정하고 있다. 그러나 이와 같은 규정은 합성 첨가물을 천연재료와 섞어 소비자에게 제품으로 판매할 수 있는 통로를 열어주고 있다. 미국 FDA가 규정한 비타민 섭취 기준 역시 천연과는 전적으로 거리가 멀다. 1일 영양권장량이나 1일 필요섭취량으로 불리는 섭취기준은 합성 비타민을 동물에서 실험을 해서 얻은 수치에 불과하다. 합성 영양소에 들어가는 대표적인 첨가물인 고착제는 영양보충제를 알약으로 만들거나 캡슐로 만들 때 넣는 첨가물로, 구성 성분을 한데 뭉치는 역할을 한다. 영양보충제에 들어가는 첨가물은 이 외에도 천연색소, 인공색소, 합성색소, 코팅제, 향료 등이 있다. 흔히 사람들은 동물 젤라틴으로 만든 캡슐보다는 해조류 같은 식물 젤라틴으로 만든 캡슐을 선호한다. 동물 젤라틴은 보통 수지, 뼈, 골수, 피부 등으로 만드는데, 병에 걸린 조직이나 종양이 섞여 들어가기도 하고, 동물이 먹은 독소나 호르몬이 섞여 있을 가능성도 있다. 심한 경우에는 광우병 같은 동물 병원체가 섞여 들어간다. 합성염료와 향료는 보통 어린이용 비타민 보충제에 들어 있다. 이런 첨가물은 아이들의 성장과 정신 건강에 나쁘다. 식용색소 적색 40호와 황색 5호는 특히 위험하며, 아스파탐(aspartame), 사카린(saccharin) 같은 인공 감미료와 BHA(butylated hydroxyanisole), BHT(butylated hydroxytoluene), TBHQ(tertiary butylated hydroxyquinone) 같은 방부제도 조심해야 한다.

영양제에 들어가는 첨가물

영양보충제에 흔히 들어가는 화학첨가물을 살펴보자. 충전제는 알약의 표준 규격을 맞추고 캡슐을 채우기 위해 사용하는 물질이다. 흔히 사용하는 비식품성 충전제인 탈크(활석가루, 발암물질로 알려져 있다)와 실리콘은 소화 및 흡수장애를 일으킬 수 있다. 옥수수가루, 젖당(lactose, 락토오스, 유당), 셀룰로오스(cellulose), 솔비톨(sorbitol) 인산칼슘은 식물 등급을 받은 충전제다. 고착제는 알약의 구성 물질을 한데 뭉쳐 단단한 알약을 만들기 위해 넣는 물질이다. 레시틴(lecithin), 꿀, 솔비톨, 아리비아고무(arabia gum), 셀룰로오스로 만든다. 분해제는 알약이 소화관에 들어갔을 때 분해되는 것을 돕는 물질이다. 천식발작, 발진, 알레르기를 일으키기도 하고, 동맥에 프라그를 형성하거나 동맥경화를 일으키는 원인이 될 수 있다. 감마제와 윤활제는 약의 모양을 만들고 염색할 때 알약이 방출되는 것을 돕고, 제작과정에서 알약이 기계를 잘 통과할 수 있도록 바르는 물질이다. 알약의 용해를 돕기 위해 스테아르산 마그네슘(magnesium stearate), 스테아르산 칼슘(calcium stearate), 스테아르산(stearic acid)을 사용할 수도 있다. 식물성 스테아린과 실리카도 흔히 쓰는 윤활제다. 감마제 같은 인공물질은 소화를 방해하고 건강에 문제를 일으킬 수 있다. 건강기능식품에 주로 넣는 감미료는 자당(수크로오스 또는 설탕), 과당(프룩토오스), 말토덱스트린, 솔비톨, 엿당 등이다. 감미료는 액체, 가루고체, 씹는 형태, 혀 밑에 넣는 건강기능식품에 두루 쓰인다. 인공감미료와 천연감미료가 있다. 인공감미료는 바이러스, 세균암의 영양분이 될 수 있기 때문에 건강에 특히 안 좋을 수 있다. 색소는 건강기능식품을 예쁘게 치장하기 위해 사용한다. 서양무(radish), 당근, 엽록소를 이용한 천연색소도 있지만, 대부분은 건강에 좋지 않은 합성색소를 넣는다. 그중에서도 붉은 계열의 색소는 암을 유발할 수 있다. 코팅제는 보존기간을 늘리고 습기를 방지하고 불쾌한 향이나 맛이 나지 않기 위해 쓴다. 또한 알약이나 입 안에서 풀어지지 않도록 하는 역할을 한다. 제약용, 제과용, 천연식품을 코팅하는 재료로는 보통 셀락[Shellac, 흰색의 물질로 인도와 태국 등지에 분포하는 랙 벌레(lac insect)의 체액과 분비물을 추출해 정제 및 표백하여 만든다]을 쓰는데, 셀락은 소화가 쉽게 되지 않으며, 석유화학제품으로 만든 코팅제는 발암물질이다. 셀락은 딱정벌레 날개로 만들 때도 있다. 옥수수나 야자수를 이용해 만든 천연식물 코팅제도 있다. 방부제는 건강에 좋은 천연 비타민 C나 비타민 E를 방부제로 사용하는 회사도 있지만 대부분은 비유기농 황이나 셀레늄 같은 합성물질이나 합성 비타민을 사용한다. 여기까지가 브라이언 클레멘트의 책 내용으로 천연 영양제 선택에 많은 도움이 되었으면 하는 바램 이다.

합성 영양제를 먹어도 좋은 경우

건강이 이상이 없는 일반 성인이라면 합성 영양제를 먹어도 큰 상관이 없다. 특히 세끼 밥을 제대로 챙겨 먹지 못하거나 스트레스가 많은 30~50대 직장인은 고함량의 합성 영양제를 먹는 게 좋다. 그렇지만 세끼 밥을 잘 챙겨 먹고 크게 스트레스가 없는 사람이라면 경제적 여건이 될 경우 추출물 함유 영양제를 선택하는 것도 좋다. 첨가물에 민감하게 반응하는 환자나 노인, 어린이 같은 경우 추출물 함유 영양제를 섭취하는 것이 좀 더 나을 수 있다. 단 비타민 E의 경우 합성보다 추출물 성분을 선택하는 것이 좋다. 대부분의 비타민이 합성과 천연의 화학구조가 같은데 비타민 E만 천연과 합성의 화학구조가 다르기 때문이다. 비타민 E의 경우 천연이 합성보다 생체이용률이 높다는 연구가 우세하다. 종합영양제를 살 때 성분표에서 비타민 D가 *d*-알파토코페롤이라 쓰여 있는 것을 고르면 된다. 합성비타민 E는 *dl*-알파토코페롤로 표기되어 있다. 가끔 속이 쓰리다고 합성 영양제대신 천연 영양제를 복용하는 사람이 있는데, 속 쓰림 증상은 합성이나 천연 영양제와 관계가 없다. 영양제 중 속 쓰림을 일으키는 주성분은 비타민 C와 칼슘이다, 비타민 C 경우 마그네슘 등으로 중화시킨 제품(중화비타민)이나 라이소조말(lysomal) 비타민 C를 복용하고, 칼슘은 탄산칼슘 대신 구연산칼슘으로 만든 제품을 복용할 경우 속 쓰림 증상이 나타나지 않는다.

참고문헌

1. Wöhler F : Über künstliche Bildung des Harnstoffs. Ann Phys Chem 1828;12:253-256.
2. Szent-Gyorgyi A : Observations on the function of the peroxidase systems and the chemistry of the adrenal cortex. Description of a new carbohydrate derivative. Biochem J 1928;22:1387-1409.
3. Magiorkinis E, Beloukas A, Diamantis A : Scurvy: past, present and future. Eur J Intern Med. 2011 Apr;22(2):147-52. doi: 10.1016/j.ejim.2010.10.006.
4. Szent-Gyorgyi A : On the function of hexuronic acid in the respiration of the cabbage leaf, J Biol Chem Jan 1932;90(1):385-393,
5. Svirbely JL, Szent-Gyorgyi A : Hexuronic acid as the Antiscorbutic Factor. Nature May 1932;129:690. DOI: https://doi.org/10.1038/129690b0
6. Bjelakovic G, Nikolova D, Gluud LL, Simonetti RG, Gluud C : Mortality in randomized trials of antioxidant supplements for primary and secondary prevention: systematic review and meta-analysis. JAMA. 2007 Feb 28;297(8):842-57. doi: 10.1001/jama.297.8.842.
7. Lee SH, Oe T, Blair IA : Vitamin C-induced decomposition of lipid hydroperoxides to endogenous genotoxins. Science. 2001 Jun 15;292(5524):2083-6. doi: 10.1126/science.1059501.
8. Lawson KA, Wright ME, Subar A, Mouw T, Hollenbeck A, Schatzkin A, Leitzmann MF : Multivitamin use and risk of prostate cancer in the National Institutes of Health-AARP Diet and Health Study. J Natl Cancer Inst. 2007 May 16;99(10):754-64. doi: 10.1093/jnci/djk177.
9. Fairfield KM, Fletcher RH : Vitamins for chronic disease prevention in adults: scientific review. JAMA. 2002 Jun 19;287(23):3116-26. doi: 10.1001/jama.287.23.3116.
10. Fletcher RH, Fairfield KM : Vitamins for chronic disease prevention in adults: clinical applications. JAMA. 2002 Jun 19;287(23):3127-9. doi: 10.1001/jama.287.23.3127.
11. Docherty JP, Sack DA, Roffman M, Finch M, Komorowski JR : A double-blind, placebo-controlled, exploratory trial of chromium picolinate in atypical depression: effect on carbohydrate craving.
12. Reichstein T, Grüssner, A : Eine ergiebige Synthese der L-Ascorbinsäure (C-Vitamin), Helv. Chim. Acta 1934; 17:S311-328. J Psychiatr Pract. 2005 Sep;11(5):302-14. doi: 10.1097/00131746-200509000-00004.

13. Feher M, Schmidt JM : Property Distributions: Differences between Drugs, Natural Products, and Molecules from Combinatorial Chemistry. J Chem Inf Comput Sci 2003;43(1):218-227.
14. Brian R Clement : Supplements exposed : the truth they don't want you to know about vitamins, minerals, and their effects your health. Weiser. 2009. ISBN-13 : 978-1601630902.
15. Ehrenfried Pfeiffer : Chromatography Applied to Quality Testing. Bio-dynamic Literature. 1984.
16. Harman D : Free radical theory of aging: an update: increasing the functional life span. Ann N Y Acad Sci. 2006 May;1067:10-21. doi: 10.1196/annals.1354.003.
17. Kris-Etherton PM, Lichtenstein AH, Howard BV, Steinberg D, Witztum JL, for the Nutrition Committee of the American Heart Association Council on Nutrition, Physical Activity, and Metabolism : Antioxidant Vitamin Supplements and Cardiovascular Disease. Circulation. 2004;110:637-641. doi.org/10.1161/01.CIR.0000137822.39831.F1
18. Tribble DL, AHA Science Advisory : Antioxidant consumption and risk of coronary heart disease: emphasis on vitamin C, vitamin E, and beta-carotene: a statement for healthcare professionals from the American Heart Association. Circulation. 1999; 99: 591-595.
19. Wojcik M, Burzynska-Pedziwiatr I, Wozniak LA : A Review of Natural and Synthetic Antioxidants Important for Health and Longevity. Curr Medicinal Chem 2010;17(28):3262-3288.
20. ATBC cancer prevention study group : The alpha-tocopherol, beta-carotene lung cancer prevention study: Design, methods, participant characteristics, and compliance. Ann Epidemiol 1994;4(1):1-10.
21. Virtamo J, Pietinen P, Huttunen JK, Korhonen P, Malila N, Virtanen MJ, Albanes D, Taylor PR, Albert P; ATBC Study Group. : Incidence of cancer and mortality following alpha-tocopherol and beta-carotene supplementation: a postintervention follow-up. JAMA. 2003 Jul 23;290(4):476-85. doi: 10.1001/jama.290.4.476.
22. Davis DR, Epp MD, Riordan HD : Changes in USDA food composition data for 43 garden crops, 1950 to 1999. J Am Coll Nutr. 2004 Dec;23(6):669-82. doi: 10.1080/07315724.2004.10719409.
23. Harman D : Aging: a theory based on free radical and radiation chemistry. J Gerontol. 1956;2:298-300.
24. Pauling, L (1968) Orthomolecular Psychiatry. Science, 160: 265-271. DOI: 10.1126/science.160.3825.265
25. Alpha-Tocopherol, Beta Carotene Cancer Prevention Study Group : The effect of vitamin E and beta carotene on the incidence of lung cancer and other cancers in male smokers. N Engl J Med. 1994 Apr 14;330(15):1029-35. doi: 10.1056/NEJM199404143301501.
26. Mason SA, Keske MA, Wadley GD : Effects of Vitamin C Supplementation on Glycemic Control and Cardiovascular Risk Factors in People With Type 2 Diabetes: A GRADE-Assessed Systematic Review and Meta-analysis of Randomized Controlled Trials. Diabetes Care. 2021 Feb;44(2):618-630. doi: 10.2337/dc20-1893.
27. Royal Lee : What is a vitamin? Applied Trophology 1956.
28. Clement BR : Living Foods for Optimum Health. New York, Three Rivers Press. 1998.
29. Clement BR : Hippocrates Life Force : Superior Health & Longevity. Summertown, Tenn. Heathy Living Publication. 2007.
30. Hans-Ulrich Grimm, Jörg Zittlau : Vitaminschock. Die Wahrheit über Vitamine. Wie sie nützen, wann sie schaden. Droemersche Verlagsanstalt Th. Knaur Nachf., GmbH & Co, 2002. ISBN-13 : 978-3426272503.
31. Isobel Winifred Jennings : Vitamins in Endocrine Metabolism. Butterworth-Heinemann. 2013. ISBN-13 : 78-1483177076.
32. Roger J Williams : Biochemical Individuality. John Wiley & Sons, Inc. New York, 1956.
33. CDC : Few Americans meet fruit, veggie guidelines. Associated Press. March 15. 2007.
34. https://projects.sare.org/wp-content/uploads/united-states-senate-document-264.pdf (United States Senate Document #264)
35. https://archives.falsc.lyrtech.org/repositories/fsu_special_collections_and_archives/resources/senator_duncan_u_fletcher_papers (Senator Duncan U Fletcher Paper)
36. https://www.un.org/en/conferences/environment/rio1992 (United Nations Conference on Environment and Development, Rio de Janeiro, Brazil, 3-14 June 1992)
37. https://www.newhope.com/supply-news-amp-analysis/crn-urges-government-provide-consumers-more-realistic-nutrition-advice. (CRN Urges Government to Provide Consummers with More Realistic Nutrition Advice. September 21. 2004. Council Responsible Nutrition)

38. https://www.seleneriverpress.com/historical/systemic-causes-of-dental-caries/ (The Systemic Causes of Dental Caries by Dr. Royal Lee, Paper presented by Dr. Royal Lee to the senior class at Marquette University Dental School, December 1923)
39. https://www.cancercurecoalition.org/articles/nutritionandcancer.htlm (Herber Dr. David : Testimony Before the House Government Reform Committee. July 25. 2002)

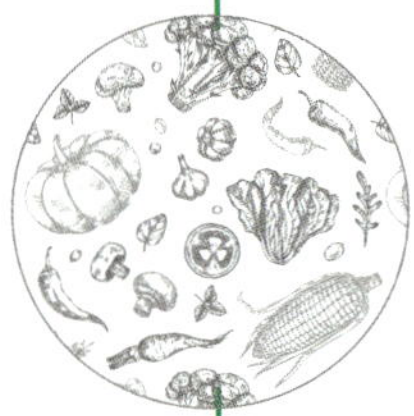

04
건강기능식품(건기식)

인간의 생명과 건강을 유지하기 위해 외부로부터 섭취하는 모든 것을 식품이라 한다. 식품은 일반적으로 "유해물질을 함유하지 않고 한 종류 이상의 영양소를 함유하고 있는 천연물이나 인공적으로 가공한 것으로 식용으로 제공되는 것"이라 정의한다. 인체에 대한 식품의 기능은 크게 3가지로 볼 수 있는 데, 식품의 1차 기능은 식품 중 영양소가 생체에 미치는 영양기능으로 생명을 유지하기 위한 기능이며, 2차 기능은 식품의 성분, 식품 조성이 생체의 감각에 주는 기능 즉, 향, 색, 미각, 촉각, 후각 및 형상 등 식품의 기호를 높이는 감각 기능이다. 오늘날에 와 식품 중에 공존하고 있는 유해물질을 중화하거나 해독하는 작용, 식품에 함유된 유기화합물이 신경계, 순환기계, 내분비계, 소화기계 및 생체 방어 등 생체가 원래 가지고 있던 생체 기능의 조절, 생명유지, 건강 증진 등 생명활동에 직간접적으로 효과를 나타내는 것이 알려졌는데, 이러한 식품의 생명활동에 대한 조절 기능을 3차 기능이라 한다. 식품의 3차 기능은 기능성물질 자체가 식품 속에 함유되어 있어 인체가 그것을 흡수함으로써 직접 활성을 나타내는 것과 식품 중에 존재하지 않지만 소화과정에서 대사과정을 통해 생성되는 대사산물을 흡수함으로써 활성을 나타내는 생리활성 물질로 나눌 수 있다.

건강기능식품과 관련된 법률

건강기능식품이란 식품의약품안전처가 인정한 기능성 원료를 건강 유지 및 증진 목적으로 제조 및 가공한 식품을 말한다(건강기능식품에 관한 법률 제3조 제1호). 일반 식품은 건강 증진을 목적으로 하더라도 식약청에서 인정하는 기능성 성분이 포함되어 있지 않거나, 고지된 기능성 성분의 함량보다 적게 함유된 식품이다. 의약품이란 특정 질병을 치료 또는 예방하기 위한 약리학적 영향을 지닌 제품이며, 기능성 표시 식품은 제품 제조·표시 기준, 기능성 원료 기준, 안전·품질 기준 등 과학적 근거를 갖춘 경우 기능성 표시를 한 일반식품을 일컫는다. 그러면 기능성이란 무엇일까? 기능성에 대한 정의는 「건강기능식품에 관한 법률」 제3조 제2호에 따르면 인체의 구조 및 기능에 대하여 영양소를 조절하거나 생리학적 작용 등과 같은 보건 용도에 유용한 효과를 얻는 것으로 정의하였다. 기능성원료란 「건강기능성식품 기능성 원료 및 기준·규격 인정에 관한 규정」(식품의약품안전처 고시 제2019-69호, 2019.8.5)에 따르면 건강기능식품의 제조에 사용되는 기능성을 가진 물질로서 정의된 3가지 중 어느 하나 혹은 복합물에 해당하는 것을 의미한다. 건강기능식품은 인체에 유용한 기능성 원료를 사용하여 기능성을 보장하는 일일섭취량만큼 섭취하도록 하고 기준 규격에 맞게 제조한 식품이다. 농림축산식품부에서는 식품 산업 활성화와 소비자의 선택권 보장 마련을 위해 일반식품의 기능성 표시제도 도입을 실시하였는데「부당한 표시 또는 광고로 보지 아니하는 식품 등의 기능성 표시 또는 광고에 관한 규정」, 제정(식약처)으로 과학적 근거가 갖추어진 경우 일반 식품에도 기능성 표시가 가능해졌다. 예를 들면 홍삼정과 홍상 캔디는 같은 홍삼 등을 원료로 제조 가공한 식품이다. 홍삼 캔디는 일반식품으로 분류되며, 건강기능식품에는 기능을 나타내는 성분이 여러 연구 결과와 검사를 거쳐 인체에서 유용한 기능성을 나타낼 수 있는 정도로 들어 있다. 이에 비해 일반식품은 기능을 나타내는 성분이 낮게 들어 있거나 유효성에 대한 기능성 평가를 마치지 않은 제품으로서 일반식품에는 식약처에서 인증한 기능성을 표시하지 못한다.

헌법재판소 판례 2010.7.29. 2006헌바75에 의하면 건강기능식품 표시·광고의 사전심의 사건으로 건강기능식품의 허위·과장광고를 사전에 예방하지 않을 경우 불특정 다수가 신체건강상 피해를 보는 등 광범위한 해악이 초래될 수 있고 허위·과장광고 등에 대해 사후적인 제재를 하더라도 소비자들이 신체·건강상으로 이미 입은 피해는 회복이 사실상 불가능할 수 있어서 실효성이 별로 없다는 문제가 있다. 반면에 건강기능식품 광고는 영리목적의 순수한 상업광고로서 사상이나 지식에 관한 정치적·시민적 표현행위 등과 별로 관련이 없고 이러한 광고를 사전에 심사한다고 해 예술 활동의 독창성과 창의성 등이 침해되거나 표현의 자유 등이 크게 위축돼 집권자의 입맛에 맞는 표현만 허용되는 결과가 될 위험도 작다. 이와 같이 건강기능식품의 기능성 표시·광고와 같이 규제의 필요성이 큰 경우에 언론·출판의 자유를 최대한도로 보장할 의무를 지는 외에 헌법 제36조3항에 따라 국민의 보건에 관한 보호의무도 지는 입법자가 국민의 표현의 자유와 보건·건강권 모두를 최대한 보장하고 기본권들

간의 균형을 기하는 차원에서 건강기능식품의 표시·광고에 관한 사전심의절차를 법률로 규정했다고 해 이를 사전검열에 해당한다고 보기는 어렵다.

기능성식품의 조건

기능성식품(functional food)이란 생체방어, 신체리듬의 조절 등 식품의 3차 기능에 관계되는 기능을 생체에 대해 충분히 발현할 수 있도록 설계된 임상적으로 섭취 가능한 식품(식품의 생체 대사 조절 관련 바이오 지식에 근거하여 인체의 건강에 도움이 되도록 설계하여 만든 식품), 식품의 기본적 기능(1차 영양소 공급) 이상으로 건강에 유익한 효과를 나타내는 기능을 가진 식품이다. 이러한 기능성 식품의 소재는 전통적인 일반식 이용 식품 생산을 위한 식재료의 개념을 넘어 건강증진, 질병 예방 및 치료와 같은 삶의 질 향상을 목적으로 만들어지는 ① 건강기능식품, 기능성식품, 개인맞춤형 식품 등의 원료인 기능성 소재, ② 건강대체원료(health alternative ingredients), ③ 뉴트라슈티컬(Neutraceutical, Nutrient + Pharmaceutical)이다. 기능성 식품의 조건으로는 ① 생체 내에서 어떤 종류의 생체조절을 대상으로 하여 어떤 건강 상태의 획득을 목적으로 할 것인지가 명확해야 하며, ② 생체조절을 위한 기능성 성분이 함유되어 있고, 그 구조가 밝혀져 있어야 하며, ③ 기능성 인자의 체내 작용 기전이 생화학적, 분자생물학적으로 밝혀져 있어야 하며, ④ 기능성 인자가 식품 중에 어떤 형태로 존재하고 있는지가 밝혀져 있어야 하고, ⑤ 섭취했을 경우 기대하는 기능이 실제로 나타나야 하며, ⑥ 안전성이 확보되어 있어야 한다. 건강인과 반건강인은 예방이 주목적인 건강기능식품의 주 섭취 대상이며, 환자의 경우 질병 치료 및 예방 목적의 의약품을 섭취한다.

건강기능식품 또는 기능성 식품(機能性 食品)은 인간의 질병을 예방하거나 진행을 더디게 함으로써 몸의 건강을 증진시키는 기능을 하는 식품 성분 또는 성분을 포함하는 식품이다. 대한민국에서는 건강기능식품에 관한 법률(건강기능식품법)로 이에 대한 법적 규제를 하고 있다. 건강식품(健康食品)은 건강을 유지하고 증진시키는 데 효과가 있는 식품이다. 식품의 원료에 들어 있는 특별한 성분을 뽑아내어 농축, 정제, 혼합 같은 여러 가지 방법을 써서 만든다. 한국에는 로열젤리 가공식품, 효모식품, 젖산균식품, 배아가공식품을 비롯하여 20여 가지가 있다.

건강식품 또는 기능성식품이라는 용어는 일반인들이 만들어 낸 용어이고, 건강보조식품 또는 특수영양식품이 법적인 용어이다. 기능성식품이란 맛, 향, 영양소를 공급하는 식품고유의 기능과 면역증강, 노화방지 등 건강에 유익한 기능을 부가적으로 가지고 있는 식품을 의미한다. 건강기능식품은 일상 식사에서 결핍되기 쉬운 영양소나 인체에 유용한 기능을 가진 원료나 성분(이하 기능성원료)을 사용하여 제조한 식품으로 건강을 유지하는데 도움을 주는 식품이다. 식품의약품안전처는 동물시험, 인체적용시험 등 과학적 근거를 평가하여 기능성원료를 인정하고 있으며 이런 기능성원료를 가지고 만든 제품이 '건강기능식품'이다.

어떤 식품이 건강에 좋다고 알려져 있다고 해서 건강기능식품이 되는 게 아니다. '건강기능식품'은 건강기능식품에 관한 규정에 따라 일정 절차를 거쳐 만들어지는 제품으로서 『건강기능식품』이라는 문구 또는 인증마크가 있다. 이러한 점에서 '건강식품', '자연식품', '천연식품'과 같은 명칭은 '건강기능식품'

과는 다르다. 모든 건강기능식품에는 기능성원료의 『기능성』이 표시되어 있다. 건강기능식품과 일반식품의 표시사항을 확인해보면, 일반식품의 영양표시에는 기능성 표시가 없지만, 건강기능식품의 영양기능정보표시에는 기능성 표시가 있다.

고시형 원료와 개별인정형 원료

'건강기능식품'은 기능성원료를 사용하여 제조가공한 제품으로, 기능성원료는 식품의약품안전처에서 「건강기능식품 공전」에 기준 및 규격을 고시하여 누구나 사용할 수 있는 고시형된 원료와 개별적으로 식품의약품안전처의 심사를 거쳐 인정받은 영업자만이 사용할 수 있는 개별인정형 원료로 나눌 수 있다. 고시형 원료는 「건강기능식품 공전」에 등재되어 있는 기능성 원료를 말한다. 공전에서 정하고 있는 제조기준, 규격, 최종제품의 요건에 적합할 경우 별도의 인정절차가 필요하지 않다. 영양소(비타민 및 미네랄, 식이섬유소 등) 등 약 83여 종의 원료가 등재되어 있다(표 1과 표 2).

표 1. 식품의약품안전처장이 고시한 원료 또는 성분(영양소). 영양소 28종과 기능성 원료 67종(2016년 12월). 2017년 7월1일 시행 " 파피노스, 레시틴, 유단백 가수분해물, 상황버섯 추출물, 토마토 추출물, 곤약감자 추출물.

영양소 (비타민 및 미네랄 25종 포함 28종)	비타민 A, D, E, K, B1, B2, B6, B12, 니아신, 판토텐산, 엽산, 비오틴, 비타민 C, 베타카로틴 칼슘, 마그네슘, 철, 아연, 구리 셀레늄(또는 셀렌), 요오드, 망간, 몰리브덴, 포타슘, 크롬, 식이섬유 단백질 필수지방산

기능성 원료	터핀류 페놀류 지방산/지질류 당/탄수화물 발효미생물류 아미노산/단백질류 기타	식이섬유소 15종[구아검/구아검가수분해물, 글루코만난(곤약, 곤약 만난), 귀리 식이섬유, 난소화성말토덱스트린, 대두 식이섬유, 목이버섯 식이섬유, 밀 식이섬유, 보리 식이섬유, 아라비아검(아카시아검), 옥수수 겨 식이섬유, 이눌린/치커리 추출물, 차전자 피 식이섬유, 폴리덱스트로스, 호로파 종자 식이섬유, 분말 한천], 인삼, 홍삼, 엽록소 함유식물, 클로렐라, 스피루리나, 녹차추출물, 알로에 전잎, 프로폴리스 추출물, 코엔자임 Q10, 대두 이소플라본, 구아바 잎 추출물, 반바 잎 추출물, 은행잎 추출물, 밀크씨슬(카르두스, 마리아누스) 추출물, 달맞이꽃 종자 추출물, 오메가-3 지방산 함유 유지, 감마리놀렌산 함유 유지, 레시틴, 스쿠알렌, 식물스테롤/식물스테롤에스테르. 알콕시 글리세롤 함유 상어간유, 옥타코사놀 함유 유지, 매실 추출물, 공액 리놀렌산, 가르시니아 캄보지아 추출물, 루테인, 헤마토코쿠스 추출물, 쏘팔메토 열매 추출물, 포스파티딜세린, 글루코사민, N-아세틸글루코사민, 뮤코다당 단백, 알로에 겔, 영지버섯 자실체 추출물, 키토산/키토올리고당. 프락토올리고당, 프로바이오틱스, 홍국, 대두 단백, 테아닌, 엠에스엠, 폴리감마글루탐산, 마늘, 히알루론산, 홍경천 추출물, 빌베리 추출물, 라피노스, 크레아틴, 유단백 가수 분해물, 상황버섯 추출물, 토마토 추출물, 곤약감자 추출물

표 2. 식품의약품안전처장이 별도로 인정한 원료 또는 성분

번호	기능성		기능성 원료
1	간 건강	간 건강에 도움(8건)	밀크씨슬(카르두스 마리아누스) 추출물, 브로콜리 스프라우트 분말, 표고버섯 균사체 추출물 분말, 표소버섯 균사체, 복분자 추출 분말, 발효 울금, 도라지 추출물, 유산균 발효 추출물
		알코올성 손상으로부터 간 보호에 도움(2건)	유산균 발효 다시마 추출물, 헛개나무 과병 추출물
2	갱년기 남성 건강	갱년기 남성의 건강에 도움(3건)	MR-10 민들레 등 복합추출물, 마카 젤라틴화 분말, 옻나무 추출 분말
3	갱년기 여성 건강	갱년기 여성의 건강에 도움(7건)	프랑스 해안송 껍질 추출물, 백수오 등 복합 추출물, 석류 추출물, 홍삼(홍삼 농축액), 석류 농축액, 회화나무 열매추출물, 오미자 추출물

4	과민피부 상태개선	면역 과민반응에 의한 피부 상태 개선에 도움(4건)	과채 유래 유산균(L. platarum CJLP133) L. sakei Probio65 감마리놀렌산 함유 유지 프로바이오틱스 ATP
5	관절/ 뼈 건강	관절 건강에 도움(18건)	가시오갈피 등 복합추출물, 글루코사민, 로즈힙 분말, 지방산 복합물, 전칠삼 추출물 등 복합물, 차조기 등 복합 추출물, 초록잎 홍합 추출 오일, 호프 추출물, 황금 추출물 등 복합물, N-아세틸글루코사민, 엠에스엠(Dimethysulfonylmethane, MSM), CMO 함유 FAC(fatty acid complex), 강황 추출물, 까마귀쪽나무 열매 주정 추출물, 닭가슴 연골 분말, 보스웰리아 추출물, 비즈 왁스 알코올. 참당귀 추출 분말
		뼈 건강에 도움(4건)	흑효모 배양액 분말, 대두 이소플라본, 가시오가피 숙지황 복합 추출물, 유단백 추출물
6	기억력 개선	기억력 개선에 도움(12건)	구기자 추출물, 녹차추출물/테아닌 복합물, 당귀 등 추출 복합물, 비파엽 추출물, EPA 및 DHA 함유 유지, 원지 추출 분말, 은행잎 추출물, 인삼 가시오갈피 등 혼합 추출물, 테아닌 등 복합추출물, 피브로인 효소 가수분해물, 홍삼(홍삼 농축액), 천마 등 복합 추출물 (HX106)
7	긴장완화	스트레스로 인한 긴장 완화에 도움(4건)	L-테아닌, 아쉬아간다 추출물, 유단백 가수분해물,돌외잎 추출물
8	눈 건강	눈의 피로도 개선에 도움(2건)	빌베리 추출물, 헤마토코쿠스 추출물
		눈 건강에 도움(7건)	들쭉열매 추출물, 루테인/지아잔틴 복합추출물, 루테인 복합물, 루테인 지아잔틴 복합추출물 20%, 마리골드 추출물(루테인 에스테르), 지아잔틴 추출물, EPA 및 DHA 함유 유지
9	면역기능 개선	면역력 증진에 도움 (12건)	L-글루타민, 게르마늄 효모, 금사 상황버섯, *Enterococcus faecalis* 가열처리 건조 분말, 당귀 혼합 추출물, 동충하초 주정 추출물, 스피루리나, 클로렐라, 청국장균 배양 정제물(폴리감마 글루탐산 칼륨), 표고버섯 균사체, 효모 베타 글루칸, 인삼 다당체 추출
		과민 면역반응 완화에 도움(6건)	*Enterococcus faecalis* 가열처리 건조분말, 구아바잎 추출물 등 복합물, 다래 추출물, 소엽 추출물, 피카오프레토 분말 등 복합물, 합성 PLAG(1-palmitoyl-2-linoleoyl-3-acetyl-rac-glycerol)

10	배뇨기능 개선	방광에 의한 배뇨기능 개선에 도움(1건)	호박씨 추출물 등 복합물
11	수면질 개선	수면의 질 개선에 도움(1건)	감태 추출물
12	어린이 성장 발육	어린이 키 성장에 도움(1건)	황기 추출물 등 복합물(HT042)
13	여성 질 건강	유산균 증식을 통한 여성 질 건강에 도움(1건)	UREX 프로바이오틱스
14	월경 전 상태 개선	월경 전 변화에 의한 불편한 상태 개선(1건)	감마리놀레산 함유 유지
15	위 건강/ 소화 기능	헬리코박터균 증식 억제 및 위 건강에 도움(1건)	감초 추출물
		위 불편감 개선에 도움(1건)	매스틱검
		위 점막을 보호하여 위 건강에 도움(1건)	비즈 왁스 알코올
		담즙 분비를 촉진하여 지방소화에 도움(1건)	아티초크 추출불
16	요로 건강	요로 건강에 도움(2건)	크랜베리 추출 분말, 파크랜 크랜베리 추출물
17	운동 수행 능력	운동 능력 향상에 도움(3건)	마카 젤라틴화 분말, 크레아틴, 헛개나누 과병 추출물
		지구력 증진에 도움(1건)	동충하초 발효 추출물
18	인지 능력 향상	인지 능력 개선에 도움(5건)	참당귀 뿌리 추출물, 참당귀 추출 분말, 포스파티딜세린, 도라지 추출물(DRJ-AD), *Lactobacillus helveticus* 발효물
19	장 건강	장내 유익균 증식 및 유해균 억제에 도움(10건)	갈락토올리고당, 구아검 가수분해물, 대두 올리고당, 라피노스, 락추로스 파우더, 밀 전분 유래 난소화성 말토덱스트린, 프락토올리고당, 이소말토올리고당, 자일로올리고당, 커피 만노올리고당 분말
		면역을 조절하여 장 건강에 도움(1건)	프로바이오틱스(VSL#3)
		배변활동 원활에 도움(9건)	대두 올리고당, 목이버섯, 분말 한천, 라피노스. 프락토올리고당, 이소말토올리고당, 자일로올리고당, 커피 만노올리고당 분말, 무화과 페이스트

20	전립선 건강	전립선 건강 유지에 도움(2건)	쏘팔메토 열매 추출물, 쏘팔메토 열매 추출물 등 복합물
21	정자 운동성	정자 운동성 개선에 도움(1건)	마카 젤라틴화 분말
22	체지방 감소	체지방 감소에 도움(27건)	*Lactobacvillus gasseri* BNR17, L-카르니틴 타르트레이트, 가르시니아 캄보지아 껍질 추출물, 공액 리놀렌산(유리 지방산), 공액 리몰렌산(트리글리세라이드), 그린 마떼 추출물, 그린 커피빈 추출물, 깻잎 추출물, 녹차추출물, 대두배아 추출물 등 복합물, 돌외잎 주정추출 분말, 락토페린(우유정제 단백질), 레몬 밤 추출물 혼합분말, 마테 열수 추출물, 미역 등 복합 추출물(잔티젠), 발효 식포 석류 복합물, 보이차 추출물, 서목태(쥐눈이콩) 펩타이드 복합물, 식물성 유지 디글리세라이드, 와일드 망고 종차 추출물, 중쇄지방산(MCFA) 함유 유지, 콜레우스 포스콜리 추출물, 키토산, 키토 올리고당, 풋사과 추출 폴리페놀, 핑거루트 추출 분말, 히비스커스 등 복합 추출물
23	치아 건강	충치발생 위험 감소에 도움(1건)	자이리톨
24	칼슘 흡수 촉진	칼슘 흡수에 도움(2건)	프락토올리고당, 폴리감마글루탐산
25	피로 개선	피로 개선에 도움(3건)	발효 생성 아미노산 복합물, 헛개나무 병과 추출물, 홍경천 추출물
26	피부건강	자외선에 의한 피부 손상, 피부 건강을 유지하는 데 도움(6건)	소나무껍질 추출물 등 복합물, 포스파티딜세린, 프로바이오틱스 HY7714, 핑거루트 추출분말, 홍삼·사상자·산수유 복합 추출물
		피부 보습에 도움(15건)	AP 콜라겐효소 분해 펩타이드, Collactive 콜라겐 펩타이드, N-아세틸글루코사민, 곤약 감자추출물, 민들레 등 복합 추출물, 쌀겨 추출물, 옥수수 배아 추출물, 저분자 콜라겐 펩타이드, 지초추출 분말, 포스파티딜세린, 히알우론산나트륨(히알루론산, 히알루론산 나트륨), 프로바이오틱스 HY7714, 콩 보리 발효 복합물, 밀 배유 추출물, 핑거루트 추출 분말
27	항산화	항산화에 도움(11건)	녹차 추출물, 대나무잎 추출물, 메론 추출물,복분자 추출물 분말, 비즈 왁스 알코올, 유비퀴놀, 코엔자임 Q10, 토마토 추출물, 포도종자 추출물, 프랑스 해안송 껍질 추출물, 홍삼

28	혈당 조절	식후 혈당 상승 억제에 도움(22건)	L-arabinose, Nopal 추출물, 계피 추출 분말, 구아바 잎 추출물, 난소화성 말토덱스트린, 동결건조 누에 분말, 마 주정 추출물, 바나나잎 추출물, 상엽 추출물, 서목태(쥐눈이콩) 펩타이드 복합물, 솔잎 증류 농축액, 실크단백질효소 가수분해물, 알부민, 인삼 가수분해 농축액, 잔니비걸상 버섯 균사체(인정 취소), 지각상엽 추출 혼합물, 콩 발효 추출물, 타가토스, 탈지 달맞이꽃 종자 추출물, 피니톨, 홍경천 등 복합 추출물, 히드록시프로필메틸셀루로오스
29	혈압 조절	높은 혈압 감소에 도움(11건)	L-글루타민산 유래 GABA 함유 분말, 가쯔오부시 올리고펩타이드, 나토균 배양 분말, 서목태(쥐눈이콩) 펩타이드복합물, 연어 펩타이드, 올리브잎 추출물, 정어리 펩타이드, 카제인 가수분해물, 코엔자임 Q10, 포도씨 효소 분해 추출 분말, 해태 올리고 펩티드
30	혈중 중성지방 개선	혈중 중성지방 개선에 도움(7건)	글로빈 가수분해물, 난소화성 말토덱스트린, 대나무잎 추출물, 식물성 유지 디글리세라이드, 정제 오징어유, 정어리 정제 어유, DHA 농축 유지,
31	혈중 콜레스테롤 개선	혈중 콜레스테롤 개선에 도움(15건)	녹차 추출물, 대나무잎 추출물, 보리 베타글루칸 추출물, 보이차 추출물, 사탕수수 왁스 알코올, 스피루리나, 식물 스타놀에스테르, 씨폴리놀 감태 주정 추출물, 아마인, 알로에 복합 추출물, 알로에 추출물, 홍국쌀, 창녕 양파 추출액
32	혈행 개선	혈행 개선에 도움(11건)	DHA 농축 유지, L-아르기닌, 나토균 배양 분말, 나토 배양물, 메론 추출물, 은행잎 추출물, 정어리 정제 어유, 정제 오징어유, 카카오 분말, 프랑스 해안송 껍질 추출물, 홍삼(홍삼 농축액)

개별인정형 원료는「건강기능식품 공전」에 등재되지 않은 원료로, 식품의약품안전처장이 개별적으로 인정한 원료를 말한다. 이 경우, 영업자가 원료의 안전성, 기능성, 기준 및 규격 등의 자료를 제출하여 관련 규정에 따른 평가를 통해 기능성 원료로 인정을 받아야 하며 인정받은 업체만이 동 원료를 제조 또는 판매할 수 있다. 2016년까지 263종의 기능성원료가 있다. 개별 인정된 기능성 원료는 다음 중 하나에 해당될 경우 건강기능식품 공전에 등재되어 고

시형 원료로 전환될 수 있다. 다만 당해 영업자가 요청할 경우 타당성을 검토하여 기능성 원료 인정 후 품목제조신고 또는 수입신고한 날로부터 5년 이내에서 유예할 수 있다. ① 기능성 원료로 인정 후 품목제조/수입 신고한 날로부터 3년이 경과 하였거나 3개 이상의 영업자가 인정받은 후 품목제조/수입 신고한 경우, ② 인정받은 자가 등재를 요청하는 경우(다만 인정받은 자가 3명 이상인 경우에는 3분의 2가 요청해야 함)이다.

건강기능식품은 기능성원료(고시형 원료 또는 개별 인정형 원료)를 사용하고, 기타 원료(식품 또는 식품첨가물 기준 및 규격에 적합한 것, 또는 건강기능식품의 기준 및 규격에 적합한 것) 등을 사용하여 정해진 기준 및 규격에 맞게 제조하여야 한다.

건강기능식품의 기능성은 의약품과 같이 질병의 직접적인 치료나 예방을 하는 것이 아니라 인체의 정상적인 기능을 유지하거나 생리기능 활성화를 통하여 건강을 유지하고 개선하는 것을 말하는 것으로, '영양소기능', '질병발생위험감소 기능' 및 '생리활성 기능'이 있다. '영양소기능'은 인체의 성장·증진 및 정상적인 기능에 대한 영양소의 생리학적 작용이고, '생리활성기능'은 인체의 정상기능이나 생물학적 활동에 특별한 효과가 있어 건강상의 기여나 기능향상 또는 건강유지·개선 기능을 말한다. 또한, '질병발생 위험감소 기능'은 식품의 섭취가 질병의 발생 또는 건강상태의 위험을 감소하는 기능이다. 기능성 근거자료가 질병발생위험감소를 나타내며 확보된 과학적 근거자료의 수준이 과학적 합의에 이를 정도로 높을 경우 '질병발생위험감소기능'이 인정되며, 인체의 정상기능이나 생물학적 활동에 특별한 효과가 있어 건강상의 기여나 기능향상 또는 건강유지·개선을 나타낸 경우 '생리활성기능'이 인정된다.

질병발생위험감소기능은 현재까지 '골다공증 발생 위험 감소에 도움을 줌'만 있다. 즉, 칼슘(일일 섭취량 : 210~800mg)과 비타민 D(일일 섭취량 : 1.5~ 10 ug)가 여기에 속한다. 생리활성기능은 .인체의 구조 및 기능에 대하여 생리학적 작용 등과 같은 보건용도에 유용한 효과로서, 24개의 기능성(표 3)이 있다. 예를 들어 '기억력 개선'에 해당된다면, '기억력 개선에 도움을 줌 (줄 수 있음, 줄 수 있으나 관련 인체적용시험이 미흡)'으로 인정된다.

표 3. 생리활성 기능 분야(2016년 12월 현재)

번호	기능성 분야	번호	기능성 분야	번호	기능성 분야
1	간 건강	12	어린이 성장 발육	23	치아 건강
2	갱년기 남성 건강	13	여성 질 건강	24	칼슘 흡수 촉진
3	갱년기 여성 건강	14	월경 전 상태 개선	25	피로 개선
4	과민 피부 상태 개선	15	위건강/소화 기능	26	피부 건강
5	관절/뼈 건강	16	요로 건강	27	항산화
6	기억력 개선	17	운동 수행 능력	28	혈당 조절
7	긴장 완화	18	인지능력 향상	29	혈압 조절
8	눈 건강	19	장 건강	30	혈중 중성지방 개선
9	면역 기능 개선	20	전립선 건강	31	혈중 콜레스테롤 개선
10	배뇨 기능 개선	21	정자 운동성	32	혈행 개선
11	수면질 개선	22	체지방 감소		

건강기능식품의 개념

식품을 떠나서는 인간의 삶을 제대로 이해하기가 어려우며, 건강과 식품의 관계는 인류 역사에 중요한 문제였다. 과거에는 영양이 가장 중요하게 다루어졌지만, 오늘날은 식품이 갖는 기능성이 큰 관심의 대상이다. 전에도 건강에 도움이 되는 식품을 그냥 건강식품 또는 보양식품 이라 불러왔다. 식품의 기능성에 대한 관심이 커지면서 2002년 이전에는 스쿠알렌, 유산균 등 식품공전에 수록된 식품을 건강보조식품이라 하였지만 2002년에「건강기능식품에 관한 법률」이 제정되면서 건강기능식품이라는 용어가 사용되고 있다. 건강기능식품의 기능성은 ① 생리활성기능 1등급, ② 생리활성기능 2등급 및 ③ 생리활성기능 3 등급으로 구분된다(표 2). 영양소 기능은 비타민 및 미네랄, 단백질, 식이섬유, 필수지방산의 기능이 있다.

표 2. 기능성 등급

기능성 등급	기능성 내용
생리활성기능 1등급	○○○에 도움을 줌
생리활성기능 2등급	○○○에 도움을 줄 수 있음
생리활성기능 3등급	○○○에 도움을 줄 수 있으나 관련 인체적용 시험이 미흡함

건강기능식품과 의약품

대부분의 사람은 건강기능식품이란 일반식품에 비해 특별한 성분을 함유하고 있어야 건강의 증진에 도움이 되고, 부작용이 없을 것으로 생각한다. 우리나라 경우 1981년 현미효소, 율무효소 등이 소개된 이후 빠른 속도로 성장하였지만 유럽이나 미국에 비해 역사가 짧다. 건강기능식품이 우리나라 시장에서 급성장한 이유로는 다양한 이유가 있겠지만 무엇보다 의약품에 비해 제조허가가 쉽고, 처방전 없이 쉽게 구입할 수 있는 것도 한 가지 이유이다. 자주 건강기능식품과 의약품을 혼동하는 경우가 많이 있는데 그 가장 큰 이유는 같은 재료가 건강기능식품과 의약품의 원료로 사용될 수 있기 때문이다. 한 예로 오메가-3 지방산의 하나인 에이코사펜타엔산(eicosapentaenoic acid, EPA) 경우 건강기능식품에 관한 법률에 따라 제조되면 건강기능식품이 되고, 약사법에 따라 제조되면 의약품이 된다. 당연히 같은 원료를 사용하여 제조하였다 하더라도 건강기능식품과 의약품에 사용하는 원료는 정도나 함량에 차이가 있으며, 제조허가, 유통과 판매, 표시와 광고 등에도 많은 차이가 있다(표 4). 건강기능식품은 결코 의약품이 아니기 때문에 의약품과 같은 효과를 기대할 수 없다.

표 4. 의약품과 건강기능식품의 차이

	의약품	건강기능식품
정의	다음 중 어느 하나에 해당하는 물품을 말한다. ① 대한민국약전에 실린 물품 중 의약외품이 아닌 것 ② 사람이나 동물의 질병을 진단·치료·경감·처치 또는 예방할 목적으로 사용하는 물품 중 기구·기계 또는 장치가 아닌 것 ③ 사람이나 동물의 구조와 기능에 약리학적 영향을 주기 위한 목적으로 사용하는 물품 중 기구·기계 또는 장치가 아닌 것	인체에 유용한 기능성을 가진 원료나 성분을 사용하여 제조(가공을 포함한다. 이하 같다)한 식품
적용법	약사법	건강기능식품에 관한 법
제조허가	제조업 허가(식품의약품안전처)	제조업허가(식품의약품안전처)
유통/판매	약국개설등록	판매업 신고필요
표시/광고	허가된 효능, 효과(유효성 기재)	안정된 범위 네에서 기능성 표시 허용
	사전심의 필요	사전심의 필요 없음
위생/품질	GMP(의무)	GMP(권고)
부작용 관리	부작용 보고	부작용 보고

건강기능식품의 제조에 사용할 수 없는 원료

건강기능식품을 제조할 경우 고시되지 아니한 기능성 원료는 건강기능식품 제조업, 수입업, 영업자가 그 안정성 및 기능성 등에 관한 자료를 식품의약안전처장에게 제출하여 건강기능성식품의 기능성 원료로 인정받아야 사용할 수 있다. 그렇지만 모든 원료가 건강기능식품으로 개별 인정을 받을 수 있는 것은 아니다. 건강기능식품 제조에 사용할 수 없는 원료로는 ① 의약품의 용도로

만 사용되는 원료, ② 의약품과 같거나 유사한 것, ③ 원료의 특성상 심각한 독성이나 부작용이 있는 것으로 알려진 것, ④인체의 구조 및 기능에 위해를 가할 우려가 있는 것, ⑤섭취방법 또는 섭취량에 전문적인 지식이 필요한 것 등은 개별 인정을 받을 수 없다. 건강기능성식품으로 사용할 수 없는 식물성 원료로는 감수(甘遂, *Euphorbia kansui* Liou ex Wang), 겔세민(Gelsemine, *Gelsemium senpervirens*), 견우자[牽牛子, *Pharbitis nil* Choisy(나팔꽃)], 관동(款冬, *Tussilago farfara* Linne), 낙타봉(駱駝蓬, *Pregrum harmale* Linne), 다투라[*Datura stramonium* Linne(독말풀), *Datura metel* Nees(흰독말풀), 기타 동속 근연 식물], 대극(大戟, *Euphorbia pekinensis* Ruprecht), 대황[大黃, *Rheum palmatum*(장엽대황), *Rheum tanguticum* Maximowicz ex Ballf(탕구트대황), *Rheum officiale* Baillon(약용대황)], 독미나리(*Corium maculatum*), 등황[藤黃, *Garcinia hanburyi* Hooker(등황나무), 기타 동속 근연식물], 디기탈리스(Digitalis, *Digitalis purpurea* Linne), 마두령[馬兜鈴, *Aristolochia contorta* Bunge(쥐방울), *Aristolochia* spp.], 마전자[馬錢子, *Strychnos nux-vomika* Linne(마전자나무)], 마편초(馬鞭草, *Verbena officinale* Linne), 마황[馬黃, *Ephedra sinica* Stapf(초마황, 草馬黃), *Ephedra internedia* Schrenk et C.A. Meyer(중마황), *Ephedra equisetina* Bunge(목적마황)], 만년청(萬年靑, *Rhodes japonica* Roth), 면마[綿馬, *Dryopteris crassirhizoma* Nakai(관중)], 목단피[牧丹皮, *Paeonia sulfurticosa* Andrews(모란)], 목방기[木防己, *Cocculus trilobus* De Candole(댕댕이덩굴)], 목통[木桶, *Akebia quinata* Decasne(으름덩굴)], 반하(半夏, *Pinellia ternata* Breitenbach), 방기(防己, *Sinomenium acutum* Rehder et Wilson), 방풍(防風, *Saposhnikovia divaricata* Schiskin), 백굴채[白屈菜, *Chelidonium majus* Linne(애기똥풀)], 백부자(*白附子, Aconitum koreanum* Raymond), 백선피[白鮮皮, *Dictamus dasycarpus* Turcz(백선)], 베라트룸[Varatrum, *Veratrum nigrum* Linne var. *ussuriense* Loes. fil(참여로), 기타 동속 근연식물], 벨라돈나(Belladonna, *Atropa belladonna* Linne), 보두[寶豆, *Stryhnos igrati* Bergius(보두나무)], 복

수초[福壽草, *Adonis amurensis* Regel et Radde(복수초)], 부자[附子, *Aconitum carmichaeli* Debeaux(부자)], 빈랑자[檳榔子, *Areca catechu* Linne(빈랑나무)], 사리풀[Henbane leaf, *Hyoscyamus niger* Linne(사리풀)], 상륙[商陸, *Phytolacca esculenta* Houtuyn(자리공)], 석류피[石榴皮, *Punica granatum* linne(석류나무)], 세네키오(Senecio, *Senecio aureus, Seneciocineraria, Senecio jacobaea, Sercionemorensis fuchsli* C, Gmelin), 스코폴리아[Scopolia, *Scopolia japonica* Maximowicz(미치광이풀), 기타 동속 근연식물], 스트로판투스(Strophantus, *Strophantus kombe* Oliver, 기타 동속 근연식물), 쓴쑥[Wormwood, *Artemisia absinthium*(향쑥)], 앵속[罌粟, *Papaver somniferum* L.(양귀비)], 알라파(Jalapae, *Ipomoea purga* Hayne), 영란[鈴蘭, *Convallaria keiskei* Miquel(은방울꽃)], 요힘배(Yohimbe, *Pausinystalia yohimbe*, Coryanthe yohimbe), 운향풀(Ruta graveolens, *Ruta graveolens* L. ssp. vulgaris Villkomm), 원화(芫花, *Daphne genkwa* Seibold et Zuccarini), 위령선[威靈仙, *Clemantis mandshurica* Maximowicz(의아리)], 인도사목(印度蛇木, *Rauwolfia serpentina* Bentham 또는 기타 근연식물, 기타 동속 근연식물), 저백피[樗白皮, *Ailanthus aktissima* Swingle(가죽나무)], 천남성[天南星, *Arisaema amurense* Maximowicz(둥근잎 천남성), *Arisaema erubescens* Schott(천남성), *Arisaema heterophyllum* Blume(두루미천남성)], 천초근[茜草根, *Rubia akane* Nakai(꼭두선), 기타 동속 근연식물, 혈견수, 활혈단, 천초, 홍천근], 청목향[青木香, *Aristolochia contorta* Bunge(쥐방울), Aristolochia spp.], 초오[草烏, *Aconitum cilare* Decaisne(놋젗가락나물), 기타 동속 근연식물, 오훼, 계독, 토부자], 체퍼랠(Chaparrel, *larrea tridentata*), 카바카바(Kava kava, *Piper methysticum*), 카스카라 사그라다(Cascara sagrada, *Rhamnus purshiana* De Carddle), 카트(Khat, *Catha edulis*), 컴프리(Comfrey, *Symphytum officinale*), 콜로신스(Colocynth, *Citrullus colosynthis* L. Schrader. 코푸레, 검부리, 캄프리), 콜키쿰(Colchicum, *Colchicum authumnale*), 키나[Quina, *Cinchona succinrubra* Pavon ey Klozsch(키나나무), 기타 동속 근연식물], 탠지(Tansy, *Tabacetum vulgare* L, *Chrysanthemum vulgare* L. Bernhard),

토근[吐根, *Cephaelis ipecacuanha* A. Richard(리오토근), *Cephaelis acuminata* Karsten(카르타게나 토근)], 투보쿠라린(Tubocurrarine, *Chondrodendron tomentosum*), 파두(巴豆, *Croton tigium* Linne), 팔각련[八角蓮, *Dysosma pleiantha*(Hance) Woods], 해총(海葱, *Urgenia scilla* Seinheil), 행인[杏仁, *Prunus armeniaca* Linne var, ansu Maximowicz(살구나무), *Prunus mandschurica* Loehne var. glabra Nakai(개살구나무), *Prunus sibrica* Linne(시베리아살구), *Purunus armeniaca* Linne(아르메니아살구), Apricot Kernel], 황백[黃柏, *Phellodendron amuranse* Ruprecht(황백나무), *Phellodendron chinense* Schneider(향피수)] 등 68종이다. 또한 건강기능식품 제제에 사용할 수 없는 동물성 원료는 10종으로, 건조갑상선(dried thyroid), 담즙/담낭(bile and gall bladder), 맥각(麥角, ergot), 반묘(斑猫, blister beetle), 사독(蛇毒, venom), 사람의 태반(human placenta), 사람의 혈액(human blood), 사향(麝香, musk), 섬수(蟾酥, toad venom), 오공(蜈蚣, scolopendae corpus)이다. 이밖에도 건강기능식품에 사용할 수 없는 기타 원료로 11종이 있는데 로벨린 또는 그 염류(Lobeline or its salts), 불보카프닌 또는 그 염류(Bulboccapnine or its salts), 브루신 또는 그 염류(bruccine or its salts), 사비나유(Sabina oil), 세파란틴(cepharantin), 아가리틴 또는 그 염류(agaritine or its salts), 아레콜린 또는 그 염류(arecoline or its salts), 카이닌산(kainic acid), 코타르닌 또는 그 염류(cotarnine or its salts), 트로피코카인 또는 그 염류(tropacoccaine or its salts), 방사성 물질(radioactive substance)이다.

건강기능식품 시장

세계 건강기능식품 시장은 2019년 1,777억 7,000만 달러 규모에서 연평균 5.26% 성장하여 2025년에는 2418억 1,000만 달러 규모에 이를 것으로 예상하였다(표 5).

표 5. 세계 건강기능식품 시장 규모 및 전망(십억 달러) [Statista, 2021]

구분	2019	2020	2021	2022	2023	2024	2025	CAGR
세계시장	1777.77	187.12	196.97	207.33	218.24	229.72	241.81	5.26%

*CAGR : Compound annual growth rate, 연평균 증가율

국내 건강기능식품 시장 규모는 2019년 4조 6,999억 원에서 연평균 20.9% 성장하여 2025년에는 10조 7,796억 원에 이를 전망이며, 2030년까지 25조원에 달할 것으로 전망하였다(표 6).

표 6. 우리나라 건강기능식품 시장 규모 및 전망(억 원) [한국건강기능식품협회, 2021, 2021건강기능식품 시장현황 및 소비자 실태조사]

구분	2019	2020	2021	2022	2023	2024	2025	CAGR
세계시장	46,699	49,273	50,454	60,999	73,748	89,161	107,796	20.9%

건강기능식품 선택 시 주의사항

소비자들이 건강기능식품 선택 시 확인해야 할 사항은 안전성과 유효성과 관련된 정보이다. 건강기능식품에 관한 법률 제17조 표시기준에 의하면 건강기능식품의 용기-포장에는 다음 각 호의 사항을 표시하여야한다. ① 건강기능식품이라는 문자 또는 건강기능식품임을 나타내는 도형, ② 기능성분 또는 영양소 및 그 영양권장량에 대한 비율(영양권장량이 설정된 것에 한함), ③ 섭취량 및 섭취방법, 섭취 시 주의사항, ④ 유통기한 및 보관방법, ⑤ 질병의 예방 및 치료를 위한 의약품이 아니라는 내용의 표현, ⑥ 그 밖에 식품의약품안전처장이 정하는 사항이다. 의약품이 아닌 건강기능에 도움을 주는 식품이므로 상대적으로 효능은 약하다고 할 수 있으나 장기적 복용 시에는 여러 가지 영향을 미

칠 수도 있으므로 의료기관에서 진찰을 받고 있는 사람은 의사와 상의하여 복용하는 것이 좋다. 건강기능식품을 복용한 이후 나타날 수 있는 부작용은 경미한 위장장애부터 두드러기와 같은 알레르기 반응 등 다양하게 나타날 수 있다. 부작용으로 생각되면 일단 복용을 중지하고 의사와 상담하는 것이 안전하다(식품의약안전처 건강기능식품 민원 상담 http://www.foodsafetykorea.go.kr/minwon/main.do).

건강기능식품의 확인

건강기능식품을 확인하는 것은 매우 쉽다. 제품에 「건강기능식품」이라는 표시 또는 건강기능식품 마크가 있는 것을 확인하면 된다. 식품의약품안전청에서는 과학적 근거가 있는 원료를 기능성원료로 인정해주며, 건강기능식품은 이러한 원료를 가지고 만든 제품이다. 또한 식약처에서는 기능성원료가 포함된 제품이 기능성이 확보되도록 기준규격으로 관리하고 있다. 따라서 건강기능식품의 표지에 표시된 「영양기능정보」를 확인하면 식약처에서 평가된 기능성 내용을 확인하실 수 있다. 건강기능식품인 경우, 제품에 기능정보를 표시할 때뿐만 아니라 TV, 라디오, 신문, 인터넷, 인쇄물 등에 광고할 때에도 사전에 「표시광고 심의」를 받아야 한다. 또한 사전심의를 받은 표시나 광고에 한하여 「표시-광고사전심의필」마크를 사용할 수 있다. 따라서 "질병의 예방 및 치료에 효능 또는 효과가 있습니다"라고 광고하거나, 소비자를 오인시킬 수 있는 표시-광고는 사전심의를 통과할 수 없으므로 「표시-광고사전심의필」을 확인하시면 기능을 인정받은 제품 선택에 도움이 될 수 있다. 건강기능식품은 건강을 유지시키는데 도움을 주는 식품이다. 일부 판매자의 경우 질병을 치료하거나 예방하는 기능이 있는 것처럼 홍보하는 경우가 있는데, 이는 과대광고이며 소비자들은 꼭 제품에 표시되어 있는 내용을 확인하여 본인에게 가장 잘 맞는 제품을 선택해야 한다. 주위의 소문 또는 판매자의 말에 현혹되어 충동적으로 구입하는 것보다 제품에 표시된 영양기능정보를 올바르게 이해하여 섭취하거나 구입하는 것이 좋다. 건강기능식품은 제품에 표시된 섭취량을 복용할 경우 일반적으로는 부작용이 생기지는 않는다. 그러나 권장 섭취량보다 과량을 섭취하였거나, 유통기한이 지난 경우 또는 아주 드물게는 사람의 특성에 따라 이상반응(두통·설사 등)이 생길 수 있다. 건강을 유지하기 위해서는 균형 있는 식생활과 규칙적인 운동이 무엇보다도 중요하다는 것을 명심하여야 한다. 건강관리 방법으로 건강기능식품을 섭취할 경우 제품의 기능정보를 충분히 이해한 후 스스로 판단하여 선택하고 적절하게 섭취해야 한다. 또한 식품의 원료를 고농도로 농축한 제품들이 많기 때문에 제품에 표시된 섭취량, 섭취방법, 보관방법에 따라 사용해야 한다. 의료기관에서 진찰을 받고 있는 사람은 건강기능식품 섭취 시 의사와 상담하는 것이 좋다. 간혹 사람들은 암에 좋은 음식, 감기에 좋은 음식, 다이어트에 좋은 음식, 항산화에 좋은 음식, 면역에 좋은 음식을 찾아 해당 건강 기능 식품을 섭취하기 마련이다. 하지만 식품 영양학을 전공한 사람들의 의견은 다를 것이다. 대부분 관련 연구자들이나 전문가들의 결론은 '균형성, 다양성, 적절한 양'이 가장 중요 하다는 것이다.

건강기능식품을 어떻게 먹어야할지 기본 원칙은 다음과 같다.

1) 균형 잡힌 식사: 섭취하는 식품이 영양소면에서 특정한 것에 치우침이 없어야 한다.
2) 다양한 식품군의 섭취: 각 식품에 함유되어 있는 영양소는 다양하다. 그래서 다양한 식품을 섭취함으로써 영양 섭취의 상호 보완효과를 위해 다양한 식품군의 섭취가 필요하다.

3) 적절한 양과 절제된 식사: 너무 많은 양을 섭취하였을 경우 남은 에너지원은 지방으로 전환되고 저장된 지방은 우리 몸의 이상 문제를 일으킨다.
4) 영양밀도가 높은 음식 섭취: 영양 밀도가 낮은 음식의 대표적인 '콜라' 등의 단순 당류가 많은 식품은 에너지양에 비해 우리 몸의 다른 영양소의 함량이 낮다.

사실 건강이란 노화 과정 이외에 식품 섭취 기본이 지켜지지 않기 때문에 아프고 병이 발생할 수 있다. 그래서 사람들은 이러한 병을 고치기 위해 몸에 좋다는 건강기능식품을 구입하여 섭취하고, 이런 섭취로 병을 다 낫게 해 줄 것이라 믿는다. 정말 그럴까?. 기본이 지켜지지 않는다면 결코 몸에 좋은 건강기능식품을 섭취해도 내 몸이 다시 회복되기란 용이하지가 않다. 왜냐하면 들어온 식품이 우리 몸의 소화 흡수 과정에서 어떤 식품과 만나야 흡수가 더욱 잘 되고 어떤 식품이 있을 때 흡수가 방해 되는지 등 요인이 많이 존재하기 때문이다. 한 예로 우유의 칼슘은 철분과 1:1 결합했을 때 최적의 소화 흡수를 이루어 준다. 그런데 칼슘이 뼈에 좋다고 단순히 칼슘 보조제만을 섭취할 경우 어떨까? 내 몸에 칼슘이 다량으로 들어와도 함께 흡수하기 위해 도와 줄 철분이 없다면 효율적인 흡수를 도와주지 않는다. 이처럼 식품과 함께 '다양하게, 적절하게, 적절한 양'을 섭취하는 게 중요하다. 무작정 광고에 현혹되어 몸에 좋다는 기능성 식품을 찾아 섭취하기보다 내 식사의 기본 원칙을 지키며 섭취하는지 확인하는 것이 최우선이다. 또한 이러한 기본 식사 원칙 이후에 '건강한 식사 구성'을 위해 부단히 노력해야 한다.

항산화 건강기능식품 중 고시 원료

먼저 항산화 영양소에 대해 고시 원료를 살펴보자

1. 영양소

(1) β-카로틴

β-카로틴은 α-카로틴의 이성질체로, 분자량이 약 537 정도이며 8개의 이소프렌 단위(isoprene unit)로 구성되어 있는 천연 카로티노이드의 한 종류이다. 당근, 시금치와 같은 녹황색 채소와 해조류에 많이 함유되어있는 β-카로틴은 비타민 A의 전구체로 장과 간에서 레티놀로 전환되었다가 다시 비타민 A 형태로 전환되며 이는 영양학적으로 중요한 의미를 가진다. β-카로틴은 건강기능식품으로 사용하기 위해서는 식용 조류, 푸른 잎 식물, 당근으로부터 β-카로틴을 추출하여 기름 상태로 가공한 것, 합성 β-카로틴, 식품원료를 분말화하거나 물 또는 주정으로 단순히 추출하여 β-카로틴을 보충할 수 있도록 제조·가공한 것을 원료로 이용해야 한다. β-카로틴의 기능성 내용은 ① 어두운 곳에서 시각 적응을 위해 필요, ② 피부와 점막을 형성하고 기능을 유지하는데 필요, ③ 상피세포의 성장과 발달에 필요이며, 일일 섭취량은 식용 조류, 합성 β-카로틴의 경우 0.42~7㎎, 식품원료를 분말화 하거나 추출하여 가공한 것은 1.26㎎ 이상이다.

(2) 비타민 C

비타민 C는 6개의 탄소로 이루어진 흰색의 결정형 고체로 수용성이 매우 높은 필수 탄수화물이다. 식물이나 대부분의 동물 체내에서는 포도당으로부터 비타민 C를 합성할 수 있지만, 사람이나 기니피그, 일부 조류 및 어류에서는 비타민 C 합성에 관여하는 효소가 존재하지 않아 반드시 식품의 형태로 섭취해야 한다. 비타민 C는 체내에서는 환원형인 L-아스코르브산(L-ascorbic acid), 산화형인 L-데하이드로 아스코르브산(L-dehydropascorbic acid)의 형태로 존재하면서 상호 전환된다. 환원형인 L-아스코르브산은 에너지, 소듐 의존성 능동 수송(sidium dependent active transport), 산화형인 L-데하이드로아스코르브산은 촉진 확산(facilitated diffusion)으로 소장에서 흡수되며, 필요한 조직으로 운반된다. 비타민 C는 수용성이기 때문에 섭취량이 1g 이상이 되면 체내 흡수율은 낮아지고 체외로 배출되는 양이 증가한다. 식품에서는 일반적으로 L-아스코르브산 형태로 존재하고, 수소 수송을 위한 생물학적 환원제로 작용한다. 비타민 C는 정상적인 치아와 뼈의 형성, 상처 치유, 콜라겐 형성, 연골 형성 등에 중요한 역할을 하며, 이외에도 철분흡수, 면역계, 지방대사, 해독작용 등에 중요한 역할을 한다. 비타민 C를 과잉 섭취하면 구토, 설사, 복통 등의 증상이 나타날 수 있으며, 결핍 시 콜라겐 합성이 저해되어 괴혈병이 유발되거나 치아, 잇몸에 출혈이 생길 수 있다. 비타민 C를 건강기능식품으로 사용하기 위해서는 비타민 C, L-아스코르브산나트륨(sodium ascorbate), L-아스코르빌 스테아레이트(ascorbylstearate), 아스코르브산 칼륨(potassium ascorbate), 아스코르브산 칼슘(calcium ascorbate), 아스코르빌 팔미테이트(ascorbyl palmitate), 식품원료를 사용하여 비타민 C를 보충할 수 있도록 제조·가공해야 한다. 비타민 C는 세포 내 항산화물질인 글루타티온에 의해 환원 형태로 존재하며 과산화수소 같은 활성산소를 제거하는 역할을 한다. 비타민 C의 기능성 내용은 ① 결합조직의 형성과 기능 유지에 필요, ② 철의 흡수에 도움, ③ 유해산소로부터 세포를 보호하는데 필요이며, 일일 섭취량은 비타민 C로서 30~1,000㎎이다.

(3) 비타민 E

비타민 E는 지용성 비타민으로 콩, 옥수수, 해바라기씨 등의 식물성 기름에 많이 함유되어 있다. 비타민 E는 총 8가지의 이성질체를 가지며 이는 4종의 α, β, γ, δ-토코페롤(tocopherol)과 α,β,γ,δ-토코트리에놀(tocotriendol)로 이루어져 있다. 포유동물 조직에서는 주로 α-토코페롤의 형태로 발견되며, 생물학적 활성이 가장 뛰어나다. 비타민 E는 모든 조직에 존재하며, 주로 인지질과 함께 세포막에 위치하여, 지방질 산화방지, 적혈구 보호, 세포호흡, 헴의 생합성 및 혈소판 응집 등에 관여한다. 비타민 E 결핍 시 적혈구 능력 감소 및 심한 빈혈, 근육 약화, 생식기능 저하, 지방간 등의 증상이 나타날 수 있으며, 과잉섭취 시 중독증상이 유발될 수 있다.

(4) 구리

전이금속인 구리는 생체의 필수 미량원소로 견과류, 간, 초콜릿, 바나나, 감자 등에 함유되어 있다. 생체 내에서는 산화형인 Cu^{2+}, 환원형인 Cu^{+}의 형태로 존재하면서 상호 전환된다. 구리를 포함하는 세룰로플라스민(ceruloplasmin) 단백질은 Fe^{2+}를 Fe^{3+}로 산화시켜 소장 세포막으로의 철분의 흡수 및 체내 이용을 돕는다. 또한 구리는 구리/아연-슈퍼옥사이드 변환효소(Cu, Zn-superoxide dismutase)에 결합해 세포의 산화를 방지하여 항산화 효과를 나타낸다. 구리 결핍 시 철의 이용 감소, 적혈구 합성 저하 등으로 빈혈이 발생할 수 있으며 골격 이상 등이 유발될 수 있다. 구리를 건강기능식품으로 사용하기 위해서는 글루콘산동(copper gluconate), 황산동($CuSO_4 \cdot 5H_2O$), 식품원료를 사용하여 구리를 보충할 수 있도록 제조·가공해야 한다. 구리의 기능성 내용은 ① 철의 운반과 이용에 필요, ② 유해산소로부터 세포를 보호하는데 필요이며 일일 섭취량은

0.24~7.0㎎이다.

(5) 셀레늄

셀레늄은 육류, 해산물, 견과류 등에 함유되어 있는 생체의 필수 미량 원소로 체내에서 셀레노메티오닌(selenomethionine)과 셀레노시스테인(selenocysteine)의 형태로 존재한다. 셀레늄은 체내에서 생산된 과산화수소를 분해하여 항상화 기능을 나타내는 글루타티온 과산화효소(glutathione peroxidase)의 구성성분으로 글루타티온과 함께 항산화 효과를 나타낸다. 셀레늄 결핍 시 근육통, 근육 소모, 심장기능 이상 등이 발생할 수 있다. 셀레늄을 건강기능식품으로 사용하기 위해서는 아셀렌산 나트륨, 셀렌산 나트륨, 식품원료를 사용하여 셀레늄을 보충할 수 있도록 제조·가공해야 한다. 셀레늄의 기능성 내용은 '유해산소로부터 세포를 보호하는데 필요'이며, 일일 섭취량은 16.5~135㎍이다.

(6) 망간

망간은 어패류, 땅콩, 녹차 등에 함유되어있는 생체의 필수 미량원소로 초과산화물 변환효소, 글루타민 합성효소 등의 구성성분이다. 식물성 식품에 많이 포함되어 있어 결핍증은 거의 없지만 , 망간 결핍 시 골격 발달 저해, 성장지연, 생식기능 저하 등이 유발될 수 있다. 망간을 건강기능식품으로 사용하기 위해서는 글루콘산 망간(manganese gluconate), 염화망간($MnCl_2$), 황산망간($CuSO_4 \cdot 5H_2O$), 구연산 망간(manganese citrate), 식품원료를 사용하여 망간을 보충할 수 있도록 제조 가공해야 한다. 망간의 기능성 내용은 ① 뼈 형성에 필요, ② 에너지 이용에 필요, ③ 유해산소로부터 세포를 보호하는데 필요이며, 일일 섭취량은 0.9~3.5㎎이다.

2. 페놀류

(1) 녹차 추출물

차는 차나무 잎을 우려낸 음료로 발효 정도에 따라 녹차, 반발효차(우롱차), 발효차(홍차)로 나눌 수 있다. 이중 녹차는 전혀 산화되지 않아 녹색이 도는 차를 의미한다. 녹차는 아주 오래전부터 기호식품 및 건강증진을 목적으로 음용되어 왔으며, 항산화 , 항암 등 건강증진에 유익하다는 것이 알려져 소비가 점점 늘어나고 있다. 녹차 잎의 75~80%는 수분이고, 나머지가 고형물로 폴리페놀 화합물을 포함하고 있다. 폴리페놀(polyphenol) 화합물 중 주 성분은 플라보노이드인 카테킨(catechin)이며, 에피카테킨(epicatechin, EC), 에피카테킨 갈레이트(epicatechin gallate, ECG), 에피갈로카테킨(epigallocatechin, ECG), 에피갈로카테킨 갈레이트(epigallocatechin gallate, EGCG)가 대표적이다. 이 중에서 EGCG의 함량이 가장 많아 전체의 50~60%를 차지하며, 생리활성이 가장 높다. 녹차추출물을 건강기능식품으로 사용하기 위해서는 녹차 잎을 물 또는 주정, 초산에틸로 추출한 후 여과하여 제조해야 하며, 기능성분인 카테킨을 200㎎/g 이상 함유하고 있어야 한다. 이때 카테킨은 EC, ECG, EGC, EGCG의 합계량으로 환산하며 4가지 카테킨이 모두 확인되어야 하지만 최종 제품의 경우 4가지 카테킨을 모두 확인할 필요는 없다. 실제로 인체적용시험에서 하루 1~6잔의 녹차는 항산화 활성을 증가시키며, 혈액에서의 항산화 효소 활성이 2~4% 증가시킨다고 보고된 바 있다. 시험관 내 시험에서는 비효소적 항산화제의 활성을 측정할 수 있는 TRAP 시험법을 통해 녹차를 섭취하였을 때 50%, FRAP 시험법(ferric 2,4,6-tripyridyl-S-triazine이 착색물질로 환원되는 것을 측정하는 방법으로 간단하고 빠르며 고가의 장비가 필요하지 않다)을 통해 항산화 활성을 12% 증가시켰다. 녹차의 카테킨과 폴리페놀은 체내에서 생성되는 다양한 ROS와 질소종을 제거하는 것으로 알려졌으며, 동물실험에서도 녹차 잎의 폴리페놀을 식수로 섭취하게 하였을 시 간과 소장에서의 GST(glutathione-S-transferase) 활성이 증가되었다. 녹차추출물의 기능성 내용은 ① 항산화 체지방 감소, ② 혈중 콜레스테롤 개선에 도움을 줄 수 있음이며 일일 섭취량은 카테킨으로서 0.3~1g이다. 녹차 추출물의 경우 카페인이 함유되어있어 초조감, 불면 등을 나타낼 수 있으므로 섭취에 주의해야 한다.

(2) 프로폴리스 추출물

프로폴리스는 꿀벌이 각종 나무로부터 채취한 수액과 자신의 타액 및 효소 분비물을 혼합하여 만든 갈색 수지상의 물질이다. 프로폴리스의 구성성분은 180가지가 넘으며 폴리페놀이 주요 성분이다. 현대에 와서는 1965년 프랑스의 의사이자 프랑스 국립 양봉연구소장인 레미 쇼방(Remy Chauvin)이 꿀벌의 몸에 박테리아가 없는 이유를 연구하다 프로폴리스의 항균 기능을 밝혀낸 이후로 프로폴리스에 대한 연구가 활발히 이루어졌고, 많은 생화학적 기능을 연구했다. 주요 폴리페놀은 플라보노이드(flavonoid)이며 그 외 페놀산과 그 에스테르류, 페놀성 알데히드, 케톤 등이 있다. 그 외에도 휘발성유 기름과 방향산(5~10%), 왁스(30~40%), 수지, 향유, 꽃가루 등으로 마그네슘, 니켈 등 필수 금속원소를 풍부하게 함유한다. 프로폴리스를 건강기능식품으로 사용하기 위해서는 프로폴리스에서 왁스를 제거하고 물, 주정 또는 이산화탄소로 추출하여 제조해야 하며, 디에틸렌글리콜(diethylene glycol)은 사용하여서는 안 된다. 또한 프로폴리스의 기능성분인 총 플라보노이드를 10㎎/g 이상 함유하고 있어야 하며, 파라쿠마르산(p-cumaric acid)및 계피산(cinamonic acid)이 존재해야 한다. 프로폴리스의 대표적인 구성성분은 플라보노이드이며, 플라보노이드는 항알레르기, 항염증, 항산화 등과 같은 다양한 생리활성을 갖는다. 프로폴리스의 항산화 활성에 기여하는 성분은 플라보놀 성분의 일종인 갈란진과 페놀성 수지인 카페익산 페네틸에스테르(caffeic acid phenylethyl ester, CAPE)로 나뉜다. 갈란진(gallangin)은 화학물질에 의한 유전자 독성을 억제하고 효소 활성을 조절함으로써 항산화 효과를 나타내며, CAPE는 항염작용, 면역조절작용, 세포증식 억제작용, 항산화 활성을 갖는다. 프로폴리스 추출물의 기능성 내용은 ① 항산화, 구강에서의 항균작용(구강에 직접 접촉할 수 있는 형태에 한하여)에 도움을 줄 수 있음이며 일일 섭취량은 총 플라보노이드로서 16~17㎎이다.

(3) 코엔자임 Q10

코엔자임 Q_{10}은 세포의 기능을 유지하기 위해 필요한 대사물질이다. 코엔자임 Q_{10}을 건강기능식품으로 사용하기 위해서는 아그로박테륨 투메파시엔스(*Agrobacterium tumefaciens*), 파라코쿠스 덴트리피칸스(*Paracoccus dentrificans*), 슈도모나스 에루지노사(*Pseudomonas eriginosa*) 등 유비퀴놀(ubiquinol)을 생산하는 미생물의 배아 산물을 헥산, 아세톤, 아이소 프로필알코올(isopropyl alcohol), 초산에틸(ethylacetate)로 추출하고 이를 농축 또는 정제하여 제조해야 한다. 또한 코엔자임 Q_{10}은 LDL 산화에 대한 항산화 작용이 동물실험과 시험관 내 시험을 통해 작용기전까지 밝혀진 바 있다. 코엔자임 Q_{10}을 섭취한 성인의 경우, 항산화 활성 향상 및 혈중 코엔자임 Q_{10}함량이 증가된 것이 확인되었다. 코엔자임 Q_{10}의 인정등급은 생리활성기능 2등급이다. 코엔자임 Q_{10}의 기능성 내용은 ' 항산화, 높은 혈압 감소에 도움을 줄 수 있음'이다. 안정성과 기능성을 확보할 수 있는 일일 섭취량은 코엔자임 Q_{10}으로 서 90~100㎎이며, 코엔자임 Q_{10}의 가용화 분말로 270~300㎎이다.

3. 테르펜류(terpene)

(1) 엽록소 함유 식물

엽록소는 대부분 식물과 조류의 엽록체, 남세균에서 발견되는 녹색 색소이다. 엽록소는 분자 구조 차이에 따라 a, b, c1, c2, f 등으로 나눌 수 있으며, 공통적으로 클로린링(chlorin ring) 가운데에 마그네슘 이온을 포함하고 있다. 엽록소 중 가장 보편적으로 볼 수 있는 것은 a와 b이며, 대부분의 식물에서 a와 b가 약 3:1의 비율로 존재한다. 다른 엽록소들은 극소량씩 함유되어 있거나 특정 식물에만 존재한다. 엽록소는 태양 에너지를 화학 에너지로 변환시키는 광합성 과정에서 중요한 역할을 한다. 엽록소 함유 식물을 건강 기능식품으로 사용하기 위해서는 맥류약엽(보리, 밀, 귀리의 어린 싹), 알팔파(alfalfa hay), 다년생 식물로, 엽록소를 함유한 식용 해조류 및 기타 식용식물을 원재료 그대로 또는 착즙 건조하여 제조해야 한다. 또한 맥류약엽은 2.4㎎/g 이상 , 알파파는 0.6㎎/g 이상 , 식용 해조류 및 기타 식용식물은 1.2㎎/g 이상의 총엽록소를 함유하고 있어야 한다. 원료에 따라 기능성분인 총엽록소의 함량기준은 다를 수 있지만, 공통적으로 엽록소의 분해산물인 총 페오포르바이드(pheoporbide)는 1,000㎎/㎏ 이하가 되도록 관리해야 한다. 시험관 내에서 엽록소 a, b 가 항산화물질로 작용해 반응성 이온을 킬레이트화 시키고, 자유라디칼을 제거함으로써 과산화수소로 유발된 DNA 손상과 지질 과산화를 방지한다는 연구가 보고되었다. 엽록소 함유 식물의 기능성 내용은 '피부건강, 항산화에 도움을 줄 수 있음'이며 일일 섭취량은 총 엽록소로서 8~150㎎이다.

(2) 클로렐라

클로렐라는 녹조류에 속하는 지름 2~10㎛의 구형 단세포 생물이다. 클로렐라는 엽록소 a, b를 함유하고 있으며 광합성으로 인해 빠르게 번식한다. 클로렐라를 건강기능식품으로 사용하기 위해서는 클로렐라 속 조류를 인공적으로 배양하고 건조하여 제조해야 한다. 또한 10㎎/g 이상의 총 엽록소를 함유하고 있어야 하며, 엽록소의 분해산물인 총페오포르바이드는 1,000㎎/㎏이하가 되도록 관리해야 한다. 남성 흡연자 (평균 흡연 15년, 평균 연령 35세) 52명이 매일 120㎎의 엽록소가 함유된 클로렐라를 섭취한 결과, 혈장 내 비타민 C 및, α-토코페롤과 항산화 효소(카탈라아제, superoxide dismutase)의 활성이 증가하였다. 동맥경화 동물실험에서도 이와 비슷하게 클로렐라를 섭취시킨 그룹의 항산화 효소 활성이 증가하였다. 일반적으로 증가된 항산화 효소의 활성은 ROS(reactive oxygen species)로 인한 세포 손상을 보호하는 역할을 하므로, 클로렐라 등 엽록소를 함유하는 식물의 섭취는 항산화 활성 및 세포의 산화적 스트레스를 억제하는 효과가 있을 것으로 판단된다. 클로렐라의 기능성 내용은 '피부 건강, 항산화, 면역력 증진, 혈중 콜레스테롤 개선에 도움을 줄 수 있음'이며, 일일 섭취량은 피부 건강, 항산화에 도움을 줄 수 있음의 경우 총 엽록소로서 8~150㎎, 면역력 증진, 혈중 콜레스테롤 개선에 도움을 줄 수 있음의 경우 총 엽록소로서 125~150㎎이다.

(3) 스피루리나(spirulina)

스피루리나는 남세균의 일종으로 카로티노이드 등의 색소와 리놀렌산 등의 필수지방산이 풍부하다. 스피루리나를 건강기능식품으로 사용하기 위해서는 스피루리나속 조류를 인공적으로 배양하고 건조하여 제조해야 한다. 또한 5㎎이상의 총엽록소를 함유하고 있어야 하며, 엽록소의 분해산물인 총 페오포르바이드는 1,000㎎/㎏ 이하가 되도록 관리해야 한다. 스피루리나 유효성분인 엽록소 a, b는 과산화수소로 인한 DNA 손상을 농도 의존적으로 감소시키며, 클로렐라는 ROS와 같은 자유라디칼 생성을 저해하는 항산화력을 가지고 있다. 또한, 클로로필린도 엽록소의 수용성 성분으로서 ROS를 제거한다. 스피루리나의 기능성 내용은 '피부건강, 항산화, 혈중 콜레스테롤 개선에 도움을 줄 수 있음'이며, 일일 섭취량은 피부건강, 항산화에 도움을 줄 수 있음의 경우 총엽록소로서 8~150㎎, 혈중 콜레스테롤 개선에 도움을 줄 수 있음의 경우 총엽록소로서 40~150 ㎎이다.

(4) 스쿠알렌(squalene, 스콸렌)

스쿠알렌은 탄소 30개, 수소 50개가 여섯 개의 이중결합으로 연결된 트리테르페노이드 (triterpenoid)계의 불포화 탄산수소로 인체 내에도 존재한다. 심해 상어간유에 특히 많이 함유되어 있으며 올리브, 아마란 씨, 쌀겨, 맥아 등에도 함유되어 있다. 건강기능식품으로 스쿠알렌을 사용하기 위해서는 상어간유의 증류 및 검화 과정을 반복한 후, 세척하여 순도 98% 이상이 되게 제조해야 한다. 스쿠알렌은 사이클로포스파마이드(cyclophosphamide)를 투여한 동물실험에서 심장조직과 적혈구의 항산화 효소 활성이 증가하였다. 또한, 심근경색 동물 모델에서 스쿠알렌 섭취군은 혈액의 ALT, AST, LDH, CPK 등의 효소가 정상수치로 회복되었으며, 심장조직에서도 항산화 효소가 정상 수준으로 회복되었다. 건강한 남성 13명을 대상으로 임상 실험한 결과, 4주간 10g의 스쿠알렌을 섭취하였을 시 지질과산화물이 감소되었다. 스쿠알렌의 기능성 내용은 '항산화에 도움을 줄 수 있음'이며, 일일 섭취량은 스쿠알렌으로서 8~150㎎이다.

항산화 건강기능식품 중 개별인정 원료

이어서 항산화 소재에 대한 개별인정 원료 대해 알아보자.

(1) 포도종자 추출물(Vitis labrusca Linne)

포도종자 추출물은 포도종자를 물과 주정으로 추출하고, 효모 처리하여 제조하며 기능성분은 프로안토시아니딘(protocyanidine) 이다. 포도종자 추출물은 포도씨를 주정으로 추출하고 효모로 발효시켜 얻은 원료로 끼꼬망 포도종자 추출물에는 프로시아니딘이 83~95% 들어있다. 인정번호 제 2005-9호 ㈜에이치에프푸드 ; 끼꼬망 포도종자 추출물과 인정번호 제 2005-42호 ㈜네추럴 F&P 포도정자추출물이 있다. 포도종자의 페놀성분들은 시험관 내 시험 및 동물실험에서 항산화 활성이 있음이 밝혀진 바 있다. 포도종자 추출물은 동물의 간과 뇌에서 지질과산화물인 말론디알데히드(malondialdehyde, MDA) 생성을 억제하였으며, 지질과산화에 의해 유발된 간 손상에 대해 보호 작용을 보였다. 몇몇의 연구에 의하면 포도종자 추출물의 항산화 효과는 비타민 C보다 약 20배, 비타민 E보다는 약 50배 정도 높은 것으로 나타났다. 포도종자 추출물의 지표성분인 프로안토시아니딘은 자유라디칼과 산화적 스트레스에 대한 세포 보호효능을 나타낸다. 포도종자 추출물은 활성산소종을 제거하며, 12-tetradecanoylphorbol 13-acetate(TPA)에 의한 간과 뇌의 지질과산화 및 DNA 손상 억제효능이 있다. 또한, 여러 암세포에 대해 세포 성장 억제를 하지만 정상세포에서는 세포 성장을 촉진시킨다. 이러한 포도종자 추출물의 다양한 생리 활성 효능들은 포도종자 추출물의 항산화 활성에 의해 매개되는 것으로 여 거지고 있다. 포도종자 추출물의 인정등급은 생리활성기능 2등급이다. 기능성 내용은 '인체의 항산화기능 증진에 도움을 줄 수 있음'이며, 일일 섭취량은 끼꼬망 포도종자 추출물로서 식사 섭취 후 200~300 ㎎이다.

(2) 복분자 주정 추출 폴리페놀 EA108(인정번호 제2006-24호)

복분자 주정 추출물은 복분자 열매를 건조한 후, 50%주정으로 2회 추출하고 여과, 농축, 건조하여 제조하며, 기능성분은 엘라그산(ellagic acid)이다. 복분자 주정 추출물은 시험관 내 시험에서 지방산화의 감소 및 ROS 제거 등의 항산화 효능을 나타내었으며, 동물실험에서도 항산화 효소의 활성을 증가시키는 것으로 나타났다. 복분자 주정 추출 폴리페놀 EA108 의 기능성 내용은 '항산화 기능 증진에 도움을 줄 수 있으나 관련 인체적용시험이 미흡함'으로, 생리활성기능 3등급으로 인정되었다.

(3) 대나무잎 추출물[제2005-1호, ㈜네이처텍]

대나뭇잎 추출물은 대나무 잎을 주정으로 추출, 농축하여 제조한다. 기능성분은 트리신(tricine), *p*-쿠마르산(*p*-cumric acid)이다. 대나뭇잎 추출물은 시험관 내 시험 및 동물실험을 통해 혈중 콜레스테롤, 중성지질을 감소시키는 효능을 나타냈다. 유니벡스 대나뭇잎 추출물의 기능성 내용은 '항산화 효과에 도움을 줄 수 있으마 관련인체 적용시험이 미흡함'으로 생리활성기능 3등급으로 인정되었다. 일일 섭취량은 대나뭇잎 추출물로서 300~600㎎, 트리신으로서 0.345~2.07㎎, *p*-쿠마르산으로서 1.095~6.57㎎이다. 임산부나 수유부 또는 콜레스테롤 저하 약물을 복용 중인 사람은 섭취에 주의해야 한다.

(4) 비즈왁스알코올(bees wax alcohol)

비즈왁스알코올은 벌집의 밀랍으로부터 추출한 6가지 고지방족 알코올의 혼합물로, 기능성분은 1-테트라코사놀(tetracosanol, C24), 1-헥사코사놀(hexacosanol, C26), 1-옥타코사놀(octacosanol, C28), 1-트리아콘타놀(triacontanol, C30), 1-도트리아콘타놀(dotriacontanol, C32), 1-테트라 트리아콘타놀(tetraatriacontanol, C34)이다. 비즈왁스알코올의 인정등급은 생리활성 2등급이다. 기능성 내용은 ① '항산화에 도움을 줄 수 있음', ② '위점막을 보호하여 위 건강에 도움을 줄 수 있음', ③ '관절 건강에 도움을 줄 수 있음'이며, 일일 섭취량은 비즈왁스알코올로서 항산화에 도움의 경우 50㎎, 위 건강에 도움의 경우 100㎎, 관절 건강에 도움의 경우 50~100㎎이다. 어린이, 임산부, 수유부는 섭취에 주의해야 한다.

(5) 토마토 추출물(제-2008-50호)

토마토 추출물을 건강기능식품으로 사용하기 위해서는 토마토를 분쇄, 원심분리 후 펄프를 초산에틸로 추출하여 제조해야 한다. 토마토의 기능성분은 라이코펜이며, 40~80mg/g 함유하고 있어야 한다. 토마토 추출물의 인정등급은 생리 활성기능 2등급이다. 기능성 내용은 '항산화에 도움을 줄 수 있음'이며, 일일 섭취량은 라이코펜(all-*trans* lucopene)으로서 5.7~15mg/일이다. 토마토 추출물은 알레르기 체질인 경우 개인에 따라 과민반응을 나타낼 수 있고, 라이코펜이 함유된 식품을 과량 섭취할 경우 피부색이 오렌지색으로 변할 수 있기 때문에 섭취에 주의해야 한다.

제품의 형태나 식품 종류로 인해 기능성 표시가 제외되는 식품

1) 주류 및 특수의료용도 등의 식품, 2) 당·나트륨 등이 많은 식품 3) 건강민감계층 대상 식품(어린이·임산부 등)(단, 품질인증을 받은 어린이 기호식품은 제외) 4) 건강기능식품과 유사한 형태(정제, 캡슐, 과립·분말, 액상 등)이다. 이러한 기능성 표시식

품을 건강기능식품과 구분하는 방법은 건강기능식품 마크 확인이다. 기능성 표시식품의 경우 '본 제품은 건강기능식품이 아닙니다'라는 문구가 표시되어 있다." "기능성 표시식품과 건강기능식품은 의약품이 아닙니다."

건강기능식품 관련 영업의 종류

건강기능식품업은 크게 건강기능식품제조업과 건강기능실품판매업으로 나뉘며, 세부 종류와 그 범위는 건강기능식품에 관한 법률 제4조제2항 및 건강기능식품에 관한 법률 시행령 제2조에 의해 표 7에 정리하였다.

표 6. 건강기능식품관련 영업의 종류

구분	세부 종류
건강기능식품제조업	건강기능식품전문제조업 : 건강기능식품을 전문적으로 제조하는 영업
	건강기능식품벤처제조업 : 벤처기업 육성에 관한특별조치법 제2조에 따른 벤처기업이 건강기능식품을 건강기능식품전문업자에게 위탁하여 제조하는 영업
건강기능식품판매업	건강기능식품일반판매업 : 건강기능식품을 판매하는 영업(다만 건강기능식품유통 전문판매업에 해당하는 것은 제외)
	건강기능식품유통전문판매업 : 건강기능식품전문제조업자에게 의뢰하여 제조한 건강기능식품을 자신의 상표로 유통판매하는 영업

참고문헌

1. 정수정 : 건강기능식품 광고 사전심사는 합헌, 2010-08-03 법률신문
2. https://100.daum.net/encyclopedia/view/145XXXXXX2670. Daum 백과, 건강기능성식품
3. https://blog.naver.com/numerouno/222665138001 지식산업센터 대세! 건강기능성 식품, 기능성 식품 2022.3.16.
4. https://100.daum.net/encyclopedia/view/145XXXXXX2670. Daum 백과, 건강기능성식품
5. https://winsomesmile1024.tistory.com/6
6. https://www.khsa.or.kr/assets/extra/hfood/01.pdf 건강기능식품 기능성원료 인정 현황. 2016년 12월. 식품의약품 안전처. 발간 등록번호 11-1471000-000047-14

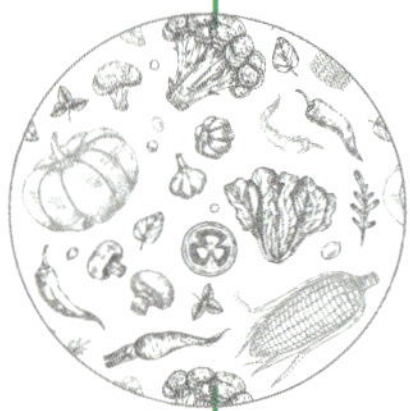

05
영양제 궁합

많은 친구들이 영양제를 여러 가지 섞어 먹어도 되느냐는 질문을 자주 한다. 칼슘과 철분을 같이 먹으면 안 된다는 데 맞는 말인지도 묻기도 한다. 기본적으로 영양제를 먹는 이유는 건강에 도움을 주고자 하여 건강기능식품을 찾지만 너무나 종류도 많고, 값 차이도 많아 어떤 걸 먹는 게 가장 좋을지 궁금해하는 것 같다. 영양제는 함께 복용했을 경우 가장 큰 시너지를 내는 성분들이 있다. 우리 각자에게는 평생 같이 살아가는 짝꿍이 있듯이 음식에도 짝꿍이 있고, 영양제도 짝꿍이 있다. 국립국어원의 표준국어대사전에 의하면 궁합이라는 단어는 '혼인할 남녀의 사주(四柱)를 오행(五行)에 맞추어 보아 부부로서 좋고 나쁨을 알아보는 점'이라고 되어 있다. 궁합이란 말은 누구나 한 번쯤 듣거나 겪어보기도 하는 말이지만 다양한 인간관계에서 서로 잘 통하면 궁합이 잘 맞는다고 하고, 좋지 않으면 궁합이 안 맞아서 그렇다고 들 얘기 한다.

음식궁합

곡천건강장수연구소 소장인 유태종 박사의 「음식궁합」이라는 책에 보면 본인이 창작한 음식궁합이라는 말이 이제는 낯설지 않게 되었다고 하였다. 이 책에서 배와 생강이 음식궁합이 맞는 예로 나온다. 불고기를 잴 때 배를 썰어 넣으면 고기가 아주 연해지는데, 이러한 작용을 연육작용이라 한다. 배에 있는 효소의 작용과 배의 안쪽에 들어 있는 오돌토돌한 석세포가 있어 고기 소화에 보탬이 된 것이다. 석세포(石細胞)는 리그닌(lignin), 펜토산(pentosan)이라는 성분으로 된 세포막이 두꺼워진 후막세포(세포벽 전체가 두꺼워지면서 목질화하여 원형질을 잃는 세포)이다. 참고로 석세포는 세포벽이 단단하게 굳어 고정된 조직으로, 주로 배 껍질이나 과일 중심부인 과일의 중심에 많이 있다. 최근 천연소재인 배 석세포로 만든 화장품과 치약 등이 개발돼 환경문제를 일으키는 미세플라스틱을 대체해 각광 받을 예정이다. 국내에서 미세플라스틱이 들어간 화장품 등은 2021년 7월부터 만들거나 수입할 수 없고, 2022년 7월부터 판매가 금지된다. 미세플라스틱이 들어간 치약은 2021년 5월 23일부터 사용이 금지되었다. '배먹고 이 닦기'라는 속담이 있는 데 배를 먹고 난 후 남는 석세포 부분으로 이를 닦으면 이가 닦였던 것이다. 치약의 연마 효과에 대해 실험한 결과, 배 석세포 분말이 5% 첨가된 치약은 일반 치약에 비해 2.4배, 프라그 제거 치약에 비해 1.8배, 호두껍질 치약에 비해 1.6배 효과가 더 높은 것으로 나왔다. 담이 나오는 기침에는 배 즙을 내서 생강즙과 꿀을 타 먹으면 효과가 있다. 생강은 배의 향미를 돋구어주는 특별한 기능이 있어 배와 생각은 궁합이 썩 잘 맞는 것이다. 즉, 밋밋한 배 맛에 자극성인 엑센트 역할을 하는 것이 생강이다. 찬 성질인 배와 따듯한 성질을 지닌 생강은 서로 보완하는 역할을 한다. 생강과 배를 원료로 만든 술인 이강주는 조선시대 3대 명주 중 하나이다.

그러면 장어와 복숭아의 관계는 어떨까? 아무리 영양가가 높은 식품이라도 서로의 궁합이 맞지 않으면 오히려 안 먹느니만 못하다. 그런 대표적인 것이 복숭아와 장어이다. 장어요리를 먹은 후 복숭아를 먹으면 왠지 뱃속이 편안하지가 않다. 그래서 복숭아와 장어는 상극이라는 말이 오래 전부터 알려져 있었다. 장어에는 지방이 21%, 단백질이 16%나 들어 있고, 장어 100g 중에는 비타민 A가 4,700IU나 들어 있어 일반 식품 중에서는 높다. 또한 비타민 E도 8,000mg으로 그 함량이 아주 높다. 장어 100g에 들어 있는 비타민 A의 양은 우유 5L, 계란 10개에 해당하는 양이다. 비타민 E는 체내에서 불포화지방산의 산화작용을 억제하여 혈관에 활력을 줄 뿐만 아니라 피부가 거칠어지는 것을 예방하고 노화 방지에도 효과가 크다. 또한 비타민 E는 혈액 중에 산소를 공급하는 헤모글로빈과 산소의 결합을 도와주어 모든 혈관이나 근육을 활성화시킨다. 장어에 들어 있는 불포화지방산은 오메가-3 지방산이 많아 혈전 생성을 억제하는 생리적 작용도 있다. 장어의 단백질에는 필수 아미노산이 골고루 들어 있어 그 영양가도 높다. 복숭아에는 포도당과 과당 등 당분이 8~10% 가량 들어 있고, 신맛을 내는 말산(malic acid, 사과산)과 구연산(citric acid)이 0.5% 정도 들어 있다. 비타민 A의 모체인 카로틴은 백도보다 황도에 많이 함유되어 있다. 장어를 먹고 복숭아를 먹으면 설사가 나기 쉽다. 장어의 지방 소화에 이상이 초래되기 때문이다. 21%나 되는 지방은 평소 담백하게 먹던 사람에게는 소화에 부담을 줄 수 있다. 지방은 당질이나 단백질에 비해 위에 머무는 시간이 길고 소장에서 소화효소인 리파아제(lipase)의 작용을 받아 소화 된다. 복숭아에 함유된 말산이나 구연산과 같은 유기산은 위에서 대사되지 않고 십이지장을 거쳐 소장에 도달한다. 산성 상태인 위와는 달리 십이지장과 소장은 알칼리성이다. 산성을 띠는 유기산이 십이지장과 소장에 자극을 주며, 지방이 소화되기 위해 작게 유화[emulsification, 서로 다른 성질을 가진 두 물질, 즉 극성(친수성 물질)과 비극성 물질(소수성 물질)간에 작용하는 계면장력을 유화제에 의해 낮춤으로써 두 물질이 잘 분산, 혼합되어 있는 상태를 유화라 한다]되는 것을 방해하므로 자칫 설사를 유발할 수 있다.

우리나라 건강기능식품 시장규모의 성장과 기능성 원료 현황

한국건강기능식품협회에 따르면 국내 건강기능식품 시장 규모는 2016년 3조 5,563억 원, 2017년 4조 1,728억 원, 2018년 4조 4,268억 원, 2019년 4조 6,699억 원, 2020년 4조 9,273억 원, 2021년 5조 454억 원을 넘기며 무려 43%나 증가하였다. 올해는 5조, 5,000억 원으로 성장할 전망이다. 또 식품의약품안전처 조사 결과 10명 중 7명이 건강기능식품을 섭취하고 있는 것으로 나타났다. 연 매출 3조원 규모의 건강기능식품 전문기업 아이허브가 한국 시장 공략을 본격화하고 있다. 코로나19 이후 건강을 챙기는 '셀프 메디케이션(self-medication)' 트렌드가 확산된 여파로 국내 건강기능식품 시장이 급성장하고 있기 때문이다. 과거 일부 제약사가 주도하던 국내 건강기능식품 시장은 식품기업이 가세한 데 이어 롯데, 신세계 등 유통대기업, 글로벌 건강기능식품 업체까지 가세할 정도로 경쟁이 치열해지고 있다. 2021년 우리나라에서 가장 많이 판매된 기능성 원료는 홍삼, 프로바이오틱스, 단일/종합 비타민, EPA/DHA 함유 유지(오메가-3 지방산) 순으로 2020년 수행한 건강기능식품 시장 조사와 같았다. 또한 건강기능식품 구매동향 지표를 보면 2021년 구매 경험률은 81.1%(100가구 당)로 10가구 중 8가구가 일 년에 한 번 이상 건강기능식품을 구매하였으며, 2021년 평균 구매 액은 313,202원으로 2019년 이후 꾸준히 상승하고 있다. 2020년 선물시장(선물하기 위해 구매) 순위를 보면 홍삼이 61.1%로

1등이고, 이어서 비타민 7.8%, 프로바이오틱스가 7.3%로 이어졌다, 그러나 직접 구매 시장순위를 보면 프로바이오틱스가 20.9%로 1위이고, 비타민 14.7%, 홍삼 12.3% 순 이었다. 2019~2021년 3년 동안 가장 많이 판매된 기능성 원료는 홍삼이 1등이고, 프로바이오틱스, 비타민, EPA 및 DHA 함유 유지, 체지방 감소제품, 콜라겐 순이었다. 홍삼, 프로바이틱스, 비타민, EPA 및 DHA 함유 유지 원료 합산 시장 규모는 무려 3조 1,022억 원으로 전체 시장의 61.4%이었다. 건강기능식품에서 사용되는 용어로 '추출물'이란 동물, 식물, 미생물, 물 등 기원의 원재료로부터 용매를 사용하거나 물리적으로 추출한 물질을 말한다. 이에 비해 '정제물'이란 동물, 식물, 미생물 등 기원의 원재료에 포함되어 있는 특정한 성분을 분리·정제한 물질을 말한다. '유해물질'이란 원재료 또는 제조 과정 중 오염 또는 잔류의 가능성이 있어 인체에 유해한 물질로서 미생물, 중금속, 잔류농약, 잔류 용매 등을 말한다. 2004~2020년 동안 건강기능식품 업체가 인정받은 기능성 원료 중에 기능성 원료로 인정받은 상위 5개 원료의 인정 건 수는 총 701건이다. 항목별로 체지방 감소 97건, 관절/뼈 건강 66건, 눈 건강 53건, 기억력 개선 49건, 혈당조절 44건이다.

영양제 궁합

영양제는 약으로 섭취하기 어려운 다양한 영양소를 우리 몸에 공급함으로써 건강을 유지시켜주는 보조적 역할을 한다. 그렇지만 아무리 몸에 좋은 영양제라도 올바르게 복용하지 않으면 효과 보기가 쉽지 않다. 영양제는 비타민, 철분, 아연, 마그네슘, 오메가-3 지방산, 프로바이오틱스 등 그 종류도 매우 다양하다. 영양제마다 복용하는 시간이 다르고, 함께 복용하면 효과가 감소하는 것도 있다. 반대로 어떤 영양제는 같이 복용하면 효과를 높여 주기도 한다. 그래서 영양제에도 궁합이 맞는 것도 있고 맞지 않는 것이 있다. 가끔 텔레비전 방송에서 연예인들이 수십여 개에 달하는 영양제를 한 번에 복용하는 모습도 볼 수가 있다. 영양제는 건강에 좋다는 인식 때문에 같이 복용해도 문제가 없을 것으로 생각하는 사람들이 있다. 그런데 같이 먹었을 때 효과가 상승되는 것들도 있고, 제대로 효과를 볼 수 없거나 오히려 부작용을 일으킬 수 있어 따로 복용해야 하는 영양제도 있다.

비타민은 크게 물에 잘 녹는 수용성 비타민과 지방에 잘 녹는 지용성 비타민으로 나눈다. 수용성 비타민은 B와 C가 대표적이다. 비타민 C와 같은 수용성 비타민은 과다 복용할 경우 소변으로 배출돼 크게 문제가 없다는 사실은 이미 많이 알고 있다. 반면 지용성 비타민은 과다 복용 시 몸에 축적되기 때문에 독성을 유발할 수 있어 주의가 필요하다. 지용성 비타민은 A, D, E, K이다. 두 계열은 같이 복용할 경우 흡수를 방해할 수 있어 시간 차를 두고 복용하는 것이 좋다. 특히 여러 가지 종류의 영양제를 다양하게 복용하고 있는 경우 영양제 조합을 더욱 세밀하게 살펴보고 섭취할 것을 권한다.

영양제 궁합이 좋은 경우

1. 비타민 A와 아연 : 아연과 비타민 A를 같이 복용하게 되면 아연은 비타민 A가 혈액 안에서 일정한 농도를 잘 유지하도록 하며, 필요한 신체의 부위로 보내는 역할을 하는 것으로 잘 알려져 있다. 꾸준하게 비타민 A를 섭취한다고 하더라도 만약 체내에 아연이 부족한 상황이라면 결핍 현상을 초래할 수 있으므로 같이 섭취하는 것이 좋다. 혈중 아연 농도가 낮은 야맹증 임산부인 경우, 아연과 비타민 A를 동시에 섭취하게 되면

증상 완화에 효과적이다. 2001년 존스홉킨스 대학의 웨스트(West KP Jr) 연구팀은 202명의 임산부를 대상으로 아연 25mg과 비타민 A 7,000mg RE(비타민 A 전구체)을 6개 그룹으로 나누어 3주 동안 섭취시킨 결과 야간 시각이 얼마나 회복되었는지 그룹별로 비교하였다. 즉, 플라시보 그룹, 아연 단독 그룹, 베타카로틴 단독 그룹, 비타민 A 단독 그룹, 아연 + 베타카로틴 그룹, 아연 + 비타민 A 그룹이다. 3주가 지난 후 아연과 비타민 A를 같이 섭취한 그룹이 그렇지 않은 그룹에 비해 야간 시각 회복률이 46.2% 더 높았다. 특히 혈중 아연 농도가 9.9mmol/L 이하인 임산부에서 그 효과가 더 크게 나타났다(52.9%). 야간 시각 회복 비율이 플라시보 그룹보다 4배 이상 높았다. 비타민 A만 섭취한 경우는 플라시보 그룹에 비해 2배 정도 높았다. 그렇지만 아연만 섭취했을 경우 오히려 플라시보 그룹과 비교해 야간 시각 회복 효과가 떨어지는 것으로 나타났다. 즉, 아연 단독 효과는 없었다. 비타민 A와 아연을 같이 섭취한 야맹증 임산부 그룹은 두 원료 중 하나만을 먹은 임산부 그룹보다 야간 시력 회복 비율이 높았다. 논문 저자에 따르면, 아연이 비타민 A의 야간 시각 회복 기능을 더욱 높여주는 걸 도와주는 역할을 했다고 하였다.

2. 비타민 B와 마그네슘 : 비타민 B는 만성피로 증상이 있는 경우 추천하는 영양소이다. 비타민 B 복합체는 스트레스 지수를 낮추는데 도움이 된다. 비타민 B와 함께 먹으면 좋은 영양제는 마그네슘으로, 마그네슘은 신경 안정에 도움이 되기 때문에 편두통에 효과가 있고, 숙면을 유도해주어 불면증 개선에도 좋다. 마그네슘은 스트레스와 긴장을 완화하는데 큰 도움을 준다. 경직된 근육을 이완시키는데 효과적이면서도 안전한 영양소이기 때문에 특히 스트레스를 많이 받는 직장인들에게 컨디션

개선 효과가 크다. 마그네슘은 하루 중 어느 때나 섭취해도 상관이 없지만 수면이 불규칙하다면 취침 1시간 전에 섭취하는 것을 권장한다. 빈속에 복용하는 것이 흡수가 잘된다. 비타민 B_9인 엽산과 아미노산을 같이 복용할 경우 서로 흡수를 도와주는 역할을 한다. 2017년 맥카베(McCabe D) 연구팀은 체계적 종설논문에서 마그네슘과 비타민 B_6 병용 경우 월경전 스트레스를 감소시켰으며, 비타민 B_6 단독으로는 나이든 여성에서 근심 걱정을 효과적으로 감소시켰다.

3. 비타민 C와 콜라겐 : 젊음을 유지할 수 있도록 돕는 콜라겐은 식품으로 섭취하게 되었을 때 흡수율이 현저하게 떨어지고 고분자 형태이기에 피부에 깊숙이 침투하기가 어렵다. 이에 저분자량의 콜라겐을 영양제로 보충을 하는 경우가 많은데, 이 때 비타민 C를 같이 복용할 경우 보다 안정적으로 비타민 C가 콜라겐을 흡수시킬 수 있게끔 만들어 준다. 콜라겐이 체내에서 아미노산 단위로 분해된 후 다시 콜라겐으로 합성될 때 비타민 C가 절대로 필요하다. 즉, 콜라겐에 독특하게 많이 들어 있는 하이드록시프롤린의 경우 단백질 합성 시 직접 들어가지 못하고 먼저 프롤린이 단백질 합성과정에 들어가고 이후 프롤린 중 일부가 하이드록시프롤린으로 전환되는 데, 이때 환원형 철분이 절대로 필요하다. 그렇지만 우리 몸에는 철이 무한정으로 존재하는 것이 아니라 일정 풀(pool)만 있어서 환원형 철분이 전부 산화형으로 바뀌게 되면 이 반응은 더 이상 진행이 되지 않는다. 이때 비타민 C가 산화형 철분을 환원형 철분으로 바꾸어 반응이 지속될 수 있도록 하기 때문이다. 피부 건강에 좋은 콜라겐은 몸에 흡수율이 많이 떨어진다. 이때 비타민 C를 함께 복용하면 콜라겐 흡수율이 높아져 피부를 더 건강하게 관리할 수 있다. 피부

에 탄력을 더해주는 효능으로 유명한 콜라겐도 아쉬운 점 한 가지가 있는데, 단독으로 섭취 시 체내 흡수율이 떨어진다는 것이다. 이러한 점을 보완하기 위해 콜라겐의 흡수율을 높이는 데 도움을 주는 비타민 C를 함께 섭취하기를 권장한다. 비타민 C는 콜라겐을 만들 때 꼭 필요한 영양소일 뿐만 아니라 이미 생성된 콜라겐을 보호하는 역할까지 한다. 콜라겐과 비타민 C를 꾸준히 함께 복용할 경우 푸석하던 피부 결에 탄력이 살아나고, 나아가 화이트닝 효과까지 누릴 수 있다. 비타민 C와 콜라겐은 시간차를 두지 말고 비슷한 타이밍에 섭취하는 것이 가장 이상적이다.

4. 비타민 C와 철분 : 체내 산소 운반과 혈액 생성에 필요한 철분은 비타민 C와 함께 복용하면 흡수율이 증가한다. 그래서 일반적이 철분제에는 비타민 C가 함께 들어 있다. 비타민 C와 철분제 영양제 조합은 남녀에 따라서 섭취를 달리 해주는 것이 좋다. 여성은 비타민 C 섭취를 할 때 철분을 같이 보충하여 체내 흡수율을 높이는 방향이 올바른 구성이다. 그렇지만 남성이라면 여성과 비교했을 때 하루 철분의 권장량이 절반 밖에 되지 않는다는 점을 고려했을 때 시간의 차이를 두고 별도로 하나하나 복용을 하는 것이 좋다. 변비는 철분제 복용 중 자주 나타나는 불편한 증상이다. 아마도 체내 흡수가 잘 되지 않아 철분이 장내에 남게 되어 변비가 유발될 수 있다. 이럴 경우 비타민 C나 프로바이오틱스 등을 같이 공급하는 것도 좋다. 비타민 E를 철분과 함께 섭취한 경우에도 철분의 흡수율이 좋아진다. 혈액 속의 철분이 산화되면 철분의 산소운반 기능이 감소하는 데 셀레늄이 이것을 복구시키는 작용을 한다.

5. 비타민 C와 타우린 : 일부 에너지 음료, 자양 강장제를 보면 항상 타우린(taurine)이 들어 있는 것을 볼 수 있다. 타우린은 황 함유 아미노산으로 심혈관, 골격, 신경계, 근육, 소화계 등의 기능을 돕는 아미노산이다. 다른 아미노산과 달리 타우린은 신체 내 단백질 구성에는 사용되지 않는다. 타우린은 일부 식품에 들어 있고, 신체 내에서도 소량 생산된다. 영유아 시기에는 타우린 형성이 불가능하므로, 모유 또는 분유에서 섭취가 된다. 타우린은 세포의 전해질 균형 유지, 세포 내 미네랄 조절, 항산화 기능 조절, 피로감소 등 다양한 효과가 있다. 비타민 C는 항산화 작용을 해서 체내에 쌓인 유해활성산소를 없애주는 것과 동시에 면역력 강화에도 도움이 된다. 이때 피로 해소 성분으로 유명한 타우린을 같이 복용하면 피로 극복에 도움이 되는 시너지 효과를 볼 수 있다. 2018년 탁(Tack C) 등의 연구팀은 비타민 C/타우린은 항산화 작용을 통해 힘줄 치유에 간접적인 효과를 보였으며 비타민 A/글리신은 세포외 매트릭스 조직 합성에 직접적인 영향을 미쳤다고 하였다. 2003년 페네시(Fennesy FM) 연구팀은 타우린/비타민 C 보충제는 젊은 흡연자에서 이상지질혈증 상태에서 변형된 내피세포 기능과 큰 혈관 내피 기능에 긍정적인 효과를 보였다고 하였다.

6. 비타민 D와 칼슘 : 칼슘은 뼈와 치아의 형성에 필요하며, 마그네슘과 함께 신경과 근육 기능 유지에 필요하다. 칼슘이 우리 몸에 잘 흡수되기 위해 마그네슘, 비타민 D, 인 등 여러 영양소의 협력이 필요하다. 그래서 대부분 칼슘제에는 비타민 D가 같이 들어 있는 경우가 많다. 칼슘과 비타민 D를 함께 복용하면 뼈, 근육 건강에 도움이 된다. 비타민 D는 칼슘이 뼈 조직으로 원활하게 흡수될 수 있도록 유도해주고, 면역력 강화

에 도움이 되어 뼈, 근육을 튼튼하게 만들어 준다. 칼슘과 비타민 D를 함께 복용했을 때 제일 좋은 시간대는 저녁 식사 후에 먹는 것이 좋다. 칼슘과 비타민 D는 뼈와 근육 건강을 위한 최적의 영양소이다. 그러나 2017년 자오(Zhao J - G) 등의 연구팀의 연구에서 33 무작위 임상시험의 메타분석에서 총 51,145명에 대한 칼슘, 비타민 D 또는 위약이나 무치료와 비교하여 비타민 D와 칼슘 모두를 포함한 보충제를 사용하는 것은 지역사회에 거주하는 노인의 골절 위험 감소와 관련이 없었다. 이러한 발견은 지역사회에 거주하는 노인에게 이러한 보충제의 일상적인 사용을 권장할 정도는 아니라는 것을 시사해준다. 칼슘은 근육과 신경을 안정시켜 저녁에 먹는 것이 좋고, 위산과 만나면 흡수력이 높아져 위산 분비가 많은 식후복용을 권장한다. 비타민 D도 식후에 먹는 것을 권장한다. 그렇지만 전문의는 "비타민 D가 칼슘의 흡수를 돕긴 하지만 고함량을 장기 복용하면 고칼슘혈증을 유발할 수 있으니 주의하세요"라는 조언도 새겨듣자. 성인 기준 하루 복용량의 상한선은 5,000IU이다. 칼슘과 인은 보통 2:1의 비율로 맞춰져 있는데, 인이 과다해지면 칼슘의 흡수를 방해한다. 대부분 식재료, 특히 동물성 식품 및 곡류에 인이 많으며, 요즘 식생활에서 패스트푸드, 탄산음료가 더욱 많은 인을 공급한다.

7. 비타민 D와 멀티비타민 : 종합 비타민과 멀티 비타민은 다른 데, 종합 비타민 경우 불용성 비타민인 비타민 A, D, E 뿐만 아니라 수용성 비타민인 C와 B 복합체가 모두 함유된 제품이지만, 멀티 비타민은 이들 중 2가지 이상 함유된 제품을 말한다. 멀티비타민 섭취 시 비타민 D를 따로 복용하는 경우는 드문데 앞으로는 비타민 D도 함께 복용하는 것이 좋다. 멀티 비타민은 완벽한 것 같지만 딱 한 가지 비타민 D가 조금 부족

한 편이다. 비타민 D는 칼슘 흡수에 꼭 필요한 영양소이므로 함께 섭취하면 보다 완벽한 흡수율을 기대할 수 있다.

8. 비타민 E와 오메가-3 지방산 : 오메가-6 지방산과 오메가-3 지방산에 필수 지방산이 있다. 이런 불포화지방산은 쉽게 산화되는 것이 단점이다. 불포화지방산의 대표 영양성분인 오메가-3 지방산은 혈액의 원활한 흐름을 도와주며, 뇌기능 활성화(Power R 등, 2021), 산화성 스트레스(Sepidarkish M 등, 2020)에 영향을 준다. 또한 혈중 중성 지방 개선에도 좋아서 고혈압 등의 성인병 예방에도 좋다. 불포화지방산인 오메가-3 지방산은 체내에 들어가 산화되면 산화형으로 바뀌게 되어 혈액의 흐름을 개선하는 효과가 감소할 수 있다. 이때 항산화 효과가 좋은 비타민 E를 함께 복용하면 오메가-3 지방산의 산화를 막을 수 있다. 비타민 E가 필수 지방산의 산화를 막는 보호자 역할을 하기 때문이다. 오메가-3 지방산은 기름 성분이라 빛이나 열로 산패(酸敗. Rancidification. 술이나 지방류 따위의 유기물이 공기 속의 산소, 빛, 열, 그리고 균이나 효소 따위의 작용에 의하여 가수분해되거나 산화되어 유리 지방산과 여러 가지 산화물을 생성하는 현상이다)되기 쉽지만 비타민 E와 함께 복용하면 산패 작용을 막아준다. 그러므로 오메가-3 지방산의 효과를 제대로 보고 싶을 경우 비타민 E를 같이 보충하여 주는 것이 좋다. 비타민 E는 지용성 항산화제이기 때문에 오메가-3 지방산의 경우 비타민 E와 같이 보충을 하게 되었을 때, 오메가-3 지방산이 산화되는 것을 예방할 수 있다.

9. 비타민 E와 코엔자임 Q10 : 영양제 조합에서 빼 놓을 수 없는 것이 바로 항산화 작용을 하는 비타민 E와 함께 코엔자임 Q10 복용을 하는 것이

다. 코엔자임 Q10이 비타민 E의 항산화 작용을 지속시킨다. 이러한 영양제 궁합은 항산화작용을 훨씬 더 강력하게 끌어줄 수 있다. 특히 20대 이후부터 서서히 줄어들게 되는 코엔자임 Q10은 이렇게 외부에서 영양소를 보충하여 주는 방법으로 도움을 받을 수 있는데, 이 때 비타민 E 성분이 코엔자임 Q10의 생성을 촉진하여 준다고 알려져 있다. 2019년 알코리(Alkohly UM) 등의 연구팀은 잘 조절되지 않는 제1형 당뇨병 환자는 혈장 비타민 E와 coenzyme Q10 수치가 상승하고, coenzyme Q10의 혈소판 산화환원 상태가 감소했는데 이는 산화스트레스가 증가된 지표일 수 있다 하였다. 그러므로 당뇨 환자에서 비타민 E와 coenzyme Q10 병용이 도움이 될 것이다.

10. 비타민 C와 비타민 E : 비타민 C와 비타민 E는 모두 항산화제로, 비타민 C는 수용성, 비타민 E는 지용성이다. 비타민 C는 비타민 E가 몸에 빠르게 흡수될 수 있도록 도와주며 항산화 효과를 도와준다. 비타민 C가 항산화작용을 하여 산화가 되면 그 산물(디하이드로아스코르브산, dehydroascorbate, 산화형 아스코르브산)이 독성을 나타내는데, 이 디하이드로아스코르베이트를 비타민 E가 환원시키고, 자신은 산화되는데 산화형 비타민 E는 독성이 거의 없다. 2017년 비보나(Bivona JJ 3rd) 연구팀의 논문에서 비타민 E와 C의 항산화 특성은 잘 연구되어 있으나 항산화제와 면역조절 특성 사이에 연관성이 있는지는 불분명하다고 하였다. 게다가, 비타민 C가 전염성 질병이나 암을 예방하거나 치료할 수 있다는 추정적이긴 하지만, 널리 퍼져 있는 개념이 있음에도 불구하고 현재, 비타민 E가 질병 결과에 긍정적인 역할을 할 수 있는 면역 조절 특성을 가지고 있다는 증거들이 많이 입증되지만, 비타민 C에 대해서는 그 증거가 좀 약하

다고 하였다.

11. 셀레늄과 철분 : 철분이 필요할 경우 셀레늄을 같이 보충하는 것이 좋다. 혈관 내부의 철분 경우 산화 과정을 겪으면서 체내 산소 운반의 기능이 떨어지는데, 이 때 항산화 효능을 갖는 셀레늄을 같이 보충하여 준다면 해당 증세를 회복하여 산소를 운반하는 기능을 강화하여 줄 수 있다. 특히 청소년기에는 신체가 급성장하는 시기로 철분과 셀레늄을 같이 섭취한다면 도움이 될 수 있다.

12. 셀레늄과 밀크시슬 : 셀레늄과 밀크시슬(milk thistle, silymarin)은 간 건강을 위한 영양소로 유명한 짝꿍이다. 간이 안 좋을 경우 피부가 칙칙한 것처럼, 간 건강이 개선되면 피부 톤도 맑고 화사해지는 효과가 있다. 셀레늄은 유해 활성산소로부터 간세포를 보호하고 노화를 방지하는 항산화 역할을 하는데, 만약 셀레늄이 우리 몸에 부족할 경우 활성산소의 공격을 받아 간세포가 손상되고 간 기능이 저하돼 안색이 더욱 칙칙해질 수 있다. 이때 간 해독 기능이 탁월하고 간세포의 재생을 돕는 밀크시슬을 함께 복용하면 간 기능이 개선돼 피부 톤이 화사해진다. 이를 함께 섭취할 때의 시너지는 기대 이상이다. 또한 2013년 보스탈로바(Vostalova J) 등의 연구팀은 셀레늄-실리마린 혼합물의 사용은 남성의 하부 요로 증상과 전립선 특이 항원을 감소시켰다고 보고하였다.

13. 칼슘과 마그네슘 : 2가지 영양제는 시너지를 주는 영양제 조합으로 많이 알려져 있기 때문에 최근에는 칼슘과 마그네슘이 같이 구성되어 있는 종류도 상당히 많이 출시되어 시중에서 구할 수 있다. 일반적으로 알려진 사실은 칼슘의 경우 우리 몸에서 25% 정도만 흡수가 되고 나머지 성

분은 체외로 배출이 되기 때문에 마그네슘을 같이 섭취하게 되면 체내로 흡수되는 비율을 한층 더 높일 수 있다는 장점이 있다.

14. 코엔자임 Q10과 오메가-3 지방산 : 항산화 효과와 혈압조절 효능이 있는 코엔자임 Q10은 불포화지방산인 오메가-3 지방산과 함께 복용하면 콜레스테롤 수치 감소 효과를 더욱 높여주는 상승효과가 있다(Jain AP 등, 2015)

15. 오메가-3 지방산과 프로바이오틱스 : 나이가 들면서 몸의 기력이 떨어지고 온몸이 뻐근해지면서 소화불량도 잦아진다. 이때 필요한 건 오메가-3 지방산과 프로바이오틱스이다. 오메가-3 지방산이 부족하면 혈액이 끈적끈적해지면서 염증이 쉽게 생기고 심장 질환이나 당뇨, 관절염과 같은 만성 질환을 유발한다. 프로바이오틱스는 배변 활동을 돕고 유해세균을 감소시켜 장 건강을 도와주는데, 모든 병이 장에서부터 시작하고 장이야말로 면역력을 좌우하는 중요한 기관인 만큼 프로바이오틱스 섭취에도 신경을 쓰는 것이 좋다. 오메가-3 지방산은 지용성으로 음식물에 있는 지방질과 섞이면 흡수율이 높아지기 때문에 식사 직후에 먹고, 프로바이오틱스는 위산의 농도가 가장 높은 아침에 물을 1~2컵 마셔 위산을 희석시킨 뒤 섭취하는 것이 좋다. 프로바이오틱스를 꾸준히 섭취하면 유산균 증식과 더불어 유해세균 억제, 배변활동 등에 도움이 된다. 그렇지만 고혈압 치료제인 '안지오텐신전환효소저해제(angiotensin converting enzyme inhibitor)'와 함께 복용하면 안 된다. 고혈압 환자가 프로바이오틱스 제품을 먹으면 혈압이 과도하게 낮아질 수 있기 때문이다. EPA, DHA 등과 같은 오메가-3 지방산을 먹으면 혈중 나쁜 콜레스

테롤(LDL-콜레스테롤) 수치를 낮추고, 좋은 콜레스테롤(HDL-콜레스테롤) 수치는 높여주는 기능을 한다. 하지만 오메가-3 지방산은 혈전 용해 작용을 통해 피를 멈추지 않게 한다. 때문에 혈액응고억제제 복용 시에는 주의해서 섭취해야 한다. 수술을 앞둔 경우에도 오메가-3 지방산 섭취를 피하는 게 좋다.

16. L-카르니틴과 가르니시아 캄보지아 : 가르시니아는 인도네시아의 물레나무과 식물로써 가르시니아 캄보지아(*Garcinia cambogia*)라는 열매 껍질에서 추출되는 수산화구연산(hydroxycitrate)라는 성분이다. 다이어트에 효과가 있다고 하여 가르시니아 캄보지아 추출물 상품이 거래되고 있다. 오렌지에도 있는 구연산과 수산화구연산이 유사하지만 다르며, 미국 연구소에서 지방 합성의 감소 효과가 있다는 것을 확인 후 체중 관리에 도움이 되는 성분으로 알려져 있다. 미토콘드리아에서 탄수화물을 지방으로 전환하는 것을 억제하여 지방산을 감소시킨다. 가르시니아 캄보지아는 두통과 설사, 구토, 간질환 등의 부작용이 있다고 알려져 있어 주의가 필요하다. 탄수화물의 흡수를 줄여 지방 축적을 막는 가르니시아와 지방을 연소시키는 L-카르니틴(carnitine)을 함께 복용하여 체중 조절의 시너지 효과를 노린다(Yonei Y 등, 2008;. Kim YJ 등, 2008)

17. 셀레늄과 비타민 C : 항산화 목적으로 셀레늄을 복용할 경우 비타민 C, 시스테인, 글리신 등의 아미노산과 하께 섭취하는 것이 좋다. 글리신과 시스테인은 항산화에 중요한 글루타티온의 구성성분이기도 하다. 이렇게 병용할 경우 항산화 능력이 배가될 수 있다. 또한 셀레늄을 메티오닌과 함께 섭취하면 동맥경화를 예방하고 흡수율을 높여 줄 수 있다.

18. 엽산과 아미노산 : 엽산은 아미노산이 핵산에 의해 단백질로 합성되고 대사되는 과정을 돕는다. 동맥경화 예방을 위해 엽산을 섭취한다면 아미노산, 비타민 B_6(피리독신), 비타민 B_{12}(코바라민)를 함께 먹으면 서로 도움을 준다(Kok FJ, 2001; Gatt A와 Makris M, 2007; Christen WG 등, 2009). 아미노산이나 엽산 중 한 종류만 복용하고 있다면 앞으로는 함께 복용해 보자.

19. 비오틴과 콜라겐 : 체내 비오틴(비타민 B_7)은 탄수화물, 지방, 단백질의 대사를 촉진하며, 신체 에너지 생성에 도움을 주고 피부, 머리카락, 손발톱 재생에 관여한다. 비오틴은 콜라겐 생성에 도움을 주는 성분으로 비오틴이 부족하면 콜라겐 역시 결핍되므로 둘을 같이 섭취하는 것이 좋다. 단백질의 한 종류인 콜라겐은 피부 진피층의 90%를 차지하며, 피부 조직 유지에 중요한 역할을 한다. 보통 피부 건강을 위해서만 콜라겐이 필요하다 생각할 수 있지만 혈관, 관절, 잇몸, 모발, 두피, 근육 등에 존재하면서 체내 전체 단백질의 1/3을 차지하는 중요한 성분이다. 이런 콜라겐은 20대 중빈부터 매년 1%씩 감소하기 시작해, 40대가 되면 20대의 절반 수준으로 된다. 노화가 진행될수록 체내 콜라겐을 생성하는 공장인 섬유아세포 활동이 급격히 줄어들면서 체내 콜라겐 양도 급감한다. 콜라겐이 부족해지면 피부 탄력이 떨어지면서 주름이 생기고, 더 나아가 인대도 느슨해지면서 관절과 근육에도 좋지 못한 영향을 준다. 또한 치아의 주성분인 상아질의 18%와 잇몸 조직의 60% 이상은 콜라겐으로 구성되어 있다. 콜라겐이 부족하면 잇몸 인대가 약해지고, 치아 사이가 벌어지면서 잇몸병이 잘 발생한다. 실제로 치주질환자 53명을 대상으로 한 실험 결과 잇몸의 콜라겐 밀도가 대조군보다 2배가량 감소하였다. 생

화학분자생물학회 자료에 따르면 비오틴을 투여한 쥐가 간, 췌장의 장 점막 및 피부에서 콜라겐 합성이 2배 이상으로 잘 된 것으로 나타났다. 또 다른 연구결과에서는 휴지기 탈모가 있는 성인 여성을 2 그룹으로 나누어, 각각 비오틴과 콜라겐이 함유된 보충제와 함유되지 않은 영양소 보충제(판토텐산, 칼슘, L-시스테인 등)를 섭취하게 한 결과 90일 후에 두피건강과 모발의 두께가 비오틴과 콜라겐 등의 복합 보충제를 섭취했을 때 모발의 양, 밀도, 광택, 강도 등 여러 가지 변수에서 상당한 개선을 보였다. 미국 하버드대에서 비오틴이 모발의 강도, 조직 생성에 필수적인 영양소라 보고하였으며, EU의 보고에 따르면 비오틴은 피부 및 모발, 손톱에 필요한 영양소로, 섭취를 권장하고 있다.

영양제 궁합이 나쁜 경우

영양제가 몸에 좋다고 해도 여러 영양제를 같이 복용하면 효과가 떨어지거나 오히려 몸에 해로워지는 경우도 있어 주의가 필요하다. 의약품과 건강기능식품을 같이 복용할 경우 주의가 필요한 경우도 있다. 식약처에 따르면 항생제를 복용하고 있다면 프로바이오틱스(유산균) 제품은 아무런 효과도 볼 수 없다. 세균을 죽이는 항생제가 프로바이오틱스 역시 모두 제거하기 때문이다. 와파린(warfarin)이나 헤파린(heparin) 같은 혈액응고방지제를 복용하는 사람은 오메가-3 지방산 복용에 주의해야 한다. 혈액응고방지제는 혈액을 묽게 만드는데 오메가-3 지방산, 비타민 E 역시 혈액 속의 중성지방 수치를 낮춰 혈액을 묽게 만든다. 두 가지를 같이 먹으면 혈액이 묽어져서 상처가 생겼을 때나 혹은 수술을 할 때 피가 멎지 않아 위험할 수 있다. 또 크릴오일에는 오메가-3 지방산이 풍부하게 들어있어 같이 복용할 경우 과다 섭취가 될 수 있으니 둘

중에 한 가지만 복용하는 게 좋다.

1. 칼슘과 철분: 칼슘과 철분은 체내 흡수 경로가 같아 함께 복용하면 흡수율이 떨어진다. 철분은 공복에, 칼슘은 식사 후에 섭취하는 것이 좋다. 철분과 칼슘은 상극이라고 볼 수 있어 물과 기름이이다. 서로가 서로를 흡수하지 못하게끔 방해를 한다. 그리고 칼슘은 철분 이외에도 아연과 같은 무기질 성분의 흡수를 방해해서 섭취 시 주의하여야 한다. 만약, 질병이나 처방에 의해 함께 복용을 해야 할 때는 시간 간격을 두고 철분은 공복에, 칼슘은 식후에 섭취할 것을 권장한다.

2. 마그네슘과 철분 : 마그네슘과 철분은 같이 복용하면 철분의 체내 흡수율이 떨어진다. 철분과 마그네슘은 복용 시간 간격을 떼어 놓는 것을 권장한다.

3. 셀레늄과 아연 : 아연과 같은 미네랄을 많이 섭취하면서 셀레늄을 동시에 복용하면 흡수력이 떨어질 수 있다.

4. 아연과 철분 : 아연과 철분은 위장에서 서로의 흡수를 저해하는 특징이 있다.

5. 칼슘과 스피루리나 : 클로렐라(chlorella)와 스피루리나(spirulina), 단백질 보충제는 같이 복용할 경우 소변으로 칼슘이 더 많이배출될 가능성이 크다. 이들은 칼슘의 흡수를 방해한다.

6. 오메가-3 지방산과 키토산 : 키토산은 지방의 흡수를 억제하고 지방 배출 및 배설을 도와주는 역할을 해 체지방을 줄이는 데 도움을 준다. 지

용성 성분인 오메가-3 지방산은 지방의 흡수를 억제하는 키토산과 함께 복용하면 체내 오메가-3 지방산의 흡수를 방해할 수 있다.

7. 종합비타민과 비타민 A : 비타민 A의 경우, 지용성 비타민이기 때문에 과다 섭취할 경우 두통 및 설사를 일으킬 수 있으며, 자칫 고관절 골절 위험이 증가한다는 보고도 있다. 더불어 임산부의 경우, 비타민 A를 과다 섭취할 경우 태아 기형 위험이 증가하므로 꼭 주의하여야 한다.

8. 종합비타민제와 철분 : 이 둘을 같이 복용하게 된다면 오히려 역효과를 줄 수 있는 영양제 궁합이기 때문에 이를 체크하여 같이 섭취하지 않도록 해야 한다.

9. 고용량 비타민 C와 종합비타민 : 많은 분들이 종합영양제나 단일 고용량 비타민으로 비타민 C를 많이 복용한다. 모든 음식들이나 영양제가 그러하듯 비타민 C도 과다 섭취할 경우 구토나 복통과 같은 증상이 나타날 수도 있다. 육체가 많이 피로하거나 활력이 떨어질 때, 가끔씩 고용량으로 비타민 C를 섭취하는 것은 괜찮지만, 지속적으로 종합비타민과 고용량 비타민 C를 함께 복용하면 위장에 무리가 올 수 있다.

10. 항생제와 프로바이오틱스 : 요즘은 프로바이오틱스와 프리바이오틱스가 합쳐진 신바이오틱스로 효율적인 제품들이 나오고 있다. 남녀노소 모두 찾는 프로바이오틱스가 우리의 장에 좋은 균이지만 결국은 이것 역시 세균이다. 그래서 이러한 균을 죽이는 역할을 하는 항생제와 함께 복용할 시, 항생제 성분이 유산균을 죽일 수 있어 결국엔 유해 세균을 죽여야 할 항생제가 유익 세균까지 죽여 제 역할을 못하게 된다. 그렇기

때문에 항생제를 어쩔 수 없이 복용해야 할 경우 프로바이오틱스 섭취 시간과 간격을 길게 두거나 먹지 않는 것이 효과적이다. 항생제는 보통 4~5시간 정도 유효하다.

11. 철분과 탄닌 : 탄닌은 홍차나 녹차 등에 함유되어 있으며 떫은 맛이다. 탄닌을 철분과 함께 복용할 경우 서로 결합하려는 성질이 있어 체내 흡수를 방해한다.

12. 비타민 B와 당분 : 포도당과 같은 당분은 우리가 살아가는 에너지원으로 꼭 필요하지만 과다하게 섭취할 경우 몸속의 비타민 B군과 칼슘을 필요한 곳에 사용하지 못하도록 할 수 있다. 비타민 부족을 막기 위해 지나친 당분 섭취는 자제하는 것이 좋다.

13. 비타민 A와 루테인 : 비타민 A는 고함량 루테인과 함께 먹지 않도록 해야 한다. 루테인도 비타민 A의 일종이기 때문인데 비타민 A를 과다 복용할 경우 설사, 구토 등의 부작용이 나타날 수 있다.

14. 고함량 비타민 D와 고함량 칼슘 : 골다공증 환자나 폐경기 여성 등 뼈 건강에 문제가 있는 경우가 아니라면 고함량 비타민 D와 고함량 칼슘을 같이 복용하지 않는 것이 좋다. 비타민 D는 칼슘이 잘 흡수될 수 있도록 도와주는데 골다공증 환자의 경우 비타민 D와 칼슘을 같이 복용할 경우 뼈 관련 기능 강화에 도움이 될 수 있지만, 일반인이나 동맥경화, 이상지지혈증이 있는 사람은 고함량 비타민 D와 고함량 칼슘을 복용할 경우 칼슘이 과다 흡수돼 고칼슘혈증을 유발할 수 있다. 고칼슘혈증은 혈액 내 칼슘 농도가 높아져 가볍게는 변비, 메스꺼움, 복통 등의 증상이

나타나고 심할 경우 혈관이 딱딱해져 사망에도 이를 수 있다. 뼈에 좋다고 무조건 많이 먹으면 오히려 독이 될 수 있다. 일각에서는 마그네슘이 비타민 D의 흡수를 조절해 체내 비타민 D 적정량을 유지시켜 함께 먹을 경우 고칼슘혈증을 예방할 수 있다는 연구결과도 있는데 만약 고칼슘혈증이 우려된다면 고함량인 제품에 주의하고 비타민 D와 마그네슘, 또는 칼슘과 마그네슘 조합으로 복용하면 된다.

15. 홍삼과 항응고제 : 홍삼을 섭취하면 피로회복, 면역력 증진에 도움이 된다. 그리고 혈소판 응집을 억제하여 혈액 흐름을 원활히 하는 데에 도움이 된다. 하지만, 혈소판 응집을 막는 기능 때문에 클로피도그렐(Clopidogrel)과 같은 항혈소판제, 혈액응고억제제를 복용 중일 경우는 섭취하지 않는 게 좋다. 이 밖에도, 혈압 상승과 같은 부작용이 생길 수 있다. 혹시 고혈압약을 복용 중인 경우 전문의 상담을 통해 섭취 여부를 결정하길 권장 한다.

16. 알로에와 이뇨제 : 이뇨제와 함께 먹지 않는 것이 좋다. 알로에는 배변활동, 장 건강, 피부건강, 면역력 증진 등에 도움이 된다. 하지만 알로에를 섭취할 때는 이뇨제, 부정맥 치료제, 코르티코스테로이드제와는 함께 먹지 않는 것이 좋다. 이 약물들과 함께 섭취하는 경우 몸 속 전해질 균형이 무너지게 되고, 칼륨이 결핍될 수 있기 때문이다. 심장기능이나 근육이 약해질 위험도 있으니 주의가 필요하다.

17. 미네랄과 섬유소 또는 피틴산 : 철분, 마그네슘, 철분 등의 미네랄 제제는 섬유소 제품과 동시에 섭취하면 흡수에 방해가 되므로 서로 피하는 것이 좋다. 철분, 마그네슘, 아연 등의 미네랄 제제는 곡물로 만든 영양

제 또는 곡물이 주가 되는 식사 대용제와 함께 먹지 말아야 한다. 곡류에 들어 있는 피틴산(phytic acid) 성분에 의해 미네랄의 흡수율이 감소하기 때문이다.

19 비타민과 탄닌 : 비타민은 홍차나 녹차 등과함께 먹으면 차 속의 탄닌 성분이 약효를 떨어뜨릴 가능성이 있으므로 그냥 물과 함께 복용하는 것이 좋다.

질병과 영양제

갑상선 기능 항진증이 있으면 셀레늄을 피하는 것이 좋다. 셀레늄은 대표적으로 삽상선 기능을 높여줄 때 필요한 미네랄이다. 가상선 기능 저하증의 경우 대두 추출물에 주의한다. 극히 드물긴 하지만 고용량이 투여될 경우 갑상선 기능에 악영향을 줄 수도 있다. 당뇨의 경우 아연과 셀레늄을 먹을 때 주의가 필요하다. 일반적으로 혈당을 떨어뜨릴 가능성이 높지만, 오히려 혈당을 높인다는 보고도 있기 때문이다. 또한 글루코사민과 오메가-3 지방산도 혈당을 높일 가능성이 있다. 두통과 설사가 있는 경우 마그네슘 투여 시 증상이 악화될 수 있다. 뇌출혈을 비롯한 출혈성 질환이 있는 겨우오메가3 지방산, 달맞이꽃 종자유, 아마씨유, 은행나무잎 추출물 등을 조심한다. 대표적으로 치를 더 묽게 만드는 식품들이다. 임산부의 경우 비타민 A를 따로 섭취하는 것은 일반적으로 금기다. 태아의 기형을 유발할 수 있기 때문이다. 통풍의 경우 니아신을 먹으면 통풍약의 효과가 떨어질 수 있다. 요로결석의 경우 비타민 C 섭취를 하지 않는 것이 좋다.

아스피린을 복용할 경우 오메가-3 지방산, 달맞이꽃 종자유, 은행나무 추출물, 아마씨유 등의 효능이 아스피린과 겹치기 때문에 투여 시 의사와 상의한다. 혈액응고 억제제인 와파린(warfarin)을 복용하는 경우 비타민 K 및 비타민 K를 함유한 클로렐라 등을 섭취할 때 주의가 필요하다. 비타민 K는 오히려 혈액응고를 도와주는 역할을 하므로 약물의 효능을 떨어뜨릴 수 있기 때문이다. 반면에 비타민 E는 과량 투여 시 비타민 K의 혈액응고 작용을 방해할 수 있기 때문에 혈액응고 억제제와 비타민 E를 함께 먹으면 좋지 않다. 혈액응고 억제제의 작용이 너무 증가하여 출혈의 위험이 증가하기 때문이다. 이뇨제를 복용하는 경우 이뇨 작용을 하는 알로에를 먹으면 체내의 포타슘 양이 낮아질 수 있으므로 주의가 필요하다. 대부분의 이뇨제가 소변으로 포타슘을 배출시키기 때문이다. 고혈압약을 복용하는 경우 일부 혈압약의 경우 요오드 및 포타슘을 다량 섭취하면 고포타슘혈증의 위험을 높일 수 있다. 퀴놀린(quinoline)계, 테트라사이클린(tetracyclin)계 항생제를 복용하는 경우 칼슘, 마그네슘, 아연, 망간, 철은 퀴놀린계 및 테트라사이클린계 항생제와 반응해서 화합물을 형성할 가능성이 있다. 항생제의 흡수가 감소될 수 있으므로 주의가 필요하다. 이식수술 등을 받을 경우 면역력을 억제하기 위해 면역억제제인 사이클로스포린(cyclosporine)을 복용하는 경우 클로렐나나 스피루리나 등 면역력을 높이는 식품을 섭취하면 오히려 약효가감소할 가능성이 있다.

영양제 섭취시간

영양제에 좋은 궁합이 있듯이 흡수 효과가 좋은 시간대도 있다. 먼저 프로바이틱스나 비타민 B 복합체는 체내의 여러 대사 작용에 관여하여 에너지 생성에 도움을 주기 때문에 오전에 식사 전이나 공복에 복용하는 것이 좋다. 종합비타민이나 루테인은 음식물 속 기름과 만나면 영양분 흡수율이 높아져서 식사 후 먹는 것이 좋으며, 오메가-3 지방산은 밤에 세포 손상을 치료하고 칼슘과 마그네슘은 스트레스와 숙면에 도움이 되기 때문에 저녁에 먹는 것이 좋다. 시간에 따른 영양제 복용법에 대해 표 1에 표시하였다.

표 1. 영양제에 따른 최적 복용시간

오전 식사 전	오전 식사 후	저녁 식사 후	점심식사 전
비타민 B 복합체 비오틴 엽산 프로바이오틱스	아연 비타민 D 종합비타민 루테인	오메가-3 지방산 칼슘 마그네슘	홍삼 철분

1. 식전 30분에 먹는 영양제 : 식전에 복용하는 약은 보통 소화흡수와 관련된 약이 많다. 예를 들어 위장 기능을 조절하는 식욕촉진제나 구토억제제, 인슐린 등의 약이 있다. 그 중에서 프로바이오틱스 영양제는 공복 또는 식전 30분에 섭취하시는 것이 좋다. 섭취하기 전 충분히 물을 마셔 위산을 중화시켜주는 것이 좋다.

2. 식간 또는 식사 직후에 먹는 영양제 : 영양제는 식사 직후 또는 식후 15분 이내에 복용하면 좋은데, 칼슘, 마그네슘, 아연, 오메가-3 지방산, 비타민 C 등은 음식과 함께 소화하면 흡수율이 높아지기 때문에 함께 복용하면 좋다.

3. 공복에 먹는 영양제 : 공복 상태의 영양제는 식전 1시간, 식후 2시간부터가 좋다. 공복에 복용하는 영양제는 철분제, 유산균, 엽산, 비타민 B_{12}가 있다. 철분은 다른 음식과 상호작용이 활발하기 때문에 식전에 섭취하는 것이 좋지만 위장이 약하다면 위장 장애를 겪을 수 있으니 흡수가 잘 안

될지라도 이 경우에는 식사 직후가 좋다. 프로바이오틱스는 식사 직후에 섭취하면 지방을 소화시키는 담즙산에 의해 사멸되기 때문에 식전 30분, 식후 1시간, 공복상태에 섭취하는 것이 좋다.

영양제 복용법

1. 한꺼번에 많이 먹기보다 나누어 복용하기 : 종합비타민제나 비타민 B 복합체를 복용한다면 여러 번으로 나누어 먹는 것이 좋다. 한꺼번에 많은 양의 영양제를 먹는 것보다는 조금씩 나누어 복용하는 것이 혈중 농도를 일정하게 유지하는데 도움이 되기 때문이다.

2. 영양제의 성분에 따라 시간대 정하기 : 영양제는 매일 먹는 것이 좋다. 영양제가 아무리 좋다고 해도 효능이 12시간 이상 가지 않기 때문이다. 종합비타민과 같은 활력을 주는 영양제는 저녁 9시 이후에 섭취할 경우 숙면을 방해할 수 있기 때문에 아침식사 후에 먹는 것이 좋고, 칼슘이나 마그네슘 같은 안정을 시켜주는 성분이 든 영양제는 저녁 시간 이후에 복용하는 것이 좋다.

3. 영양소의 성분과 함량을 제대로 확인한 후 적정량만 복용하기 : 영양제는 의약품이 아닌 건강보조제이다. 뭐든지 과하면 좋지 않듯이 영양제도 과도하게 복용하면 좋지 않다. 영양소의 성분에 따라 근육, 혈압 등에 악영향을 줄 수 있기 때문에 권장량을 살피고 그에 맞게 복용하도록 한다.

건강기능식품은 다다익선일까? 영양제를 챙겨 먹는 사람을 보면 하루에 10개 이상의 건강기능식품을 섭취하는 경우도 종종 있다. 하지만, 건강기능식품은 약사나 의사 등의 전문가와 상담을 하고 선택하는 경우가 적어서, 적정 섭취량과 본인의 기저질환 등을 고려하지 않으면 문제가 될 수 있다. 같은 기능성 원료로 제조된 건강기능식품을 너무 많이 섭취하면 수면장애, 식욕감퇴, 소화불량, 두통 등의 이상 사례 증상이 나타날 수 있다. 실제로, 체지방 감소에 도움을 주는 기능성 원료 2종(가르시니아 캄보지아 추출물, 녹차추출물)과 배변활동에 도움을 주는 원료 1종(알로에 전잎)을 한 달 동안 한꺼번에 섭취하고 간수치 급등과 황달 증상으로 병원에 입원한 사례도 있다. 식품과 의약품 등으로 다양하게 섭취할 수 있는 비타민도 과다 섭취의 우려 대상이다. 비타민 A의 경우 적절량을 넘어 섭취하면 폐경기를 지난 여성의 골다공증 위험을 높일 수 있다.

영양제 분석 앱 필라이즈(Pillyze, 2만 개의 국내외 영양제 데이터베이스를 가지고 건강데이타 분석으로 꼭 맞는 영양제를 추천 분석해준다)가 유저 데이터를 분석한 바에 따르면, 최적 섭취량에 비해 과도하게 섭취하는 경우는 42.8%(6,481건)으로 마그네슘, 비타민 B_6, 비타민 D 순으로 과다섭취 빈도가 높았다. 10명 중 4명은 위험할 수 있는 방식으로 영양제를 섭취하는 것이다.

한국건강기능식품협회는 사람들이 건강기능식품을 올바른 방법으로 섭취할 수 있도록 정보를 제공하는 '건강기능식품 정보포털'을 운영하고 있다. 현재 섭취하고 있는 건강기능식품들에서 중복되는 원료가 있는지를 확인할 수 있다. 건강기능식품 정보포털에 들어간 뒤, 건강 계산기 메뉴에서 '건강기능식품 중복 섭취 확인'을 누르면 된다. 본인이 섭취하고 있는 건강기능식품 제품을 검색해서 선택하면 된다. 검색할 수 있는 제품은 식약처가 과학적으로 인정한 건강기능식품에만 한정된다. 건강기능식품은 인체에 유용한 원료나 성분을 사용해 제조 가공한 식품을 말한다.

참고문헌

1. Christian P, Khatry SK, Yamini S, Stallings R, LeClerq SC, Shrestha SR, Pradhan EK, West KP Jr : Zinc supplementation might potentiate the effect of vitamin A in restoring night vision in pregnant Nepalese women. Am J Clin Nutr. 2001 Jun;73(6):1045-51. doi: 10.1093/ajcn/73.6.1045.
2. Zhao JG, Zeng XT, Wang J, Liu L : Association Between Calcium or Vitamin D Supplementation and Fracture Incidence in Community-Dwelling Older Adults: A Systematic Review and Meta-analysis. JAMA. 2017 Dec 26;318(24):2466-2482. doi: 10.1001/jama.2017.19344.
3. Tack C, Shorthouse F, Kass L : The Physiological Mechanisms of Effect of Vitamins and Amino Acids on Tendon and Muscle Healing: A Systematic Review. Int J Sport Nutr Exerc Metab. 2018 May 1;28(3):294-311. doi: 10.1123/ijsnem.2017-0267
4. Fennessy FM, Moneley DS, Wang JH, Kelly CJ, Bouchier-Hayes DJ : Taurine and vitamin C modify monocyte and endothelial dysfunction in young smokers. Circulation. 2003 Jan 28;107(3):410-5. doi: 10.1161/01.cir.0000046447.72402.47.
5. McCabe D, Lisy K, Lockwood C, Colbeck M : The impact of essential fatty acid, B vitamins, vitamin C, magnesium and zinc supplementation on stress levels in women: a systematic review. JBI Database System Rev Implement Rep. 2017 Feb;15(2):402-453. doi: 10.11124/JBISRIR-2016-002965.
6. Power R, Nolan JM, Prado-Cabrero A, Roche W, Coen R, Power T, Mulcahy R : Omega-3 fatty acid, carotenoid and vitamin E supplementation improves working memory in older adults: A randomised clinical trial. Clin Nutr. 2022 Feb;41(2):405-414. doi: 10.1016/j.clnu.2021.12.004.
7. Sepidarkish M, Akbari-Fakhrabadi M, Daneshzad E, Yavari M, Rezaeinejad M, Morvaridzadeh M, Heshmati J : Effect of omega-3 fatty acid plus vitamin E Co-Supplementation on oxidative stress parameters: A systematic review and meta-analysis. Clin Nutr. 2020 Apr;39(4):1019-1025. doi: 10.1016/j.clnu.2019.05.004.
8. Vostalova J, Vidlar A, Ulrichova J, Vrbkova J, Simanek V, Student V : Use of selenium-silymarin mix reduces lower urinary tract symptoms and prostate specific antigen in men. Phytomedicine. 2013 Dec 15;21(1):75-81. doi: 10.1016/j.phymed.2013.07.018.
9. Yonei Y, Takahashi Y, Hibino S, Watanabe M, Yoshioka T : Effects on the Human Body of a Dietary Supplement Containing L-Carnitine and Garcinia cambogia Extract: A Study using Double-blind Tests.J Clin Biochem Nutr. 2008 Mar;42(2):89-103. doi: 10.3164/jcbn.2008014.
10. Kim YJ, Kim KY, Kim MS, Lee JH, Lee KP, Park T : A mixture of the aqueous extract of Garcinia cambogia, soy peptide and L: -carnitine reduces the accumulation of visceral fat mass in rats rendered obese by a high fat diet. Genes Nutr. 2008 Feb;2(4):353-8. doi: 10.1007/s12263-007-0070-1.
10. Alkholy UM, Abdalmonem N, Zaki A, Elkoumi MA, Hashim MIA, Basset MAA, Salah HE : The antioxidant status of coenzyme Q10 and vitamin E in children with type 1 diabetes. J Pediatr (Rio J). 2019 Mar-Apr;95(2):224-230. doi: 10.1016/j.jped.2017.12.005.
11. Bivona JJ 3rd, Patel S, Vajdy M : Induction of cellular and molecular Immunomodulatory pathways by vitamin E and vitamin C. Expert Opin Biol Ther. 2017 Dec;17(12):1539-1551. doi: 10.1080/14712598.2017.1375096.
12. Jain AP, Aggarwal KK, Zhang PY : Omega-3 fatty acids and cardiovascular disease. Eur Rev Med Pharmacol Sci. 2015;19(3):441-5.
13. Kok FJ : Folic acid, vitamins B6 and B12: relation to homocysteine and cardiovascular disease. Bibl Nutr Dieta. 2001;(55):189-91. doi: 10.1159/000059477.
14. Gatt A, Makris M : Hyperhomocysteinemia and venous thrombosis. Semin Hematol. 2007 Apr;44(2):70-6. doi: 10.1053/j.seminhematol.2007.01.002.

15. Christen WG, Glynn RJ, Chew EY, Albert CM, Manson JE : Folic acid, pyridoxine, and cyanocobalamin combination treatment and age-related macular degeneration in women: the Women's Antioxidant and Folic Acid Cardiovascular Study. Arch Intern Med. 2009 Feb 23;169(4):335-41. doi: 10.1001/archinternmed.2008.574.
16. 유태종 : 함께 먹어서 좋은 음식, 함께 먹어서 나쁜 음식, 음식궁합. 아카데미북 2000. 08. 20 ISBN : 89-87567-19-2 13570.
17. 이기호 : 건강기능식품 제대로 알고 먹어라. 내 몸에 꼭 맞는 건강기능식품 사용설명서. ㈜썸앤파커스. 2015.0615. ISBN : 978-89-6570-1446 03510
18. https://it.donga.com/102722/ 독이 될 수 있는 영양제 과다섭취' ... 영양제 원료 중복 섭취 피하는 방법. IT동아. 2022.09.05.
19. https://119-119.tistory.com/23 건강과 영양 건강기능성식품 시장 규모의 성장과 기능성 원료 현황. 2022.04.29.
20. https://m.post.naver.com/viewer/postView.naver?volumeNo=33054270&memberNo=22313680 헬스조선건강톡톡 먹는 콜라겐, 효능을 더하려면 ....'비오틴'과 함께드세요. 2022.01.03

02

에너지 영양소

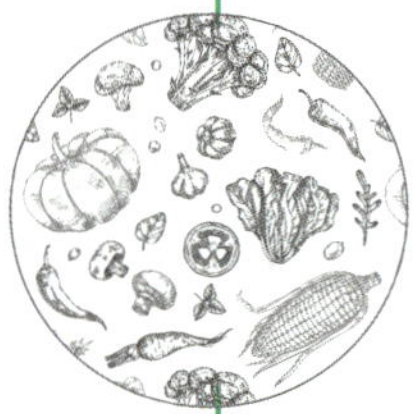

01
식물성 기름 vs 동물성 기름

TV에서 자주 보는 연예인 조세호가 6개월 만에 무려 17 kg을 감량해서 놀라운 다이어트 효과가 나타난 걸 볼 수 있다. 치킨과 같은 튀긴 음식, 기름으로 볶는 요리를 먹지 않았으며, 찌거나 삶아서 먹었다 한다. 필자 역시 30대까지는 53kg이다가 군의학교 시절 갑자기 몸이 붓기 시작하여 정년 때 까지 최고 88kg이었다. 정년을 준비하며 건강을 위해 살을 빼야겠다고 마음먹고 등산과 걷기를 꾸준히 하며, 탄수화물을 줄이고 기름진 육식, 특히 삼겹살을 즐기다 보니 이제 68kg 정도로 유지되고 있다. 식용유를 고온에 조리하면 과산화물, 중합물, 트랜스지방산, 산패 독이 발생하는데, 이들이 독소로 작용하여 지방대사를 방해하고, 중성지방을 체내에 축적하도록 하며, 인슐린의 작용을 억제하여 혈액순환을 저하시켜 다이어트의 최대 적이라 할 수 있다.

우리나라 문헌에서 식물성 기름 사용

식용유라고 하면 먹을 수 있는 기름을 총칭하며, 15℃에서 액상이 되는 기름으로 식물의 씨앗, 견과류, 열매 등으로부터 얻어진 지방산의 글리세리드이다. 한국민족문화 대백과에 따르면 동양에서 식물성 기름을 사용한 것은 "제민요술[齊民要術, 중국에 있어서의 현존하는 종합적 농서(農書)로서는 가장 오래된 것으로, 북위(北魏)의 고양(高陽: 山東省) 태수(太守) 가사협(賈思)이 편찬한 것으로서 10권이며, 532~549년경에 이루어졌다. 화북의 농업을 중심으로 한나라 이후의 곡물, 야채, 과수 따위의 경종법, 가축 사육법, 술, 된장의 양조법 등이 체계적으로 기술되어 있다. 인용서는 약 160종이며 특히 전한(前漢)의 농서인 범승지서(氾勝之書)와 후한의 농서인 최식(崔寔)의 사민월령(四民月令)이나 남조의 식경(食經) 등 유문(遺文)이 중요시되고 있다. 이 책은 영농생활의 실제에 관해서 농경, 축산부터 가공, 판매, 조리에 이르고, 서술은 엄밀하여 동아시아 건지이경농법(乾地犁耕農法)과 그 농경문화의 정식(定式)이다.]"에 들기름, 참기름의 채유법이 나오는 것으로 미루어, 약 1,400년 전에 시작된 것으로 추측된다. 우리나라는 "삼국사기" 신라본기 신문왕조의 폐백품목에 보면 유(油)가 나오고, "삼국유사" 선율환생조(善律還生條)에 호마유(胡麻油, 검은 참깨로 짜낸 참기름)가 나오는 것으로 미루어 삼국시대에 이미 식용유가 사용된 것을 알 수 있다. 선율환생조에 선율스님이 죽어 명부에 갔으나 다시 환생했다는 기록을 통해 신라 시대에도 시왕신앙이 있었음을 짐작할 수 있으며 고려 시대 이래로 널리 행해지며 조선 시대에 이르면 민간신앙적인 성격을 강하게 띠게 되면서 한국적인 신앙형태로 자리를 잡았다. 그 뒤 불교가 융성함에 따라 동물성 지방의 이용이 급격하게 줄면서 식물성 기름이 널리 보급되었다고 추정된다. 고려시대에는 특히 유밀과[밀가루를 꿀·참기름으로 반죽하여 식물성 기름에 지져 꿀에 담가 두었다가 먹는 과자로 '명물기략(名物紀略)'에 의하면 유밀과는 본디 제사에 과실 대신 쓰기 위하여 밀가루와 꿀을 반죽하여, 대추·밤·배·감과 같은 과실 모양으로 만들어서 기름에 지진 가짜 과일이라 한다. 유밀과가 언제부터 있었는지는 알 수 없다]가 성행했으므로 식용유의 사용은 더욱 늘게 되었다.

식물성 기름과 동물성 기름, 광물성 기름

이처럼 기름에는 동물성 기름에서 식물성 기름까지 그 종류가 엄청나다. 일반적으로 기름은 동물성 기름과 식물성 기름으로 나눠볼 수 있다. 여기에 추가하여 광물성 기름이 있다. 소기름이나 돼지기름 등이 동물성 기름이고, 참기름, 들기름, 콩기름이나 옥수수기름 등이 식물성 기름이다. 동물성 기름은 동물로부터 얻은 기름으로 동물 유지, 동물성 지방 등으로 부르기도 한다. 동물의 지방조직에서 얻은 기름은 수지라 부르고, 동물의 젖에 든 유지방에서 얻은 기름은 버터라 부른다. 광물성 기름(mineral oil)이란 주성분은 탄화수소이고, 소량의 황과 미량의 산소나 질소를 함유한다. 석유를 증류하면 나프타(가솔린), 등유, 경유, 중유로 분리되며, 동력용 연료, 각종 가스 공업용 원료, 난방용 연료 등에 쓰인다. 석유에서 얻는 파라핀유, 바셀린도 여기에 속한다. 주성분은 알케인(alkane)과 파라핀이다. 미네랄 오일은 값이 싼 물질이며, 매우 대량으로 생산된다, 윤활유 향을 첨가하여 영국, 미국, 프랑스 등지에서 베이비오일로 판매된다. 또 넓은 뜻으로 콜타르와 수지 등도 기름에 포함시키는 경우도 있다.

동물성 기름에서 식물성 기름을 이용한 제품 개발로 인해 새롭게 등장한 값싼 지방이 우리가 먹는 식품에 침투하기 시작했다. 처음에는 식용유와 마가린의 주재료로 쓰이다가, 이후 쇼트닝 원료로 쓰였고, 이 지방을 첨가하면 맛이 더 좋아진다는 이유로 거의 모든 가공식품에 쓰기 시작했다. 보통 기름이라고 하면 함께 떠올리는 것이 '지방'이다. 동물성 기름이든 식물성 기름이든 모두 '지방'이 들어있다. 일반적으로 각급 고급 지방산인 글리세롤 에스테르(glycerol ester 또는 glyceride, 글라세리드)로 되어 있다. 지방산에는 스테아르산(stearic acid), 팔미트산(palmitic acid), 미리스트산(myristic acid) 등의 포화지방산, 올레산(oleic acid), 리놀레산(linoleic acid), 리놀렌산(linolenic acid) 등의 불포화지방산이 있다. 이러한 글리세리드는 상온에서 액체인 것과 고체인 것이 있는데 일반적으로 전자는 기름, 후자는 지방이라 구별한다. 어유(생선기름)는 불포화지방산인 글리세리드로 인해 악취를 풍기나, 니켈 촉매를 써서 수소를 첨가하면 경화유가 된다. 이에 비해서 소, 돼지에서 채취되는 유지는 포화도가 높다. 팔미트산을 영어로 찾아보면 palmitic acid 또는 palmitate로 나오기도 한다. 어떻게 다를까? Palmitic acid로 쓴 경우는 녹이면 프로톤(H^+)을 유리시킨다. 그러나 palmitate는 프로톤을 유리시키는 것이 아니라 소듐(Na)이나 포타슘(K) 등을 유리시킨다. 즉 염기상태이다.

동물성 기름에서 식물성 기름으로

우리가 먹는 가공식품의 포장지를 보면 구체적으로 어떤 기름인지는 몰라도 대부분 '식물성 기름'이 들어 있다고 적혀있다. 베지터블 오일(vegetable oil)이라고 하지만 말 그대로 채소로 만든 기름은 세상에 존재하지 않는다. 올리브유처럼 과육에서 짜내는 기름도 있지만 대부분 씨앗에서 추출한다. 우리는 왜 식물성 기름을 먹게 된 것일까? 그 시작은 건강과는 아무런 관련이 없다. 가축을 키워 도축하는 것보다 식물의 씨앗에서 추출한 기름으로 식품을 만드는 것이 훨씬 저렴하기 때문이다. 아래 내용은 본 내용을 이해하기 위해 중요하다고 생각되어 데이비드 길레스피(David Gillespie)가 지은 "식물성 기름, 뜻밖의 살인자(Toxic oil, Why vegetable oil will kill you & How to save yourself)" 책의 내용을 요약하여 인용하였다. 1820년과 1920년 사이에 세계 인구는 10억에서 20억으로 2배 증가하였다. 인류가 생겨난 이래 10억 명이 되는데 25만 년이 걸렸는데, 다시 10억 명이 늘어나는데 있어 겨우 100년이 걸렸다. 이렇게 짧은 기간에 인구는 엄청나게 증가하였는데 식량 공급은 한계치에 도달하여 식품 가격, 특히 동물에서 생산되는 제품의 가격이 천정부지로 치솟았으며, 동물성 기름 공급량은 미국대륙에서 전개되는 도시화 속도를 따라 잡기가 어려워 가격은 합리적일 수가 없었다. 결과적으로 수요와 공급의 간극이 커지자 값싼 원재료를 써서 진짜 음식과 비슷한 제품을 개발하기 시작했다. 버터(butter, 우유의 지방을 모아 만든 것으로서, 지방과 수분의 비율이 8:2 정도이며, 약간의 단백질이 들어있다)와 같은 동물성 기름은 제품의 가격이 하늘 높은 줄 모르게 올라가자, 그냥 버려졌을 면실유에 고압과 고열을 가해 지방을 추출할 수 있었고, 여기에 몇몇 화학반응 공정을 거쳐 식물성 기름이 동물성 기름의 모양과 질감, 쓰임새를 흉내 낼 수 있었다.

마가린과 쇼트닝-식물성 기름의 전성시대 열다

마가린(margarine, 식물에서 나오는 기름을 우유와 함께 섞어 굳힌 것으로써, 식물성 기름이 주성분이라 가격이 버터보다 저렴하지만, 트랜스 지방이 많아 건강에 좋지 않다. 버터의 대체용 식품으로 알려져 있다)은 프랑스의 화학자인 메주 무리에(Hippolyte Mège-Mouriès)가 1860년대 후반에 처음 개발해 유럽에서 승인을 받았고, 미국에서 1873년 특허를 받았다. 당시의 마가린은 녹인 지방혼합물에 우유와 소금을 넣고 휘 저은 다음 냉각시켜 굳힌 것이다. 쇼트닝(shortening)은 고농도 식용 기름인 라드의 분자를 재조정하거나 수소를 첨가하여 변형시킨 후 다른 지방이나 기름과 섞어 만든다. 쇼트닝 산업은 미국대륙에서 빠르게 시장을 확대하였다. 이 새로운 면실유 상품은 라드(lard, 돼지의 지방 조직을 정제하거나 녹여서 얻는 흰색의 고체 또는 반고체 지방)와 우지(쇠고기 지방)를 대체하는 값싼 대체제로 인기를 끌었다. 그러나 면실유는 상온에서 액체이기 때문에 고형으로 만들려면 라드와 우지를 가공 처리할 때 나오는 지방과 혼합해야 한다. 이러한 동물성 지방인 라드나 우지와 같은 핵심재료를 도축 업자에게 의존해야 한다는 사실이 못마땅할 수밖에 없었다. 이를 해결하기 위한 부단한 노력 끝에 라드나 우지를 사용하지 않고도 식물성 기름을 경화시키는 방법을 찾아 낸 것이다. 액체 형태의 식물성 기름에 고온에서 인위적으로 수소를 첨가하면(수소화 반응) 구불구불한 모양의 지방 분자가 수소와 결합해 일자 형태로 변하면서 응고가 쉽게 일어난다. 경화 공정이 개발돼 비누 제조사였던 프록터 앤 갬블(Procter & Gamble)은 최초로 식물성 기름 제품 광고 시 동물성 기름이 하나도 들어있지 않다고 강조하였다. 그럼에도 불구하고 윗대부터 줄곧 이용해온 동물성 버터나 라드보다 식물성이라 광고하는 신제품 사용을 꺼려했기 때문에 크리스코(Crisco)가 동물성 기름보다 몸에 좋고 버터보다 훨씬 경제적인 제품이라 광고했다. 원래 쇼트닝이라는 단어는 돼지기름을 뜻하는 의미였지만 후에 식물성 기름을 경화시킨 제품을 뜻하는 단어로 변질되었다. 1900년대 초에 버터를 마가린으로 대체하기 시작했던 것처럼 돼지기름이 쇼트닝으로 바뀌기 시작했는데 1901년 프록터 앤 갬블에서 최초로 상품화시킨 크리스코가 가장 유명해서 한때 '크리스코'라는 단어가 쇼트닝보다 더 빈번하게 사용되기도 했다. 상품명 크리스코 자체가 CRystalised Cotton Oil의 약자로 경화 면실유다. 최초의 수소 첨가법을 이용해 경화시킨 기름이다. 지금은 크리스코 상표로 쇼트닝과 일반 식물성 기름이 같이 판매되면서 크리스코 = 쇼트닝의 등식은 거의 사라졌다. 식물성이 보다 건강한 식품이라는 주장을 뒷받침할 근거는 하나도 없는데 프록터 앤 갬블사가 광고 문구로서 식물성 기름이 더 좋은 것처럼 현혹하게 하였다. 마가린과 쇼트닝의 원료로 쓰이는 경화 면실유의 소비는 빠르게 증가했고 목화시장이 성업을 이루었다. 1933년에 생산량이 너무 많아 잉여 생산량을 처리하기 위해 경작 면적을 할당하는 법안이 통과될 정도였다. 이와 같은 상황은 목화씨보다 별 볼일 없게 여겨지던 다른 식물성 기름과 콩기름 생산자들에게 새로운 사업 기회를 제공하였다. 면실유 외의 식물성 기름 사용량도 크게 상승하였고, 1944년 콩기름 사용량은 쇼트닝 원료로 사용되는 원료의 50%가 될 정도로 증가하였다. 10년 전까지만 해도 0.2%밖에 되지 않았는데 엄청난 증가율이다. 60년 전만해도 소비량의 90%를 차지하던 동물성 기름이 14%로 최하위로 떨어졌다.

동물성 기름이 나쁘게 인식되다

미네소타 대학의 생리위생학연구소의 안셀 키스(Ancel Keys)는 국방부의 의뢰를 받아 전투 상황에서 생존하는데 필요한 최소한의 식단을 구성하는 것인데, 군인이 휴대하기에 편하면서도 필요한 영양소는 모두 갖춘 식단을 원했다. 키스가 이끄는 연구팀은 지역 슈퍼마켓에서 유통기한이 길면서 고칼로리인 식품들과 기타 생필품으로 채운 보급품 상자를 개발하였다. 방수처리가 된 종이상자에는 고기와 치즈 통조림, 비스킷, 초콜릿, 사탕, 커피, 분말수프, 껌, 화장지, 담배가 들어갔다. 이렇게 해서 미군의 전투식량인 K-레이션(K-ration, Keys의 이름을 딴 명칭)이 생겼으며, 여러 변형이 있으면서 오늘날 까지도 군납식품으로 남아 있다. 이를 계기로 키스는 하루아침에 최초의 영양학 전문가가 되었으며, 1941년에는 국방부 장관의 특수 자문위원으로 추대되었다. 전쟁 후에 발간된 유럽인의 건강상태와 식생활 관련 통계 자료를 검토하던 키스는 식량 공급이 기아 수준으로 떨어진 상황에서 심장병으로 인한 사망률이 격감했다는 사실을 눈여겨봤다. 사람들이 굶주렸다면 평소보다 더 많은 사람이 심장병으로 죽어야 하는데 직관적으로 이 자료를 납득할 수가 없었다. 키스는 이 통계 자료를 설명할 수 있는 이론을 개발하였는데, 고열량 식단에는 전쟁 시 식단보다 동물성 식품과 지방이 더 풍부하고 따라서 콜레스테롤 함량도 더 많았다는 것이다. 결론적으로 키스는 혈중 콜레스테롤 농도가 높으면 지방 퇴적물이 쌓여 동맥경화를 유발하고, 이로 인해 심장마비나 뇌졸중으로 이어질 수 있다는 이론을 제시하였다. 결과적으로 기아 상태에 있는 사람들은 지방 섭취가 크게 줄어 혈중 콜레스테롤 수치가 떨어졌기 때문에 심장마비 발병률도 떨어진다고 해석하였다. 키스는 외관상 건강한 중년의 경영진들을 여러 해 동안 추적 관찰하고, 심장마비에 걸리는 사람과 그렇지 않은 사람을 비교하는 연구를 하였는데, 가장 큰 사망원인이 심장병으로 나타났으며, 가장 일반적인 위험인자는 흡연이었다. 이밖에도 혈압과 혈중 콜레스테롤 수치도 심장병이나 기타 사망 원인의 위험인자로 나타났다. 이 연구 전에 1953년 일본, 이탈리아, 영국, 웨일스, 호주, 캐나다, 미국의 심장병 사망률과 지방 섭취량을 비교한 예비 조사 결과를 발표하였다. 그는 데이터를 입수할 수 있는 22개국 중에 특별히 이들 7개국만 선별하였는데, 그 이유는 설명하지 않았다. 키스가 발표한 예비조사는 심장병 사망률과 지방 섭취량 간에 거의 완벽한 상관성이 있음을 보여 주었다. 키스는 1958년부터 10년간 7개국 40~59세 남성 12,763명을 16개 집단으로 나누어 추적조사에 들어갔다. 그 결과 해당 국가의 식단에 지방 함유율이 높을수록 혈중 콜레스테롤 수치가 높고, 심장병으로 인한 사망률도 더 높은 것으로 나타났다. 그는 고기와 달걀, 유제품 등의 동물성 식품에 함유된 지방을 많이 섭취하면 혈중 콜레스테롤 수치가 올라가고, 이는 동맥경화를 유발해 심장마비 등 심장병으로 이어진다고 결론지었다.

그러나 키스의 조사 결과와 상반되는 많은 보고가 있다. 키스가 연구 대상에 포함한 국가들을 보면 심장병 사망률과 지방 섭취량 간에 높은 상관관계가 나타나지만, 포함되지 않았던 이스라엘, 오스트리아, 스위스, 독일, 네덜란드, 노르웨이의 경우에는 지방 섭취로 인해 심장병의 위험이 감소한다는 분석이 나왔다. 1957년 예루살미(Yerushamy J)와 힐리보(Hilleboe HE)는 키스가 제외시킨 15개국의 데이터를 그가 제시한 원래 그래프에 포함할 경우 지방 섭취와 심장병 사망률과의 상관성은 아주 약하다는 것을 보고하였다. 이러한 연구 결과가 나왔을 때 미네소타 대학에서 은퇴한, 오랜 시간 키스의 오른팔이었던 헨리 블랙번(Henry Blackburn)은 인터뷰에서 이들 연구결과가 나왔을 때 실험실 분위기가 좋지 않았다고 하였다. 키스는 반격에 나서 만성질환저널(J Chronic Dis)에 기고한 글에서 국가별 통계 자료에 신빙성이 없으며, 특히 정세가 불안한 전후 기간에 유럽 각국의 정부들이 수집한 자료는 더욱 신뢰하기가 어려우므로 예루살미와 힐리보의 자료에는 심각한 결함이 있다고 맞받아쳤다. 힐리보에게 반박하면서 키스는 그들이 흑백논리의 오류를 범하고 있다고 비난했다. 키스는 힐리보 박사가 식이지방과 동맥경화증 발병 추이에 인과 관계가 없다고 주장할 만한 충분한 근거를 가지고 있는지 의심스럽다고 했다. 즉 키스는 오류가 판명되기 전까지는 자신의 가설이 옳은 것으로 추정되기를 원했다. 그럼에도 핀란드의 경우 북 카리알라(Norra Karjala, North Karelia) 지역에 거주하는 한 집단과 핀란드 서부 지역에 거주하는 집단은 콜레스테롤 수치가 비슷한데도 심장병 사망률이 5배나 차이가 났다. 또한 그리스 코르프(Corfu) 섬 주민들은 크레타(Creta) 섬 주민들보다 혈중 콜레스테롤 수치가 낮았는데도 심장병 사망률은 5배나 높았다. 크레타 섬의 경우 전체 열량 중에 40%를 지방에서 섭취하는데도 불구하고 연구 대상 국가 가운데 가장 낮은 사망률을 보였다. 키스는 이 같은 예외를 설명하려고 크레타 주민들은 올리브유와 생선으로 지방을 섭취하는데 여기에는 불포화지방이 풍부하고, 이와는 달리 미국 및 핀란드 식단에는 포화지방이 많다는 사실을 지적하였다. 결론적으로 포화지방산은 건강에 해로울 수 있지만, 불포화지방산은 건강에 유익할 수 있다고 하였다, 키스는 포화지방산이 동물성 기름에 많기 때문에, 동물성 기름이 문제의 원인이라 결론지었다.

안셀 키스(Ancel Keys)의 이론이 도입되다

키스는 포화지방산이 많은 식단과 심장병 간의 상관성을 지적한 자기 이론을 적극 선전하였다. 자신이 집필한 여러 책에서 지중해식 식단을 소개했고, 베스트셀러가 되었다. 지중해식 식단은 7개국 연구에서 높은 점수를 얻은 지중해 지역의 식단을 모방한 것으로, 고기와 유제품 등의 포화 지방은 소량 섭취하고, 올리브유와 생선에 들어 있는 불포화 지방을 다량 섭취하라고 제안하였다. 일주일에 한두 잔의 포도주나 맥주를 마시는 것이 좋다고 제안하였다. 올리브, 염장 치즈, 안초비(anchovy, 지중해에서 나는 멸치류의 작은 생선), 케이퍼(keifer, 연어 요리에 주로 사용되는 동굴동굴 하고 올리브색을 띠는 향신료), 소금에 절인 어란(생선알), 올리브 드레싱 샐러드 등을 추천하는 지중해식 식단은 모두 소금 함량이 높았지만, 그 당시에는 지금처럼 소금에 대한 거부감이 심하지 않을 때이다. 스칸디나비아 지역의 의학협회들은 키스의 연구를 우호적으로 인용하여 1968년 최초로 대중을 위한 식생활지침을 만들어 발표하였다. 이 지침은 심장병에 걸릴 위험을 줄이려면 포회지방 섭취를 줄이고, 다가불포화지방 섭취를 늘리라고 권했다. 키스는 이를 번역하여 "식생활에 대한 스칸디나비아 지역의 의학적 견해(Medicinska synpunkter pä folkkosten de nordiska länderna)"라는 제목으로 미국에서 발행되는 주요 의학 저널에 모두 실었다. 미국을 포함하여 다른 나라에는 대중을 위한 식생활지침이 없었기 때문에 키스는 이런 지침을 영어로 발행하려고 오랫동안 열심히 로비활동을 하였다. 미국 심장협회는 1961년에 일찌감치 '지방 섭취와 심장병은 인과 관계가 있다'는 주장을 수용하고, 안셀 키스와 공동으로 지침을 만들었다. 의사들은 이 지침서에서 심장마비 위험이 높은 사람들에게 식물성 기름을 먹으라고 권고했다. 1980년 미국 보건부와 농무부는 키스의 연구결과를 반영해 공동으로 최초의 국민 식생활지침을 만들어 발표하였다. 지침 항목 6개 가운데 3번째는 '포화지방과 콜레스테롤의 지나친 섭취를 피하라'는 것이다. 이러한 식생활 지침이 발표되기 무섭게 미국 전역에서 건강관련 캠페인이 유례없이 활발하게 펼쳐졌다. 미국국립보건원, 미국심장협회, 미국 농무부를 비롯해 다수의 의학단체와 가공식품업계에서는 목이 쉬도록 이 개념을 외쳤다. 또한 이들 단체들은 동물성 기름과는 달리 식물성 기름 섭취는 건강에 좋다고 선전하였다. 즉, 소비자들에게 동물성 기름 대신에 식물성 기름을 사용하라 적극 권장하였다. 이런 이유로 근거도 확실하지 않게 동물성 기름은 나쁜 기름이고 식물성 기름은 좋은 기름이라고 뇌리에 박히게 되었다. 결과적으로 소비자들은 동물성 기름을 걷어내고 식물성 기름으로 그 자리를 채워 음식을 건강하게 만들라고 식품업계에 요구하였다. 그동안 동물성 기름으로 소비자의 입맛을 잡고 있던 맥도날드, 켄터키 후라이드 치킨(KFC)도 결국 소비자의 요구를 받아들이게 되었다. 그들은 교체 동기야 어쨌든 소비자의 요구대로 "좋게 만들기"에 성공했음을 알리는 광고 캠페인을 대대적으로 전개했다.

우리는 이처럼 의식하지 못하는 사이에 동물성 기름은 나쁘고 식물성 기름은 좋다고 생각하여 엄청나게 많은 식물성 기름을 먹고 있다. 식물성 기름은

100년 동안 우리식단에 들어 있던 포화지방을 거의 완전히 대체했다. 식물성 기름을 과다 섭취함으로써 비만은 오히려 과거에 비해 훨씬 더 증가했다. 문제는 식물성 기름을 피하는 것은 설탕을 피하는 것보다 훨씬 더 어렵다. 달콤한 맛은 우리가 확실히 식별할 수 있어서 식사를 할 경우 음식에서 단맛이 나면 영양 성분을 확인하지 않아도 음식에 문제가 있다는 것을 추리가 가능하다. 그러나 다가불포화지방산은 맛으로 분간할 수가 없다.

포화지방과 불포화지방

이제 다시 지방산에 대하여 이야기 하자. 지방을 분류하는 방법이 여러 가지가 있지만 대개 포화지방과 불포화지방으로 나눈다. 대체로 동물성 기름은 포화지방, 식물성 기름은 불포화지방이다. 동물성 기름은 상온에서 고체이니 혈관에 문제를 일으킬 거라는 생각 때문에 동물성 기름에 들어있는 포화지방이 콜레스테롤 수치를 높이고 동맥경화를 일으켜서 심혈관계 질환을 일으키는 건강의 적으로 알려지면서 불포화지방이 들어있는 식물성 지방이 주목받기 시작했다. 건강정보에 자주 나오는 포화지방과 불포화지방, 이들을 구별하는 방법은 간단하다. 상온에서 고체 상태이면 포화지방, 액체 상태이면 불포화지방이다. 쇠기름이나 돼지기름 같은 동물성 기름은 상온에서 딱딱하게 굳으므로 포화지방, 카놀리유나 올리브유 등은 상온에서 액체 상태이므로 불포화지방이다. 포화지방의 경우 상온에서 굳는 속도가 빠를수록, 딱딱하게 굳을수록 포화지방이 많다. 보통 사람들은 동물성 기름은 사람 몸에 안 좋고 식물성기름은 좋은 것으로 인식한다. 상온에서 고체이니 혈중에 포화지방이 있을 경우 녹지 않고 굳은 상태의 지방이 떠돌아다닐 것이라는 생각 때문이다. 그러나 더 엄밀히 구분하면 몸에 좋은 불포화지방산이 동물성기름에, 아니면 식물성기름에 더 많이 포함돼 있느냐의 차이이다. 간단히 설명하면 포화지방산은 체내 혈관에 쌓이는 지방을 말한다. 반면 불포화지방은 상온에서도 굳지 않는 기름으로 체내에서도 액체 상태를 유지하고, 혈관 내 포화지방산까지 없애준다. 물론 식물성기름에 더 많은 불포화지방산이 포함된 것은 사실이지만, 동물성 기름에도 불포화지방산이 포함돼 있는 만큼 선을 그어 동물성과 식물성을 나누는 것은 맞지 않다. 그렇다면 포화지방산과 불포화지방산의 차이에 대해 자세히 알아볼 필요가 있겠다. 우선 동물성 기름에 많은 포화지방산은 혈관을 점차 좁힌다는 문제점을 안고 있다. 혈관을 막아 혈압을 높이고 신진대사를 떨어뜨려 각종 질병의 원인이 되곤 한다. 보통은 돼지고기, 소고기에 이 포화지방산이 많은 반면 오리고기나 등푸른생선의 DHA나 오메가-3 지방산은 불포화지방산이 상당히 많다. 그러나 불포화지방산이 많이 포함된 식물성기름은 혈관 포화지방산을 없애주면서 오히려 건강에 도움을 줄 수 있다. 흔히 알려진 식물성 기름으로는 콩기름, 포도씨기름, 깨기름, 올리브유 등으로 병 안에 있어도 액체 상태를 유지 한다. 트랜스 지방은 이 액체기름을 고체로 만들 때 생기는 지방으로 포화지방과 똑같이 몸에 해롭다.

식물성기름은 어디에 좋을까

지방섭취를 무조건 나쁘게만 봐서 안 되는 이유 중 하나는 바로 비타민 때문이다. 비타민은 수용성도 있지만 지용성으로 기름에 녹는 성분이 있다. 따라서 체내 지방이 없으면 비타민을 녹이지 못할 수 있기 때문에 신진대사에 문제가 될 수도 있다. 식물성 기름이 몸에 좋은 것은 충분히 알고 있지만, 어디에 어떻게 좋은지는 사실 대부분 알지 못한다. 쉽게 정리하면 식물성 기름은 가열하지 않고 그냥 먹는 것이 심혈관질환 예방이나 뇌기능 개선, 면역력 강화 등에 좋다. 기름별로 구분해 보면 올리브유는 우선 혈액 정화에 효과적이다. 그리스 장수마을의 대표식품인 올리브유는, 오메가-9 지방산인 올레인산이 70~80%나 들어있다. 올리브유엔 근육을 만들고 노화를 막는 비타민 E, 프로비타민 A가 풍부해 그냥 섭취하는 것이 좋다. 올리브유에는 심장병 위험을 낮추는 데 도움이 되는 건강한 지방산이 포함되어 있다. 최근 10개의 인기 있는 식용유를 비교한 연구에서, 엑스트라 버진 올리브유(Extra Virgin Olive Oil, 수확한 뒤 처음으로 짜낸 기름으로 콜드 프레스라 해서 27℃ 이하에서 저온 압착한 것이다)가 산화적으로 안정성이 있고 가열시 생성되는 유해 화합물도 적어서 가장 좋은 점수를 얻었다. 고소한 향기가 일품인 참기름은 항산화 효과를 지닌 식물성 기름이다. 가열하면 쓴맛이 나기에 보통 나물 등의 음식 조리 마지막에 첨가한다. 참기름엔 올레인산과 오메가-6 지방산이 풍부해 동맥경화 원인인 콜레스테롤 생성을 막는다. 역시 고소한 향이 일품인 들기름은 동물성 기름에 많은 오메가-3 지방산을 60% 이상 함유하고 있다. 때문에 참기름과 함께 섭취하면 불포화지방산 균형을 맞출 수 있다. 특히 공기와 만나면 산패(공기 중에 오래두어 산성이 되고 맛과 색이 변함)되므로 한 달 이상 개봉한 채로 두지 말아야 한다. 땅콩기름(낙화생유)은 오메가-6가 높다. 땅콩기름은 항산화성분이 많다. 참기름과 땅콩기름의 주의 사항은 오메가-6/오메가-3 지방산 비율을 변경시키지 않도록 가열하지 않은 적당한 상태로 소비해야 한다는 것이다. 자메이카 사람들에게 심장 강장제로 알려진 코코넛 오일은 심장과 항균성에 긍정적인 영향을 준다. 또한 그 중 들어 있는 중간사슬지방산 덕분에 훌륭한 에너지원이 되기도 한다. 중간사슬지방산은 소화된 후 간에서 즉시 사용할 수 있는 에너지로 전환되기 때문이다. 코코넛 오일의 라우르산은 초강력 천연 항생제로 중앙아메리카 파나마나 인도 아유르베다에서 약제로도 쓰인다. 코코넛 오일의 주성분인 중간사슬지방산(mid-chain fatty acid, MCFA 또는 mid-chain triglyceride, MCT 오일로 알려짐)이 분해되면 케톤체를 만드는데 이는 몸에 쌓인 활성산소를 없애 면역력 강화에 도움을 준다. 치매와 뇌졸중 예방은 물론 피 해독에도 좋은 홍화씨기름도 몸에 좋은 대표적인 식물성기름이다. 과거 천연두 치료에도 쓰인 홍화씨 기름은 혈액순환을 도와 항염, 해독작용으로 천연두나 각종 염증 질환에 활용됐다. 홍화씨엔 고도 불포화지방산인 리놀레산이 73.6~78.0% 함유돼 있는데 혈중 콜레스테롤 저하로 동맥경화, 고지혈증, 고혈압 예방에 좋다. 올레산은 12.0~15.2% 들어 있으며, 그 외에도 미리스트산, 팔미트산, 스테아린산, 팔미토레인산을 함유한다. 또 골절, 골다공증, 골 형성 부전증 등 골 질환 뼈 형성에 대한 효과도 연구 보고된 적이 있다. 치매 및 뇌경색 억제, 갱년기 증상완화, 심혈관 질환예방에 좋은 기름으로는 현미 기름이 있다. 현미 기름엔 아라키돈산이 많아 뇌 신경세포 생성을 촉진해 치매 예방에 효과적이다. 현미 기름은 항산화 물질을 증가시켜 인지능력 향상에도 도움을 주고 오메가-3나 오메가-6, 오메가-9 지방산도 다량 함유되어 있다. 이밖에도 녹차나무 씨를 압착해 얻은 녹차기름은 카테킨이나 사포닌과 같은 노화를 예방하는 성분이 풍부하게 들어있어 건강한 기름으로 각광을 받는다. 스쿠알렌은 올리브유보다 10배나 많은 항산화물질이 들어있다. 스쿠알렌은 피부에 산소공급, 항산화작용, 피부탄력 유지에 좋으며, 혈액 속 콜레스테롤 생성을 막아준다. 올리브유와 성분이 비슷하고 발열점이 낮아 샐러드드레싱으로 이용하면 좋다. 식물성 기름은 동물성 기름에 비해 건강하다고 생각하는 것이 보편적이다. 그러나 경화(硬化)된 식물성 기름을 너무 안심하고 섭취한다면 단순히 비만뿐만 아니라 심혈관질환, 면역체계 파괴 등을 일으키는 주범이 될 수도 있다. 경화된 식물성 기름의 또 다른 이름은 트랜스지방이다. 식물성 기름인 불포화지방산에도 동물성 기름 못지않게 혈관에 나쁜 영향을 미치는 지방산이 있는 것으로 밝혀졌는데, 그것이 바로 트랜스지방이라는 것이다. 풀을 먹여 키운 젖소의 우유로 만든 유기농 생 버터에는 비타민 A, D, E 및 K2를 포함한 많은 유용한 영양소가 포함되어 있다. 또한 건강에 좋은 다양한 미네랄과 항산화제가 들어 있다. 유기농 기 버터(ghee, 천연 정제 버터로 주로 인도 음식에 많이 쓰인다. 기 버터는 제조과정에서 락토오스, 카제인 같이 소화 장애나 알레르기 등을 유발하는 불편한 성분들이 빠져나가고 오로지 유지방만 남은 정제 버터이기 때문에 기존의 버터보다 건강한 버터로 주목 받고 있다)는 무가염 버터를 끓여 물을 증발시킨 후 정제해 만든다. 순수 지방 성분이 99%에 달해 키토제닉 식단에 빠지지 않는 식재료로 꼽힌다. 최근엔 기 버터에 바닐라빈, 카카오, 대추, 커피, 강황, 마늘, 트러플(truffle, 희귀한 버섯류의 일종으로 우리말로 서양 송로버섯이라 한다) 오일 등 다양한 맛을 더한 색다른 제품이 등장했다. 미나리아제비과에 속하는 니겔라 사티바(*Nigella sativa*)라는 꽃에서 나오는 블랙커민시드(black cumin seed) 오일은 항산화 활동에 있어 비타민 C보다 훨씬 더 강력한 것으로 밝혀졌다. 풍부한 미네랄과 비타민을 포함할 뿐만 아니라, 프로비타민 A에 의한 피부와 모발 건강에 좋고, 비타민 C는 항산화 효과와 철분 흡수 촉진 작용, 비타민 E는 면역력과 관절염, 심장 건강 향상에 도움이 된다. 또한 블랙커민시드의 유효성분인 티모퀴논(thymoquinone)은 염증 매개체를 줄이는데 도움이 돼 천식 증상 감소에 효능이 있다. 디니콜란티니오(James DiNicolantinio)와 죠셉 머콜라(Joseph Mercola)가 쓴 "슈퍼 연료: 좋은 지방, 나쁜 지방, 그리고 위대한 건강의 비밀을 풀기 위한 케토제닉 키(Superfuel : Ketogenic Keys to Unlock the Secrets of Good Fats, Bad Fats, and Great Health)"에서 가공된 식물성 기름이 왜 장점보다 단점이 더 큰지 그 이유를 설명했다. 트랜스지방은 대부분 식용유의 공업화 과정에서 발생한다. 식물성 기름에 수소를 첨가하는 경화 공정으로 생산된 부분 경화유에 전체 지방의 40% 정도가 함유되어 있다.

또 콩 기름, 옥수수기름, 목화 기름(면실유), 팜유 등의 식물성 기름을 정제하는 과정에서 고온처리를 가할 경우에도 전체 지방의 2%가 생성될 수 있다. 부분 경화유를 원료로 한 마가린 및 쇼트닝으로 마요네즈, 케이크, 빵류, 가공 초콜릿 등을 제조하거나 감자튀김, 팝콘 등 부분 경화유로 튀긴 음식에는 다량의 트랜스지방이 들어있으므로 주의해야 한다. 머콜라 박사는 위험한 기름을 건강한 지방으로 대체하는 것은 건강을 증진하고 만성질환의 위험을 줄이는 간단한 방법 중 하나라고 말했다. 가열된 식물성 기름을 지속적으로 오랜 시간 섭취할 경우 건강에 미치는 위험은 신경 퇴화성 질환 유발, 혈관 내벽 세포 손상, 신진대사 속도 늦춤, 기능 장애 세포로 인한 암세포 변이, 노화 세포 생성 가속화, 항산화 방어력 낮춤, 비만 촉진, 장 건강 방해 등을 들었다.

압착유와 정제유 및 기름별 용도

기름을 만드는 방법에 따라 압착유와 정제유로도 나뉜다. 압착유는 재료를 살짝 볶은 후 기계적인 압착 방식으로 만든 기름이고, 정제유는 기계적으로 압착한 착유를 용매추출-탈검화(섬유질 등 불순물 제거) - 정제 - 표백 - 탈취 - 첨가 등 복잡한 과정을 거쳐 만들어진다. 압착유는 드레싱이나 무침 등으로 발연점이 낮은 음식에 넣는 들기름, 참기름, 엑스트라 버진 올리브유 등이 있고, 정제유는 부침이나 튀김, 구이 등으로 발연점이 높은 음식에 사용하는 콩기름, 옥수수기름, 포도씨기름이 대표적이다. 참기름은 지방을 많이 포함하고 있기 때문에 빻거나 분쇄 시 공기와의 접촉면이 많아져 쉽게 산화되고 맛과 향이 떨어지게 되니 참깨를 압착하여 짠 국내산 참기름을 고르는 게 좋다. 좋은 들기름은 바닥에 가라앉은 물질이 없고, 밀봉이 잘 된 제품이 좋으며 보관 시 색이 있는 유리병에 보관해야 유리병의 색이 햇빛을 차단해주니 색깔 있는 병에 든 제품을 고른다. 또 참기름과는 달리 기름의 산패를 막는 리그난(lignan)이라는 강력한 항산화물질이 없기 때문에 뚜껑을 꼭 닫아 냉장 보관해야 좋다. 포도씨기름은 포도씨를 압착해서 만든 기름으로 와인의 재료 포도가 많은 프랑스 등에서 주로 생산된다. 최근 웰빙 식용유로 많이 각광받고 있는데 불포화지방산이 풍부하며 발열점이 매우 높고, 느끼함이 적어 바삭한 튀김요리에도 적격이며, 요리에 담백한 맛을 더해 준다. 항산화작용과 피부미용에 도움을 주는 카테킨과 비타민 E가 함유되어 있으며 필수지방산이 들어있어 LDL 콜레스테롤을 낮추는데 도움을 준다. 새우와 같이 콜레스테롤이 높은 음식을 튀김요리 할 때 사용하면 콜레스테롤 수치를 최소화 할 수 있다. 압착하여 짠 올리브유는 발연점이 180℃ 정도이기 때문에 가열하면 영양성분이 대부분 파괴된다. 하지만 정제된 올리브유는 발연점이 240℃라 부침이나 튀김에 이용이 가능하다. 올리브유를 비롯한 식물성 기름은 발연점을 넘어서면 몸에 안 좋은 트랜스지방으로 변질되므로 정제되지 않은 고급 올리브유는 샐러드나 소스, 무침에만 이용하는 것이 좋다. 현미 기름인 미강유는 현미의 쌀겨에서 추출한 기름이며 쌀겨의 가열처리를 통해 만든다. 미강유는 식물성 기름 중에서 스테로이드의 일종인 스테롤 함량이 가장 많으며, 스테롤은 콜레스테롤 감소 및 혈행을 개선하는데 좋은 물질이다. 튀김에 많이 사용되며 독특한 풍미 때문에 쌀을 주식으로 먹는 사람들에게 선호된다. 다른 말로 쌀겨기름이라고도 하며 한국산업규격 KS에서는 미강유를 3종으로 나누어 정의하고 규격을 규정하고 있다. 미강유는 미강에서 채유한 것으로 식용에 적합하도록 정제한 것이고, 정제 미강유는 고융점 지방을 제거하여 냉각 시험 결과 1시간동안 맑고 투명한 정제 미강유를 말하며, 미강 샐러드유는 고융점 지방을 제거하여 냉각 시험 결과 5시간 30분 동안 맑고 투명한 정제 미강유를 말한다. 아마씨기름은 아마씨라는 견과류에서 추출하며 기계를 압착하여 만든다. 아마씨기름이나 호두기름과 같은 식물성 기름에는 불포화지방산인 오메가-3가 풍부하다. 혈중 콜레스테롤을 저하시키며 혈관 염증 지표 물질들을 감소시켜 주고 심장질환 예방에 매우 효과적인 식물성 기름으로 최상의 기름에 속한다. 평소에 견과류를 많이 먹으면 좋다고 하는 이유가 이러한 이유 때문이다. 아마씨기름은 요리에 넣어 먹는 것보다 하루에 한 스푼씩 생으로 먹는 것이 제일 좋다. 쇼트닝이 동물성기름인지 식물성기름인지 구분하기 어려운 이유는 쇼트닝성이라고 하는 성질이 있는데, 이는 제과제빵에서 반죽을 유연하게 하고, 쿠키나 파이 등으로 구운 뒤에는 무르고 부서지기 쉽다. 쇼트닝기름이 쇼트닝성의 성질을 띠게 하려고 최근에는 돼지기름이 비싸니 콩기름이나 옥수수기름을 수소를 첨가하는 경화 과정을 거쳐 딱딱하게 굳는 포화지방으로 바뀌게 된다. 정확히 말하면 식물성 기름이 맞지만, 가공공정을 거쳐서 불포화에서 포화지방으로 성질이 바뀌게 되는 기름이다. 주로 사용하는 것은 과자나 빵, 튀김, 케이크, 라면과 같은 인스턴트식품에 많이 이용된다. 물개기름(Seal oil)은 생선기름에 비하여 여러 면으로 월등한 오메가-3의 공급원이며 생선기름보다 10배 이상의 DPA(Docosa penta enoic acid)를 6.30% 함유하고 있다. 혈액 내의 오메가-3 지방산 중 DPA의 비율이 약 1/3에 이른다는 사실을 프랑스와 일본 학자들의 관심을 불러 일으켜 일본의 동경의과치과대학(Tokyo Medical and Dental University) 연구팀은 EPA의 효능 중 혈액세포 전이현상은 DPA를 통해서 일어나며 DPA는 이 과정에서 동맥 내부의 지방 집적 방지 활동을 북돋아 주는 역할을 하는 것으로 보고 하였다. DPA는 이런 기능에서 EPA(Eicosa penta enoic acid)보다 10-20배 더 강력한 것으로 조사되었다. 이러한 DPA는 자연계에서는 유일하게 물개기름으로부터 만 섭취할 수 있다. 물개기름의 오메가-6/오메가-3 지방산 비율은 10.6 : 1 이다. 물개기름 외의 DPA 공급원은 모유이다. 모유는 유아의 시력과 정신개발 등의 중요한 역할을 하며 DPA를 비롯한 오메가-3 지방산이 결핍되면 시력, 운동신경개발 등이 저조하다는 것이 연구 조사에 의해 밝혀졌다. 대부분의 생선기름에 함유된 오메가-3 지방산의 성분은 모유와 일치 하지 않는 반면 물개기름의 지방산은 그 분자 구조가 모유에 더 가깝다. 인체흡수력에 있어서도 물개기름이 생선기름보다 앞선다. 물개기름의 오메가-3 지방산 함량은 20~25%로 대부분의 생선기름보다 높아 생선기름에 비해 물개기름이 오메가-3 공급원으로 훨씬 우수하다. 또한 대부분의 생선이나 생선기름이 비교적 높은 콜레스테롤을 함유하는 반면 물개기름에는 콜레스테롤이 거의 들어 있지 않다. 생선기름이 산화되기 쉬운 분자구조로 되어 있는 반면 물개기름은 쉽게 산화되지 않는다. 이러한 사실은 물개기름이 암을 비롯한 다른 질환의 유발 가능성을 감소시킨다는 것을 뜻한다. 또한 물개기름은 다량의 비타민 E와 셀레늄을 함유할 뿐만 아니라 산화방지제가 함유되어 있어 산화에 의한 악취발생을 방지한다. 산화과정에서 발생하는 물질은 여러 가지 질병의 원인이 된다.

식물성 기름의 문제점

인류의 조상들은 먹지 않았던 식용유나 식물성기름은 다음과 같은 문제점을 갖고 있다. 첫째 트랜스 지방산 생성이다. 식물성기름을 오래보관 할수록, 여러 번 음식을 튀길수록, 전자레인지에 데울수록 트랜스형이 많이 생긴다. 우리 몸에는 분자구조가 시스형 지방산만이 이용되는데 분자구조가 바뀐 트랜스형은 우리 몸에 콜레스테롤이나 포화지방산(주로 동물성 지방산)보다 더 건강에 해롭다. 둘째 오메가-6 지방산의 과다 섭취이다. 오메가-6 지방산(리놀레산, 아리키돈산 등)는 포도씨, 옥수수, 콩, 참깨, 홍화씨에 많이 들어있는데 현대인들은 오메가-3 지방산 섭취량이 매우 부족하고 오메가-6 지방산 섭취량은 많아 여러 질병으로 고통 받고 있다. 참고로 위에서 언급한 것처럼 들깨는 올리브기름과 같이 오메가-3가 지방산이 참깨보다 풍부하여 몸에 더 좋다. 3째 현재 우리가 먹는 콩기름, 옥수수기름 등 식용유는 원료가 국산이 아니고 또 대개 유전자 조작된 것이다. 수입된 농산물이 해로운 점은 운반할 때 부패를 방지하기 위해 많은 종류의 살충제나 방부제등을 많이 사용하는 소위 포스트 하비스트(Post-Harvest, 농작물 수확 후에 사용하는 농약)가 문제가 된다. 또 유전자 조작식품은 아직 확실한 것은 아니지만 여러 가지 장애를 일으킬 것으로 추정하고 있다. 4째 식물성기름은 산소를 만나면 쉽게 변질된다. 보통 가정에서는 참기름을 예를 들면 일 년 이상 된 오래된 것을 음식 만들 때 조금씩 사용하여 먹고 있지만 오래 될수록 산소를 만나 부패(즉 산화)되어 오히려 몸에 해를 준다. 따라서 건강을 생각한다면 참깨를 직접 먹는 것이 좋고 혹 참기름이 있으면 냉장보관하고 되도록이면 두세 달 안에 드실 것을 권한다.

식물성기름은 불포화지방산 함량이 높다. 포화지방산 함량이 높은 기름에 비해 산패가 더 빨리 일어나기 때문에 사용 및 보관 시 주의해야 한다. 직사광선과 형광등 빛을 피하여 보관한다. 빛은 산패를 촉진시켜 어두운 곳에 보관하는 것이 좋다. 고열, 고온은 식용유 변질의 가장 큰 원인이 되어 열이 많이 나는 가스레인지 주변이나 햇빛을 많이 받는 곳에는 보관하지 않는다. 식용유에 물이나 음식 찌꺼기가 들어가지 않도록 한다. 불순물이 들어 있으면 산패가 빨리 진행되고, 조리 시 식용유가 튀게 될 우려가 있다. 사용 후 남은 기름은 여과지에 걸러서 불순물을 없애고 깨끗한 상태로 다른 용기에 보관하거나,

1~2회 사용한 기름은 버린다. 일반적으로 식용유의 유통기한은 개봉 전 1년 ~1년 6개월이지만, 일단 개봉하면 산패가 빨리 진행되기 때문에 개봉 후 가능한 빨리 사용한다. 나물 무침 등을 조리할 때 많이 사용하는 참기름과 들기름은 몸에 좋은 불포화지방산이 많이 들어 있지만 산패가 빨리 진행된다. 따라서 들기름은 먹을 때마다 소량을 구입하고, 들기름과 참기름을 8:2 비율로 섞어 쓰면 오랫동안 보관할 수 있다.

건성유, 반건성유, 불건성유

기름은 건성유, 반건성유, 불건성유로 분류하기도 한다. 건성유는 건조성이 강한 기름으로 고도의 불포화지방산인 리놀레산 및 리놀렌산을 비교적 많이 함유한다. 들기름, 오동나무 열매 기름, 대마유, 해바라기유, 대두유(콩기름), 홍화유 등이 여기에 속한다. 이들은 페인트, 인쇄잉크, 유포, 유지 등으로 많이 이용된다. 반건성유는 건조성이 중간 정도로 리놀레산, 올레산 및 리놀렌산으로 구성되며, 면실유(목화씨기름), 옥배유(옥수수 씨눈으로 만든 기름으로 김자반 만들 때 많이 사용한다), 참기름, 유채기름, 미강유 등이 속한다. 주로 식용과 비누제조 등의 원료로 사용된다. 불건성유는 건조성이 매우 낮은 기름으로 주로 올레산으로 구성되며, 땅콩기름, 올리브유, 아주까리기름, 야자유, 카카오유 등이 속한다. 주로 식용과 비누제조, 양초 등의 원료로 이용된다.

동물성 기름은 정말 나쁜 것일까? 그렇게 된 이유에 대해서는 안셀 키스의 공이 크다. 그래서 많은 부분을 그가 어떻게 했는지 자세하게 길게 인용을 하였다. 그렇다고 동물성 기름이 식물성 기름보다 좋은 것일까? 그렇지 않다는 것이 저자의 생각이다. 기름의 좋고 나쁨은 "02-03. 오메가-3 지방산 선택과 복용"을 다시 읽어 보면 도움이 될 것이다. 즉 동물성 기름이냐 아니면 식물성 기름이 더 좋으냐의 문제는 이 둘의 비율을 잘 맞추어 먹는데 있지, 어느 한 쪽이 좋고 나쁘다는 이야기는 아니다. 우리도 모르게 동물성 기름은 나쁘다고 각인 된 것을 이제는 지워도 좋을 것 같다.

참고문헌

1. Keys A : Atherosclerosis: a problem in newer public health, J Mt Sinai Hosp 1953, 20(2):118-139.
2. Keys A : Epidemiologic aspects of coronary artery disease. J Chronic Dis 1957, 6(5):552-559.
3. Keys A :Seven countries : A multivariate analysis of death and coronary heart disease. Cambridge, MA Harvard University Press, 1980.
4. Keys A : Mediterranean diet and public health. Am J Clin Nutr 1995, 61(6): suppl: 1321S-1323S
5. Yerushalmy J , Hilleboe HE : Fat in the diet and mortality from heart disease; a methodologic note. N Y State J Med. 1957 Jul 15;57(14):2343-54.
6. Erkki Vartiainen : The North Karelia Project: Cardiovascular disease prevention in Finland. Glob Cardiol Sci Pract. 2018 Jun 30; 2018(2):13. doi: 10.21542/gcsp.2018.13
7. Aravanis C, Corcondilas A, Dontas AS, Lekos D, Keys A : Coronary heart disease in seven countries. IX. The Greek islands of Crete and Corfu. Circulation. 1970 Apr;41(4 Suppl):I88-100. doi: 10.1161/01.cir.41.4s1.i-88.
8. Pekka Puska, Paresh Jaini do: The North Karelia Project: Prevention of Cardiovascular Disease in Finland Through Population-Based Lifestyle Interventions. Am J Lifestyle Med. 2020 Sep-Oct; 14(5): 495-499. doi: 10.1177/1559827620910981.
9. Toshie Kanayasu-Toyoda, Ikuo Morita, Sei-itsu Murota : Docosapentaenoic acid (22:5, n-3),an elongation metabolite of eicosapentaenoic acid (20:5, n-3), is a potent stimulator or endothelial cell migration on pretreatment in vitro, Prostaglandins, Leukotrienes and Essential Fatty Acids 1996, 54(5):319-325.
10. Marius Aursnes, Jørn E Tungen, Anders Vik, Romain Colas, Chien-Yee C Cheng, Jesmond Dalli, Charles N Serhan, Trond V Hansen : Total Synthesis of the Lipid Mediator PD1n-3 DPA: Configurational Assignments and Anti-inflammatory and Pro-resolving Actions. J Nat Prod. 2014 Apr 25;77(4):910-6. doi: 10.1021/np4009865.
11. Shahidi F, Senanayake J : Seal blubber oil and its long-chain polyunsaturated fatty acids: processing technologies and applications. Fisheries Science 2002, 68(sup2):1418-1421. DOI:10.2331/fishsci.68.sup2_1418.

10\. Fidanza F, Puddu V, Imbimbo AB, Menotti A, Keys A : Coronary heart disease in seven countries. VII. Five-year experience in rural Italy. Circulation. 1970 Apr;41(4 Suppl):I63-75. doi: 10.1161/01.cir.41.4s1.i-63.

11\. Keys A : Seven Countries: A Multivariate Analysis of Death and Coronary Heart Disease, 1980, Cambridge, MA Harvard University Press

12\. 디니콜란티니오(James DiNicolantinio), 죠셉 머콜라((Joseph Mercola) : "슈퍼 연료: 좋은 지방, 나쁜 지방, 그리고 위대한 건강의 비밀을 풀기 위한 케토제닉 키(Superfuel : Ketogenic Keys to Unlock the Secrets of Good Fats, Bad Fats, and Great Health)"

13\. https://ko.wikipedia.org/wiki/%EC%A0%9C%EB%AF%BC%EC%9A%94%EC%88%A0 위키백과, 제민요술

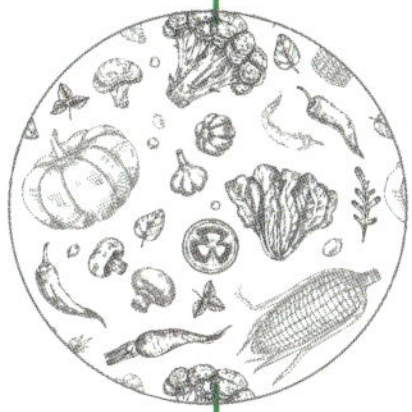

02
콜레스테롤이 정말 심혈관질환의 주범일까

기름은 불에 타기 쉽고 물에 쉽게 용해되지 않으며 물보다 가벼워서 수면에 엷은 층을 이루어 퍼지는, 약간 끈끈하고 미끈미끈한 성질의 액체라고 쓰여 있다. 어렸을 적에 들기름, 참기름만 있는지 알았으며, 참기름은 아주 귀해서 특별한 날에 그나마 아주 작은 양만 사용하여 보리밥 비빔밥을 만들어 먹던 생각이 난다. 집안에 제사가 있거나 큰 잔치가 있을 경우 뒤집어 놓은 잘 달구어진 솥뚜껑에 돼지기름인 하얀 돈지를 몇 번 문지른 다음 전을 붙여먹던 생각이 난다. 요즘에는 대부분 콩기름이나 옥수수기름 등 다양한 기름으로 전을 부치는데 어렸을 때 먹던 맛이 나지를 않는다. 식물성기름보다 동물성기름을 지금보다 자주 사용했던 기억이 난다. 우크라이나 전쟁 이후 유럽 대형마트들은 고객 1인당 구매 가능한 식용유 개수를 제한했다. 요즘 국제 곡물 가격이 오르면서 식용유 값이 눈에 띄게 올랐기 때문이다. 시장이나 마켓에서 볼 수 있는 식용유 중 들기름과 참기름을 제외하면 대부분 외국산이어서 국제 곡물 가격의 영향을 받을 수밖에 없으니 우리나라 역시 식용유 값이 많이 뛰었다.

건강을 상담하는 사람들로부터 "지방, 특히 포화지방을 섭취하면 콜레스테롤 수치가 상승하여 비만과 심혈관질환의 발생 위험이 증가한다."는 말을 자주 듣는다. 대부분의 전문가 사이에서나 정부기관, 대학 등에서는 아무 거부감 없이 이 말을 여전히 반복하고 있다. 놀라울 정도로 이와 관련된 전문가들조차 식품으로 섭취하는 지방은 인체를 구성하는 지방과 같은 똑같은 성분이라, 이 문제에 대하여 더 연구할 필요가 없다고 생각하는 것이다. 전문가들이 그동안 우리에게 잡곡과 통곡물을 꼭꼭 씹어 먹고, 저지방 우유와 신선한 과일이나 야채 주스를 마시라고 권해 왔다. 심지어 포화지방은 몸에 좋지 않으니 먹지 말라고도 한다. 우리는 일반적으로 신문이나 텔레비전을 통해 식물성기름이 건강에 좋다고 듣거나 주위에서 그렇다고 배우다 보니 정말 식물성기름이 동물성기름보다 좋다고 인식하고 있다. 특히 동물성기름은 콜레스테롤이 많고, 포화지방산이라 심혈관질환을 많이 일으키는 것으로 알려지다 보니 동물성기름은 식물성기름으로 대체해야 한다고 공공연하게 주장하고 요청해 왔던 것도 사실이다.

식물성기름의 대두[擡頭]

사람들은 일반적으로 식물에서 유래한 물질이 건강에 더 좋을 것이라 생각한다. 그러다보니 동물성기름을 먹을 때는 왠지 껄끄러우며 쉽게 마음이 내키지 않는데 비해, 식물성기름은 넉넉하게 먹어도 몸에 해롭지 않을 것이라 생각하며, 자연스럽게 식물성기름을 더 자주 먹게 되는 식습관이 베이게 되었다. 여기서 우리가 생각해 보아야 할 중요한 문제점은 식품 가공업체들이 환호하며 반겼던 이유가 있기 때문이다. 동물성기름은 비싸지만, 식물성기름(경화된)은 가격이 저렴해서 가공식품에 식물성기름을 첨가하는 것이 훨씬 더 많은 이윤을 주기 때문이다. 뿐만 아니라 식품 가공업체들이 아무런 근거도 없이 동물성기름을 사용하지 않으면서 가공식품에 사용한 식물성기름이 더 몸에 유익하다고 선전하고 홍보를 하고 있다. 그런데 내용을 조금만 검토해보면 아주 심각한 문제가 있음을 알 수 있다. 왜냐하면, 가공업체에서 사용하는 식물성기름은 가공된 식물성기름 즉, 경화된 식물성기름을 사용하기 때문에 사람 몸에는 치명적인 해로운 물질이다. 식물성기름에 많이 들어 있는 불포화지방산이 상온에서 액체 상태이기 때문에 공업적으로 수소를 첨가하여 고체 형태로 만드는 것이 경화이다. 문제는 이 과정에 원하지 않는 트랜스지방이 생성된다. 불포화지방산에 이중결합이 있는데, 이 이중 결합 부위에 수소 2개가 첨가되면서 이 둘 모두가 같은 방향일 경우 시스(*cis*), 서로 반대 방향으로 첨부될 경우 트랜스(*trans*)라 한다. 뿐만 아니라 불포화지방산인 기름을 쓴다며 자랑하는 것도 조금만 더 검토해보면 오메가-3 지방산보다 오메가-6 지방산이 많은 불포화지방산이기 때문에 우리 몸에는 대단히 좋지 않다.

경화유

식물성기름은 인위적으로 변형시키지 않는 한 액체 상태로 유지되고 특히 열, 빛, 공기에 약해 쉽게 산화, 산패가 이루어지는 특징을 가지고 있다. 이렇게 오래되거나 열을 받아 산화, 산패가 이루어진 식물성기름은 알데히드(aldehyde), 케톤(ketone), 알칸(alkane)과 같은 해로운 물질을 생성한다. 이러한 물질들은 심혈관 질환, 암, 치매 등을 유발할 수 있다. 경화된 식물성기름이 무조건 옳지 않은 두 번째 이유는 트랜스지방 때문이다. 항상 액체 상태를 유지하는 값싼 식물성기름에 수소를 인위적으로 첨가하여 만든 기름을 '경화유'라 부른다. 이러한 경화유는 포화지방도 불포화지방도 아닌 변화된 지방이라는 듣지도 보지도 못한 트랜스지방이라는 것을 생성하게 된다. 대표적인 음식으로 마가린과 쇼트닝이 있고, 각종 튀김 종류, 빵, 도넛, 과자, 피자, 치킨 등에 많이 사용하고 있다. 일부 롯데리아, 맥도날드 등 대형 패스트푸드점에서는 모든 기름을 팜유(식물성 기름이지만 포화지방을 많이 함유하고 있음)나 무경화 식물성기름으로 변경하여 사용하기도 하지만, 아직도 우리 주변에서 경화유를 많이 사용하고 있다. 심지어 이름만 들어도 알 수 있는 어떤 대형 회사는 대외비라는 명목으로 공개조차 하지 않고 있다. 식물성 생크림은 팜유, 야자유와 같은 식물성기름에 첨가물을 넣어 만든 모방 크림이다. 식물성 생크림의 주원료는 인공 경화유다. 인공 경화유를 만드는 과정에 트랜스지방과 같은 유해물질이 만들어 진다. 식물성 생크림을 만들 때 첨가하는 유화제, 향료 중에서도 안전성이 확인되지 않은 성분을 포함할 수 있다. 이에 비해 우리가 흔히 고소한 맛을 느끼는 생크림은 동물성 생크림이다. 동물성 생크림은 우유 속 지방을 원심분리 등의 물리적인 방법으로 추출해 굳히는 과정을 통해 만들어진다.

포화지방산과 불포화지방산

기름이 건강에 도움이 된다거나 해를 준다는 이야기를 하고 있지만, 기름에는 다양한 종류가 있으며, 어떤 것은 먹지 않는 편이 좋은 기름도 있다. 이런 기름에 대해 설명하기 위해 무엇보다 먼저 기름에 대한 용어에 대해 이해할 필요가 있다. 기름은 그 속에 포함된 지방산이라는 성분에 따라 크게 둘로 나눌 수 있다. 즉 포화지방산과 불포화지방산이다. 포화지방산은 일반적으로 동물성 기름으로 알려져 있는데, 소고기나, 돼지고기, 닭고기 등의 육류와 버터, 라드(돼지기름), 치즈 등 동물유래도 있지만, 팜유 등의 식물유래 식품에도 많이 함유되어 있다. 코코넛기름에 포함된 것도 역시 포화지방산(saturated fatty acid)이 많다. 포화지방산은 다시 짧은사슬지방산(short chain fatty acid, SCFA, 탄소수가 4~6개), 중간사슬지방산(mid chain fatty acid, MCFA, 탄소수가 8~12개), 긴사슬지방산(long chain fatty acid, LCFA, 탄소수가 14개 이상)으로 나뉜다. 버터는 짧은사슬지방산, 코코넛기름은 중간사슬지방산, 라드는 긴사슬지방산으로 성질이 조금씩 다르다. 탄소수가 많을수록 비극성이 커져 물에 쉽게 용해되지 않는다. 그러므로 짧은사슬지방산은 녹는점과 끓는점이 낮아 상온에서 액체 상태이며, 긴사슬지방산은 녹는점과 끓는점이 높아 상온에서 고체 상태이다. 포화지방산은 분자간의 결합이 안정적이어서 끓는점이 높아 상온에서 고체형태를 이루고, 불포화지방산은 분자간의 결합이 불안정하여 끓는점이 낮아 액체 상태를 이룬다. 글리세롤 1 분자에 지방산 3분자가 에스테르 결합을 한 것이 중성지방이다. 지방은 글리세롤 1분자에 지방산 1분자가 붙은 경우 모노글리세리드(monoglyceride 또는 monoacylglycerol)라 하고, 2분자의 지방산이 결합한 것을 디글리세리드(diglyceride 또는 diacylglycerol), 3분자의 지방산이 붙은 경우 트리글리세리드(triglyceride 또는 triacyglycerol)라 한다.

지질

지질은 비극성으로 소수성이다. 대부분 탄화수소 사슬로 이루어지나 다양한 구조의 지질이 있다. 지질은 에너지를 저장하고, 세포막을 구성하고, 테스토스테론과 같은 호르몬을 만드는데 이용된다. 지방은 트리아실글리세롤(triacylglycerol) 또는 트리글리세리드(triglyceride)라고 하며, 주로 지방세포에 저장된다.

지방 분자는 글리세롤(glycerol) 골격과 3개의 지방산 꼬리로 구성된다. 글리세롤은 3개의 수산기(-OH)를 갖으며, 지방산은 한쪽 말단에 카르복실기(-COO)를 갖는 탄화수소 사슬이다. 지방산을 이루는 탄소의 수는 4~36개인데 대부분 12~18개의 탄소를 갖는다. 글레세롤의 수산기와 지방산의 카르복실기가 탈수 반응에서 에스테르 결합을 하여 지방을 만든다. 참고로 왁스는 에스테를 결합에 의해 12~32개의 탄소를 갖는 알코올과 카르복실기를 갖는 지방산 사슬이 연결된 구조이다. 이러한 구조는 소수성이 크므로 왁스는 수생 조류의 깃털과 식물의 잎 표면에 주로 존재하여 물이 표면을 적시지 못하도록 한다. 비가 내릴 때 새의 깃털이 젖지 않고, 식물의 잎에 물이 침투하지 못하고 밖에 맺히는 이유이다. 밀랍은 꿀벌이 벌집을 만들기 위해 분비하는 누런색을 띠는 물질로 왁스의 일종이다. 생물체에서 지질은 화학적으로 다양한 화합물의 집합으로 물에 대해 잘 녹지 않아서 불용성이라는 공통적인 특징을 갖는 것으로 정의할 수 있다. 지질은 다양하기 때문에 생물학적 기능 또한 화학적 특성만큼이나 다양하다.

지방과 기름

지방과 기름은 여러 생물체에서 주요 에너지 저장 형태이며, 스테롤(sterol)과 인지질(phospholpid)은 생체막의 중요한 구성성분이다. 상온에서 고체 형태를 이루는 것을 특히 지방이라 하여 액체 상태인 기름과 구별하지만, 본질적인 차이는 없다. 지방은 3개의 지방산과 1개의 글리세롤(glycerol)로 이루어져 있으며, 다양한 종류의 지방산이 존재하므로 지방의 종류도 다양하며, 결합한 지방산의 종류에 따라 포화지방, 불포화지방, 트랜스지방 등으로 부를 수 있다. 지방은 공통적으로 물에 거의 녹지 않고, 에테르, 클로로포름, 벤젠, 이황

화탄소, 석유 및 뜨거운 알코올에 녹는 성질을 가지고 있다. 포화지방은 주로 동물성 식품에서 섭취할 수 있는 지방으로 소기름(우지, beef tallow), 라드(돈지, 돼지기름, Lard), 버터(우유의 유지방을 분리해 응고시켜 만든 유제품)가 있으며, 식물성 식품에서 얻는 팜유(팜 나무 열매의 과육 기름으로 압출 채유되는 식물성 기름), 코코넛기름(코코넛 열매에서 짠 기름으로, 포화지방이지만 중간사슬지방산으로 구성) 등이 해당된다. 실온에서 딱딱하게 굳으며, 과다 섭취할 경우 지방간의 위험이 높으며, 혈중 콜레스테롤과 중성지방을 증가시킨다고 알려져 있다. 식물성 지방이라고도 불리는 불포화지방산은 피마자기름, 올리브기름 등이 해당된다. 고등어와 전갱이 같은 등푸른생선과 연어에도 풍부하다. 불포화지방산도 성질에 따라 몇 가지 종류로 나눌 수 있다. 즉 단일불포화지방산(monounsaturated fatty acid, MUFA), 다가불포화지방산(polyunsaturated fatty acid, PUFA), 트랜스지방산(*trans* fatty acid)으로 구분된다. 단일불포화지방산은 오메가-9 지방산이라고도 하며, 올리브기름에 함유된 올레산(oleic acid) 등이 여기에 속하며, 카놀라유(유전자 변형 유채 기름)에도 많이 들어 있다. 다가불포화지방산은 샐러드기름(옥수수기름, 콩기름, 홍화씨기름 등을 혼합하여 만든다.), 옥수수기름, 콩기름, 홍화씨기름, 참기름 등에 많이 함유된 오메가-6 지방산을 포함하며, 아마씨기름, 들기름, 참치, 연어, 등푸른생선류(참치. 삼치, 다랑어, 가다랑어, 고등어, 청어, 전갱이, 정어리 등)의 기름[docosahexaenoic acid(DHA), eicosapentaenoic acid(EPA)] 등의 오메가-3 지방산도 다가불포화지방산이다. 상온에서 액체 상태를 띠며, 보통 좋은 지방이라 알려져 있다. 신체의 세포막을 만드는데 도움을 주며, 혈중 콜레스테롤을 낮추는 등 적정량 섭취 시 몸에 좋은 효과를 낸다.

다가불포화지방산인 오메가-3 및 오메가-6 지방산

오메가-6 지방산은 체내에서 생합성할 수 없으므로 섭취할 필요가 있는 필수 지방산 중 하나이다. 이러한 오메가-6 지방산은 체내에서 다른 물질로 변화되어 만들어지는 대사산물에 의해 세포막을 유지하는 데 필요한 성분인데, 혈압과 면역 기능의 조절, 더 나아가 학습 능력 향상 등 몸의 다양한 움직임에 관여한다. 그러나 체내에서 오메가-6 지방산으로부터 대사된 물질이 너무 많이 증가하면 염증이 발생하게 된다. 오메가-6 지방산을 너무 과다하게 섭취하면 혈관이 염증 때문에 상처를 입고 딱딱해지면 핏덩어리(혈전)가 생기면서 심근경색과 뇌경색이 발생하게 되며, 아토피성 피부염을 악화시키고, 천식, 류마티성 관절염이 걸리기가 쉽다. 이렇듯 오메가-6 지방산의 과다 섭취가 병을 일으킨다는 사실 때문에 오메가-6 지방산은 아예 먹지 않는 것이 좋겠다고 생각할 수도 있는데, 사람의 체내에는 오메가-6 지방산이 꼭 필요하기 때문에 어느 정도 먹어 주어야한다. 문제는 동물성 기름보다 식물성기름이 좋다고 생각하여 과다 섭취를 할 경우 오메가-6 지방산 과다섭취 가능성이 있다. 오메가-6 지방산의 나쁜 효과를 상쇄시켜 밸런스를 맞추어 주는 것이 오메가-3 지방산이다. 오메가-3 지방산 역시 체내에서 합성될 수 없기 때문에 음식으로 섭취해야하는 필수 지방산이다. 오메가-6 지방산에 의한 염증을 오메가-3 지방산이 멈추게 할 수 있다. 결과적으로 오메가-3 지방산과 오메가-6 지방산 둘 다가 필요한 기름이니, 오메가-6 지방산과 오메가-3 지방산의 균형을 1 : 1로 맞춘다면 병에 걸리지 않을 수 있다. 미국에서 오메가-3 지방산과 오메가-6 지방산의 비율이 1 : 17로 큰 문제가 되어 이 비율을 1 : 1에 가깝게 맞추면 건강에 어떻게 도움이 되는지 조사를 하였다. 1 : 5 정도로만 낮추어도 천식 환자에게 유익하였으며, 1 : 2~3 비율까지 낮출 경우 류마티성 관절염의 염증이 사그라졌으며, 직장암의 증식 또한 억제가 된다고 보고하였다. DHA(docosahexaenoic acid)와 EPA(eicosa pentaenoic acid)라는 지방산은 등푸른생선과 참치, 연어에 풍부하게 함유된 지방이다. 이들 역시 오메가-3 지방산이다. 강낭콩과 이파리 채소 등에도 DHA/EPA가 들어 있다.

트랜스지방

오늘날 아침으로 빵에 마가린을 발라 먹는 경우가 많다. 마가린은 식물성기름으로 만들지만, 식물성기름은 동물성기름보다 잘 굳지 않기 때문에 가공 시에 수소를 첨가한 결과 트랜스지방이 생기기 쉽다. 마가린이나 쇼트닝에 많이 함유된 트랜스지방은 식물성기름이 수소화되는 과정에서 불완전 수소화의 결과 트랜스지방이 만들어 진다. 이 트랜스지방은 신체에 불필요한 지방으로 건강에 도움이 되지 않는다. 심장병, 동맥경화, 당뇨, 암 등의 문제를 불러일으킬 수 있으니 적당량 이하로 섭취하여야 한다. 세계보건기구(WHO)는 2003년에 심장병의 위험이 크다는 이유로 트랜스지방산의 섭취량을 전체 에너지 섭취량의 1% 미만(2,000kcal 기준 트랜스 지방 약 2.2g 해당)으로 낮출 것을 권고하였다. 2012년 심장병뿐만 아니라 트랜스지방산이 인지 기능의 저하와 관련이 있다는 사실을 미국 오리곤 건강과학대학 의학부의 진 보먼(Gene I Bowman) 박사가 밝혔다. 평균 연령 87세의 고령자 104명(62% 여성)을 대상으로 혈액검사를 하고 MRI(자기공명영상진단장치)를 이용하여 영양 생체지표와 치매와의 관계를 조사한 결과 트랜스지방산의 농도가 높은 사람은 치매 검사 결과가 좋지 않았으며, 뇌가 작게 줄어드는 위축 경향을 보였다. 트랜스지방의 유해성이 밝혀지면서 세계 각국은 앞 다투어 트랜스지방이 함유된 식품을 규제하기 시작했다. 덴마크는 2004년부터 가공식품에 함유된 지방 중 트랜스지방 함량이 2% 이상인 경우 판매를 금지하고 있다. 우리나라도 2007년 12월부터 빵, 캔디, 초콜릿 등의 과자류나 면류, 레토르트식품, 음료 등의 식품에 들어 있는 트랜스지방 및 콜레스테롤 함량을 반드시 표시하도록 의무화 하였다. 자연산 트랜스지방은 고기와 유제품에 우리가 전체적으로 먹는 양에 비해 적은 부분을 차지하며 가공된 트랜스지방만큼의 건강 위험도를 가지고 있지 않다. 탄소수 18개의 박센산(vaccenic acid)이 자연산 트랜스지방산으로 식품에도 들어 있어 트랜스지방을 전혀 먹지않기란 불가능한 일이다. 박센산은 사람의 젖, 반추동물의 지방 및 우유, 버터, 요구르트와 같은 유제품에서 발견된다.

동물성기름과 식물성기름

지방을 섭취하는데 있어서 상당부분을 차지하는 것이 기름이다. 기름에는 크게 두 가지 종류가 있다. 바로 동물성기름과 식물성기름이다. 그 중 우리는 식물성기름에 대한 커다란 오해를 가지고 있다. 사람들은 식물이라는 단어가 들어가면 무의식적으로 몸에 좋을 것 이라 생각한다. 특별한 이유도 없이 신선하고 건강하며 살도 덜 찔 것 같은 느낌이 든다. 그렇지만, 적어도 식물성기름에서의 식물은 그렇지 않다. 우리가 먹는 가공식품의 포장지를 보면 구체적으로 어떤 기름인지는 나와 있지 않고 식물성기름이 들어있다고 적혀 있다. 그렇지만 말 그대로 식물로 만든 기름은 세상에 존재하지 않는다. 식물성으로 분류되는 식용유는 올리브기름처럼 과육에서 짜내는 기름도 있지만, 대개 씨앗에서 화학적으로 추출한 기름이다. 오늘날 이렇게 식물성기름이 유행하게 된 이유는 사실 건강과 아무런 상관이 없다. 단지 동물성기름에 비해 값이 싸다는 이유 때문이다. 인류는 그동안 경험하지 못한 인구폭발로 인해 식품의 공급과 수요 문제로 귀결되었고, 이로 인해 인류는 값싼 원재료의 개발을 필요하게 되었다. 여기에 더해 '건강에 좋은 기름' 이라는 근거 없는 광고문구로 기업들은 소비자를 현혹시켰고, 안셀 키스(Ancel Keys) 박사의 연구 결과로 사람들의 마음속에는 식물성기름(불포화 지방) = 좋은 기름, 동물성기름(포화 지방) = 나쁜 기름으로 자리 잡게 되었다. 좋은 지방은 뭐고 나쁜 지방은 무엇인지 많이 궁금해 하는데, 과거에는 포화지방은 나쁘고 불포화지방은 좋다고 하였다. 동물성지방에는 포화지방산이 많이 들어 있고, 식물성지방에는 불포화지방산이 많이 들어 있어 일반적으로 사람들은 동물성지방 = 포화지방, 식물성지방 = 불포화지방이라는 인식을 가지게 되었다.

동물성지방은 어떻게 누명을 쓰고 누명을 벗었는가

먼저 동아사이언스(2018년 2월 20일자) 강석기 과학 컬럼니스트가 기고한 내용을 인용함으로써 동물성기름 즉 포화지방이 나쁘다는 인식이 어떻게 고착되었는지 살펴보고자 한다. 영국의 과학논문 조사기관 알트메트릭(Altmetric)은 연말에 '올해의 인기논문 베스트 100'을 선정한다. 학술적 평가뿐 아니라 언론이나 일반대중의 반응까지 포함해 논문지수를 산정한다. 즉 뉴스 이야기, 블로그(Blog) 포스트, 트위트(Tweet), 페이스북(Facebook) 포스트, 구글 플러스(Google plus) 포스트, 비디오, 위키피디아(Wikipedia) 참고문헌 등의 인용횟수를 수치화한다. 따라서 알트메트릭 논문지수가 높을 경우 그만큼 화제가 되었다는 뜻이다. 2017년 인기논문 베스트 100 가운데 1위는 의학저널 '랜싯(Lancet)'에 실린 논문으로 고지방보다 고탄수화물이 건강에 더 해롭다는 내용이다. 2017년 캐나다 맥마스터대(MacMaster University)를 주축으로 하는 다국적 공동연구자들이 PURE(Prospective Urban Rural Epidemiology study)에서 35세에서 70세의 18개국 135,335명을 대상으로 평균 7.4년에 걸쳐 식단과 질병, 사망률의 관계를 조사한 대규모 역학 조사 결과 "고지방 식단이 심혈관계 질환을 일으키고 사망률을 높인다는 의학상식이 틀렸다"는 결론을 얻었다. 즉 식단 중 지방 비율 상위 20%에 속하는 사람들은 하위 20%에 비해 사망률이 23% 낮은 반면, 식단 중 탄수화물 비율 상위 20%는 하위 20%에 비해 사망률이 28% 더 높았다. 즉 고지방 식단보다 고탄수화물 식단이 건강에 더 해롭다는 말이다. 또 하나 흥미로운 사실은 나쁜 지방으로 알려진 포화지방 비율이 상위 20%인 경우가 하위 20%에 비해 뇌졸중 위험성이 오히려 21% 더 낮았다는 점이다. 한편 인기 논문 베스트 100 가운데 5위는 제당업계의 심혈관계질환 음모를 폭로한 내용으로 2016년 케언스(Kearns CE) 연구팀의 보고 내용이다. 즉 오늘날 미국인의 3명중 1명이 비만이고, 3명중 1명이 과체중이다. 그에 따라 심혈관계 질환도 급증했다. 이런 배경에는 제당업계의 음모가 있다는 것이다. 미 샌프란시스코 캘리포니아대 연구자들은 지난 60여 년 동안의 관련 문헌을 조사한 결과 제당업계가 만든 설탕연구재단(Sugar Research Foundation, SRF)이 돈을 지원한 심혈관계 질환 원인 규명 연구 프로젝트가 지방과 콜레스테롤의 위험성은 부각하고 당의 위험성은 은폐한 결과를 1967년 논문으로 발표했다고 폭로했다. 그 뒤로도 이런 떠넘기기 전략이 계속됐고 그 결과 미국 보건당국은 오랫동안 저지방 다이어트를 지침으로 삼았다. 연구자들은 정책 담당자들에게 앞으로는 업계가 돈을 지원한 연구결과를 너무 비중 있게 다루지 말라고 권고했다. 1980년 미국 농무부가 공식적으로 '저지방 식단'을 권장한 이래 오랫동안 현대인의 비만과 대사질환의 주범으로 인식되어온 지방, 특히 동물성지방은 최근 이처럼 누명을 벗고 있다. 대신 탄수화물, 특히 당류(설탕과 과당)가 최근 수년 사이 진범으로 지목받고 있다. 고지방 식이가 인기를 끈 2016년 이후 고지방 식이 옹호론자인 신경과 전문의이자 미국영양학회 회원인 데이비드 펄머터(David Perlmutter)는 2013년 펴낸 책 '그레인 브레인(Grain Brain)'에서 "인류는 오랜 진화 기간 동안 사실상 육식동물이었기 때문에 탄수화물을 전혀 섭취하지 않아도 된다"고 주장했다. 수렵 '채취인'으로 녹말이 주성분인 식물 식량이 인류의 생존에 얼마나 중요했는가를 아는 사람으로서는 놀라운 왜곡이다. 펄머터는 의학 문헌에 너무 오랫동안 묻혀있던 연구결과를 공개하였다. 탄수화물이 뇌를 파괴하고 있다는 것이다. 심지어 통곡물과 같은 소위 건강한 탄수화물도 치매, ADHD, 뇌전증, 불안, 만성 두통, 우울증, 성욕감퇴 등을 일으킬 수 있다고 하였다. 2018년 존스(Johns DM)와 오펜하이머(Oppenheimer GM)는 제당업계의 음모를 폭로한 논문 역시 당시 상황을 왜곡한(적어도 제대로 이해하지 못한) 내용이라는 주장을 담은 논문이 실렸다. 즉 심장질환 급증의 원인을 과도한 지방섭취에 떠넘긴 제당업계의 '설탕 음모'는 사실이 아니라 내레이션(스토리텔링)이라는 것이다. 설탕 음모(sugar conspiracy)는 영국 일간지 가디언(The Guardian) 2016년 4월 7일자에 실린 기사의 제목으로, 1960년대 미국의 제당업계가 하버드대 영양학자들을 매수해 지방섭취가 심장병의 원인이라는 논문을 펴내게 조종한 것을 가리킨다. 가디언'의 기사는 꽤 긴데 주인공이 셋 나온다. 즉 오랫동안 영양학계를 지배해온 저지방 식단 패러다임을 무너뜨린 일등 공신인 미국 샌프란시스코 캘리포니아대 소아내분비 의사인 로버트 루스틱[Robert Lustig, 오늘날 식단에서 어디에나 있는 설탕의 한 형태인 과당(fructose)이 미국의 비만 유행에 책임이 있는 독이라고 강력하게 주장하였다] 교수가 먼저 등장하고, 이어서 반세기 전 양진영을 대표해 영국 런던대 존 유드킨(John Yudkin) 교수와 미국 미네소타대 안셀 키스(Ancel Keys) 교수가 나온다. 유드킨은 1950년대 이미 지나친 당류 섭취가 심장병을 비롯해 사람들의 건강을 위협하는 요인이라고 주장했지만 지방, 특히 동물성 포화지방과 콜레스테롤이 문제라는 키스 진영과의 힘겨운 싸움에서 밀려났고 이 과정에서 제당업계가 후자를 도와 큰 역할을 했다는 것이다. 기사를 보면 유드킨은 성격이 유순하고 점잖은 신사로, 키스는 독선적이고 권위적인 인물로 그려져 있다. 영국의 생화학자 존 유드킨은 1957년부터 지나친 당류의 섭취가 심장질환의 위험을 높이는 주요인이라고 주장했지만 학계에서 제대로 받아들여지지 않았다. 그로부터 반세기가 지난 현재 그는 영양학의 선구자로 재평가되고 있다. 연구비가 부족해 소규모 연구를 했지만 양심에 따라 살아온 유드킨은 명문대의 많은 동료들과 제당업계의 지원을 받은 키스의 공격에 영양학계에서 사실상 매장됐고 1971년 은퇴했다. 이듬해 설탕의 유해성을 다룬 교양과학서 '달콤함에 가려진 설탕의 치명적 위험을 폭로한다(Pure, White, and Deadly)'를 내기도 했지만 별다른 주목을 받지 못했고 학계에서 잊혀져 1995년 85세로 쓸쓸히 생을 마쳤다. 유드킨의 이야기는 지난 몇 십년간 나타나기 시작한 이야기로 저명한 영양학자보다는 회의적인 외부인들에 의해 대중의 관심을 끌었다. 언론인 니나 테이콜즈(Nina Teicholz)는 그녀의 책(The Big Fat Surprise)에서 포화지방이 심장병을 유발한다는 명제의 역사를 추적하고, 논란이 많은 이론에서 안정된 진실로 발전한 것이 새로운 증거가 아니라 소수의 강력한 인물의 영향력(특히 한 사람)에 의해서 이루어졌다는 것을 밝힌다. 이야기는 1941년 말로 거슬러 올라간다. 2차 세계대전이 한창이던 당시 록펠러 재단은 하버드대에 10만 달러(현재 화폐 기준으로 약 17억 원)를 기부하며 영양학 분과를 만들게 했다. 한편 15개 식품회사에서 도합 100만 달러(약 170억 원)를 출연해 영양재단(Nutrition Foundation)을 설립했다. 의사이자 생화학자인 프레데릭 스테어(Frederick Stare)가 하버드의 새 학과를 맡았고 영양재단이 펴내는 학술지를 편집했다. 전시라 연구의 초점은 영양결핍에 맞춰져 있었지만 전쟁이 끝나고 미국에 풍요가 찾아오면서 연구의 방향이 바뀐다. 즉 당시 미국인 사망원인의 거의 40%를 차지하는 순환계질환을 줄이기 위해 비만과 심장질환에 주목했다. 1951년까지 스테어는 27개 기관에서 지원을 약속받았는데 여기에는 정부기관과 함께 미국육류연구소, 미국 국립낙농협회, 미국암학회, 설탕연구재단 등이 망라돼 있었다. 1958년 스테어가 영입한 심장병전문의 버나드 라운(Bernard Lown)은 2016년 12월 논문의 저자인 존스와 나눈 인터뷰에서 "스테어가 식품업계로 눈을 돌린 건 자연스럽고 적절한 일"이었다며 "당시에는 '매수된다' 는 개념이 없었다"고 회상했다. 하버드의 영양학자들이 연구를 시작할 때만 해도 저지방 식단이 심장병을 예방할 수 있다는 안셀 키스의 주장에 반감이 있었다고 한다. 이런 믿음이 '육류와 우유, 달걀에 기반한 건강한 미국인의 식단'을 위협하기 때문이다. 지난 반세기를 풍미한 '저지방 식단'의 대부인 미국의 생리학자 안셀 키스는 1975년 지중해 식단을 권하는 책을 펴내기도 했다. 그러나 수년 간 연구를 하면서 심장병이 결국 오랜 시간에 걸쳐 관상동맥에 지방물질이 쌓인 최종 결과라는 결론에 도달했고 심장병 환자의 다수가 혈중 콜레스테롤 수치가 높다는 사실을 발견했다. 게다가 2차 세계대전 동안 동물성지방을 제대로 섭취하지 못한 유럽인들에서 관상동맥질환으로 인한 사망자 수가 뚝 떨어진 것으로 밝혀졌다. 이런 결과들을 접하며 연구자들은 점차 지방이 문제라는 관점을 지니게 됐다. 훗날 저지방 식단으로 이어질 초기 연구들에 돈을 댄 건 미국 낙농업계였다. 이런 와중에 1955년 어느 날 미국 대통령 아이젠하워(Dwight David Eisenhower)가 심장발작을 일으켰다. 다행이 바로 회복이 됐는데 이를 숨기자는 참모들의 만류에도 아이젠하워는 이를 공개해 국민들이 건강에 대한 경각심을 갖게 하자고 주장했고 당시 주치의였던 폴 화이트(Paul White)는 답을 원하는 언론의 등쌀에 "아마도 미국인의 식단에서 지방을 줄이는 게 바람직할 것 같다"고 답했다. 이런 우연과 필연이 겹쳐 미국에서 저지방 식단 패러다임이 점차 자리를 잡았고, 동시에 동물성 포화지방 대신 식물성기름을 먹으면 콜레스테롤 수치가 떨어지고, 심장병 위험성도 낮출 수 있을 것이라는 주장이 힘을 얻게 된다. 이무렵 대서양 건너 영국의 런던대에서는 의사이자 생화학자인 존 유드킨이 영양학을 가르치고 있었다. 그는 생활과학대에 소속돼 있었기 때문에 영국 의료연구센터(Medical Research Center, MRC)에서 연구비를 받지 못했고 기업체의 지원을 받았다. 유드킨은 1979년 한 인터뷰에서 "난 언제나 식품업계의 자문을 해왔다"며 "영양학자가 식품회사와 같이 일하기를 거절하는 건 매우 비논리적인 일"이라고 말했다. 유드킨이 식단-심장병 논쟁에 뛰어든 건 1957년으로 관상동맥질환으로 인한 사망에는 지방보다 동물성 단백질이나 설탕, 라디오와 TV(즉 정적인 생활)가 더 큰 위험요인이라고 지적했다. 그리고 육류 위주의 식사를 하던 곳에서 이민을 와 설탕을 많이 먹게 된 사람들이 심장병 발생률이 높아졌다는 한 연구결과를 보고 당 섭취에 민감한 혈중 중성지방 수치가 콜레스테롤보다 심장마비를 더 잘 예측할 수 있다고 주장했다. 지금 생각해도 놀라운 선견지명이다. 1964년 유드킨은 흥미로운 설문조사를 했다. 즉 심장질환이 없는 남성 25명, 관상동맥질환 환자 20명, 동맥질환 환자 25명을 대상으로 설탕섭취량을 조사한 결과 설탕을 많이 먹는 사람들이 심장마비를 일으킬 위험성이 훨씬 높다는 사실을 발견했다. 한편 하버드대 스테어 그룹에서는 저지방 식단이 정말 심장병 위험을 낮추는지에 대한 좀 더 엄밀한 연구에 들어갔다. 마크 헤그스테드(Mark D. Hegsted)가 이끄는 연구자들은 댄버스주립병원(Danvers State Hospital)의 정신병동에 입원한 남성 조현병 환자 20명을 대상으로 다양한 식단을 제공하며 혈중 콜레스테롤 수치에 미치는 영향을 조사했다. 헤그스테드는 '데이터로 말하는 과학자'로 명성이 자자했다. 마크 헤그스태드는 미국 제당업계의 꼭두각시로 그려지고 있는 미국의 영양학자였다. 그러나 사이언스에 실린 논문에 따르면 헤그스테드는 실험데이터에 충실했을 뿐 연구비를 댄 곳의 입장에는 관심이 없었다. 예를 들어 성인의 단백질 요구량 분석 연구에서 헤그스테드는 "미국 학술연구원의 권장 하루 섭취량은 너무 높다"며 "채식만으로도 적절한 단백질을 공급할 수 있다"고 결론 내렸다. 연구비를 댄 미국육류협회로서는 받아들이기가 어려웠다. 댄버스 연구 역시 낙농업계가 연구비를 댔지만 1965년 5월 6일 영양학재단 모임에서 헤그스테드는 "설탕이 문제라는 유드킨의 주장은 고려할 가치는 있지만, 엄밀한 실험 데이터가 없다"고 언급했고 콜레스테롤보다는 중성지방이 더 나은 위험지표라는 주장에도 회의를 표시했다. 그리고 댄버스 데이터를 분석한 결과 콜레스테롤 수치 상승에 미치는 탄수화물의 영향이 미미했고 지방이 문제라고 결론내리며 이를 정량적으로 보여주는 '헤그스테드 방정식(Hegsted equation)'까지 만들었다. 돈을 댄 낙농업계로서는 더욱 더 곤란해졌다. 모임에서 이 광경을 지켜보던 제당업계 사람들은 한 달 뒤 설탕연구재단(SRF)을 통해 헤그스테드에게 접근해 설탕이 문제라는 논문들에 대한 검토를 부탁했고 헤그스테드는 "충분히 폭넓은 관점에서 검토해야 가치가 있다"는 조건으로 수락했다. 헤그스테드는 맥간디(McGandy RB) 등과 함께한 연구에서 이 논문들을 과소평가했고, 1967년 학술지 뉴잉글랜드의학저널(NEJM)'에 실은 종설논문에서 지방이 문제라는 기존 입장을 고수했다. 그리고 논문에는 설탕연구재단이 연구비를 댔다는 언급이 없었다. 2016년 케언스(Kearns CE) 등의 논문이 문제 삼은 게 바로 이 장면으로, 그 앞의 정황을 모른다면 헤그스테드가 정말 설탕연구재단(SRF)의 꼭두각시 노릇을 했다고 볼 수밖에 없을 것이다. 1966년 유드킨은 '큰 식품회사' 에서 2,5000파운드(현재 가치로 약 6억 원)을 받았다고 기록했고, 영국 달걀판매협회나 영국 국립낙농협회가 주관하는 행사에도 적극 참여했다. 한 업계 모임에서는 그의 설탕 연구가 "버터 지방에 씌워진 죄를 벗겨주는데 도움이 되는 변칙 전략"으로 볼 수 도 있다고 말하기도 했다. '데이터 신봉자'인 헤그스테드는 엄밀한 연구는 뒷전이고 이런 말을 하고 돌아다니는 유드킨을 지켜보며 한 동료에게 쓴 편지에서 "유드킨은 바람직한 영양 정책을 훼방놓는 골칫덩이"라고 썼다. 한편 유드킨의 몰락 역시 제당업계의 조종을 받은 저지방 식단 옹호 영양학자들의 공격 때문이 아니라는 게 저자들의 주장이다. 미국 영양학자들에 맞서 싸우는 자국 과학자의 주장을 지켜보던 영국 정부는 마침내 유드킨의 주장을 제대로 검증해보기로 하고 의료연구센터가 주관해 팀을 꾸려 연구를 수행했지만 심장마비 환자들이 설탕을 과다섭취하는 경향이 있다는 유드킨의 발견을 재현하는데 실패했다. 결국 1970년 랜싯(Lancet)에 발표한 논문에서 "설탕 가설을 지지하는 증거가 희박했다"고 결론내렸다. 그리고 이듬해 62세의 유드킨은 학계에서 은퇴했다. 한편 헤그스테드는 1977년 미 상원 위원회의 '미국을 위한 식단 목표'라는 제목의 보고서를 책임편집했는데 설탕의 위험성을 간과하지 않았다. 즉 설탕이 충치와 관련이 있고 당뇨병을 일으킬 수 있으므로 설탕 섭취를 현재 수준에서 40% 줄이라고 권고했다. 저자들은 "제당업계가 헤그스테드에게 접근한 건 낙농업계가 지원한 연구에서 설탕이 아니라 지방이 심장질환의 요인이라는 결과가 나온 걸 안 직후"였다고 강조했다. 당시 헤그스테드 연구팀에 있었던 버나드 라운(Bernard Lown)은 "'이런 식으로 결과를 내면 그들(제당업계)로 부터 돈을 받을 것이다'라고 생각한 사람은 아무도 없었다"고 회상했다. 고지방 다이어트 진영의 이론가인 개리 투브스(Gary Tubbs) 조차 "제당업계는 하버드에서 제당업계에서 돈을 받기 위해 스스로 믿지도 않는 이야기를 기꺼이 만들어낼 연구자를 찾지 못했다"며 "그들이 한 일은 그들의 입맛에 맞는 내용을 이미 믿고 있는 사람을 찾아 이들이 그 믿음을 널리 퍼뜨리게 돈을 댄 것"이라고 썼다. 제당업계가 지난 반세기 동안 영양학계를 풍미한 '저지방 식단' 패러다임을 기획한 게 아니라 편승한 것이라는 말이다.

다음에 쓰는 내용들은 여러 책에서 요약 발췌한 것들이다. 데이비드 길레스피(David Gillespie)의 「식물성 기름, 뜻밖의 살인자(Toxic Oil : Why oil will kill you & how to save yourself)」와 제임스 디니콜란토니오/조셉 머콜라(James DiNicolantonio, Joseph Mercola)의 「(팩트체크) 착한지방 악한지방 지방은 악의 축일까? 아니면 신의 선물일까?(Super fuel : ketogenic keys to unlock the secrets of good fats, bad fats, and great health)」, 시라사와 다쿠지 (Takuji Shirasawa,しらさわ たくじ, 白澤 卓二)의 「기름 혁명, 당신을 살리는 기름, 해치는 기름(あなたを生かす油 ダメにする油 ココナッツオイルの使い方は８割が間違い)」, 마이클 파워(Michael L. Power), 제이 슐킨(Jay Schulkin)의 「비만의 진화(The Evolutuon of Obesity)」, 콜드웰 에셀스틴(Caldwell B. Esselstyn. Jr)의 「지방이 범인(The Prevent and Reverse Heart Disease)」, 켄 베리(Ken D. Berry)의 「의사의 거짓말, 가짜 건강 상식(Lies My Doctor Told Me)」책 등에서 많은 부분을 인용하였으며 필요에 따라 가감하였다.

포화지방이 나쁘다고 낙인을 찍기 시작한 것은 1950년대부터이다. 즉, 1953년 안셀 키스(Ancel Keys)가 식이 중 지방 비율이 높은 사람들은 퇴행성 심장질환에 더 많이 걸려 죽는다는 연구결과 때문이다. 이 연구가 바로 6개국연구(Six Countries Study, 미국, 캐나다, 오스트레일리아, 영국과 웨일즈, 이탈리아, 일본)이다. 그러나 안셀 키스는 실제로 22개국을 대상으로 연구를 진행하였으나, 원하는 연구가설에 부합되지 않는 16개국의 데이터를 제외하였다. 1957년 예루살미

(Yerushalmy J)와 힐레보(Hilleboe HE)는 안셀 키스가 제외한 16개국의 데이터를 추가하여 분석해 보면 지방섭취와 사망률 증가는 그 상관관계가 약해진다. 나아가 영국의 의사 존 유드킨(John Yudkin) 박사는 1957년 논문과 1964년 와츠(Watts DC) 종설논문에서 정제된 설탕 섭취가 고지방 식이와 밀접한 관계가 있어, 결국 지방이 아닌 설탕이 키스의 결론에 영향을 미쳤을 것이라는 것을 보여주었다. 키스의 6개국연구 이후 1954년, 1957년 논문으로 에드워드 아렌스(Edward Ahrens)는 동물성 지방 대신 상업적으로 고도로 가공 처리된 식물성기름(옥수수기름, 콩기름, 홍화씨기름 등)을 섭취하자 콜레스테롤 수치가 낮아짐을 밝힌 첫 번째 연구자가 되었다. 파로디(Parodi PW) 또한 '포화지방산, 혈청 콜레스테롤과 심장질환 간의 연관성에 대해 강조된 적이 있는가?'라고 하였다. 이와 더불어 코코넛기름과 버터는 포화지방산의 비율이 높은데 콜레스테롤 수치를 가장 많이 올렸다. 이 연구로 인해 포화지방이 콜레스테롤 수치를 증가시키는 주범임을 암시하는 키스의 연구에 대한 신빙성을 높였다. 이후 1985년 윌리엄 카넬(Kannel WB)의 식단심장가설(diet heart hypothesis)에서 높은 콜레스테롤혈증이 심장질환의 주요 원인이고, 포화지방이 콜레스테롤을 높이다면 포화지방이 심장질환의 주요 원인이라는 것이다. 나아가 대부분 식물성 종자유인 다가불포화지방산(polyunsaturated fatty acid, PUFA)이 콜레스테롤 수준을 낮추기 때문에 이것이 심장 건강에 좋다고 하는 것이다. 그러나 우리가 알아야 할 것은 포화지방(A)이 고콜레스테롤혈증(B)을 유발하고(A=B), 고콜레스테롤혈증이 관상동맥질환(C)과 관계가 있다(B=C)고 해서 포화지방이 관상동맥질환의 원인(A=C)이라 단정 지을 수 없다는 것이다.

그럼에도 불구하고 이러한 부실한 가설의 명백한 오류에도 1961년 미국심장협회(American Heart Association. AHA)는 미국인의 식단에서 동물성지방 대신에 식물성기름을 섭취하도록 공식적으로 권장하게 되었다. 동물성지방은 심장 건강에 좋지 않다. 그래서 동물성지방보다 좀 더 건강에 도움이 되는 식물성 지방으로 대체해야 한다는 믿음의 시작은 1960년대로 거슬러 올라간다. 동물성지방을 식물성지방으로 대체하면 혈중 콜레스테롤 수치가 낮아진다는 연구 결과가 나왔기 때문이다. 이후 역학조사, 동물실험 등을 통한 일부 연구에서 이 같은 식단 변경이 심장병 유발 위험과 이로 인한 사망률을 낮춘다는 후속 논문들이 속속 대중에 알려지기 시작했다. 2009년 미국심장협회(AHA)는 "동물성지방, 마가린 등 실온에서 고체인 식물성지방 등의 포화지방을 적게 먹고, 리놀레산과 오메가-6 지방산이 많이 들어 있는 불포화지방을 더 많이 섭취한다면 심장 건강에 도움이 될 수 있다"며 기존 연구 결과를 재확인하기도 했다. AHA라는 권위 있는 의사 집단의 발표에 사람들은 식물성지방이 심장 건강에 좋다는 연구 결과를 무조건 따라야 하는 황금률로 받아들이게 됐다. 1970년대 후반 마크 헤그스테드(Mark Hegsted)는 미국 농무부의 첫 영양 관리자가 되었다. 그는 달걀, 유제품, 육류 생산자들의 반대를 무릅쓰고 미국인들에게 식단에서 포화지방과 콜레스테롤의 양을 줄임으로써 심혈관질환의 위험을 줄일 것을 권고했던 1980년 미국인을 위한 식이요법 지침을 만드는 것을 도왔다.

1996년 머스타드(Mustad VA) 연구팀은 포화지방이 콜레스테롤을 높이는 정확한 기전은 아직도 논쟁 중이지만 저밀도지단백질(low density lipoprotein, LDL) 수용체의 활성을 감소시키기 때문이라 생각한다고 하였다. LDL은 콜레스테롤을 혈액으로 운반하는 것인데, 간에 이를 받아들이는 수용체가 감소되거나 그 활성이 낮아지면 LDL 입자와 콜레스테롤은 간에 저장되기보다 혈액에 남아 축적이 된다. 그러나 2014년 디아스(Dias CB) 연구팀은 이 기전이 그럴듯해 보이지만 식이 포화지방이 콜레스테롤을 상승시키는 것은 오메가-3 지방산이 낮을 때에만 일어나기 때문에 문제가 있다고 하였다. 즉, 고콜레스테롤혈증의 본질적 원인은 오메가-3 지방산의 부족이 좀 더 올바른 해석일 것이다. 안셀 키스와 헤그스테드가 주장했던 포화지방이 고지혈증(고콜레스테롤혈증)의 원인이라는 연구는 오메가-3 지방산 섭취의 배경이 고려되지 않았다. 그로부터 수 십 년간 식단심장가설로 인해 우유, 치즈, 버터, 돼지고기, 쇠고기 등은 포화지방이 많아 콜레스테롤을 높인다는 이유로 낙인이 찍히게 되었다. 그럼에도 불구하고 모든 사람이 포화지방이 해롭다고 믿지는 않았다. 2006년 스타인버그(Steinberg D) 연구팀의 종설논문 외에도 지금까지 많은 의사와 연구자들은 콜레스테롤이나 포화지방이 심혈관 질환에 해롭지 않다는 콜레스테롤 역설(cholesterol paradox)을 주장하고 있다. 그럼에도 불구하고 1977년 초판 발행된 미국 영양지침(US Dietary Goals)은 미국인의 포화지방의 섭취를 제한하고, 다가불포화지방산을 총열량대비 10%까지 섭취하도록 권장한다. 결과적으로 미국인은 1977년 이후 다가불포화지방산은 몸에 좋은 것이고, 포화지방은 나쁘니 피하라 세뇌하여 몸에 좋지 않은 것으로 낙인이 찍혔다.

FMHS(Finnish Mental Health Hospital Study)는 산업적 식물종자유가 심혈관 질환으로 인한 사망 위험을 감소시킨다는 증거로 꾸준히 인용되었다. 1979년 투르페이넨(Turpeinen O) 연구팀의 FMHS는 1959년부터 1971년 사이에 두 정신과병원의 중년 남성 입원 환자들의 1차 예방을 위한 시험이었다. 한 병원에서는 입원환자에 대해 입원기간 동안 오메가-6 지방산이 풍부한 식이를 위해 원래 동물성인 버터를 다가불포화지방산이 풍부한 소프트마가린으로 대체하였으며, 우유는 콩기름으로 첨가한 것으로 바꾸어 전체적으로 포화지방산을 낮춘 식단을 제공하였고, 또 다른 병원 입원환자에게는 포화지방을 오메가-6 지방산으로 대체하지 않은 일반식을 제공하였다. 이 실험의 문제점은 마가린이 인공 트랜스지방산의 주된 공급원인데, 오메가-6 지방산 중재 집단에서는 소프트마가린으로 대체되었기 때문에 인공 트랜스지방산이 감소된 결과가 되었다. 이 연구결과 오메가-6 지방산 중재집단이 유리한 쪽으로 왜곡되는 결과를 초래하는 원인이 되었을 것으로 생각된다. 또한 식이는 6년 후에 변경이 되었으며, 입원환자들은 임상시험에 참여하거나 제외되는 것이 허락되어 있었다. 결과적으로 모든 환자들이 6년간 같은 식단을 제공받은 것이 아니라는 것이다. 또한 두 비교집단이 균질화 되지 않아서 오메가-6 지방산 중재집단에서는 심혈관 질환에 의한 급작스런 사망을 일으킬 수 있는 정신과 치료약물을 투여받는 피험자가 적었다. 이 연구는 무작위 집단에 대한 실험이 아니어서 오메가-6 지방산 집단이 유리한 결과가 나온 것은, 인공 트랜스지방을 적게 섭취하였고, 심장 독성 약물의 투여가 적은 것도 기여했을 것이다. 1969년 데이톤(Dayton S)과 피어스(Pearce ML)는 로스앤젤레스 재향군인회 연구(Los Angeles Veterans Administration Study)에서 8년간 무작위 이중맹검 시험으로 심혈관 질환을 겪었거나 그렇지 않은 800명의 재향군인들을 대상으로 통상적인 식이(총칼로리의 40%가 주로 동물성지방으로 구성) 집단과 오메가-6 지방이 강화된 식이, 즉 2/3의 지방이 식물성기름, 주로 옥수수기름, 콩기름, 해바리기씨기름, 면실유 등으로 대체된 식이 집단을 비교하였다. 이 실험 결과 동물성지방을 식물성기름으로 대체했을 때 오메가-6 지방산 집단은 콜레스테롤이 13% 떨어졌지만 심장발작 또는 심장질환으로 인한 돌연사를 방지하지는 못하였다. 이 연구에서 얻고자 했던 결과는 아니었지만 포화지방을 덜 먹고 다가불포화지방산을 더 먹은 집단은 동맥경화 질환을 덜 겪었다. 왜 이런 결과가 나왔을까? 시험 초기에 오메가-6 지방산 집단은 전체적으로 흡연자 수가 적었으며, 줄담배 피우는 사람도 통상 집단에 비해 적었다. 즉 오메가-6 지방산 집단은 비흡연자 99%, 통상집단은 86%이었으며, 하루 1~2갑 피우는 흡연자 비율이 오메가-6 지방산 집단은 38%, 통상 집단은 57%나 되었으며, 2갑 이상 피우는 사람도 오메가-6 지방산 집단은 7%이지만 통상집단은 13%나 되었다. 더군다나 오메가-6 지방산 집단은 통상집단에 비해 10배나 많은 비타민 E(항산화제)를 섭취하였다. 결과적으로 이 실험의 경우 방해 요인이 잘 조절되지 않은 연구이다.

1966년 크리스타키스(Christakis G) 연구팀의 간호사건강연구회(Nurse's Health Study, NHS)는 장기간의 대규모 연구에서 다가불포화지방산의 섭취가 관상동맥질환을 32% 감소시켰다고 보고하였다. 이 연구에서 총열량 대비 5%를 포화지방 대신 다가불포화지방산으로 또는 탄수화물로 대체하였는데, 결과는 관상동맥질환이 각각 42%, 17% 감소하였다. 이 결과가 나오자 거의 많은 사람들이 식물성기름에서 나온 오메가-6 지방산(리놀레산, linoleic acid)이 심장에 좋다는 믿음을 심어주었다. 그러나 이 실험 역시 관찰연구로 본질적 인과관계를 밝힐 수가 없다. 그뿐만 아니라 다가불포화지방산 섭취량 계산은 설문자에 의해 특정 기간에 어떤 음식을 자주 먹었냐고 하는 정도이다. 지난 20년간 먹은 것을 기억에 의해 답한 것이 얼마나 신빙성이 있을지 의문이다. 포화지방을 오메가-6 지방산인 리놀레산으로 대체하라는 권고는 높은 포화지방과 낮은 리놀레산 식이가 인슐린 저항성 및 염증과 같은 대사성질환의 위험을 높인다는 2014년 황(Huang X) 연구팀의 연구에서 기인한다. 혈중 낮은 리놀레산 수치는 관상동맥질환의 위험 및 그로 인한 사망 및 총사망률을 크게 높인다는 것은 2015년 부(Wu JHY) 등과 바렌쇼(Warensjö E) 등의 연구결과로 보아 사실이다. 이러한 연구결과에 의해 리놀레산이 심장에 좋으니 식물성기름을 더 섭취하라는 근거로 사용하였다. 그 당시는 몰랐던 것으로 나중에 밝혀진 사실로 2003년 페르난데즈 리얼(Fernandez-Real JM) 등의 연구와 미에티넨(Miettinen TA) 등의 연구에서 염증에 의해 리놀레산이 산화되어 생성된 대사산물이 혈중 리놀레산 농도를 낮춘다는 것이다. 염증이 혈중 리놀레산 농도를 낮추고 관상동맥 위험률을 높여 사망률을 증가시켰다고 할 수 있다.

지중해 지역은 오래 전부터 심장질환, 당뇨, 암, 우울증 등의 발생 위험률이 낮았다. 안셀 키스와 그의 역학 연구로 지중해 식단이 1950-1960년대까지 유명세를 탔다. 1970년 키스는 7개국연구(Seven countries Study)에서 7개국의 16 지역을 대상으로 하여 미국이나 북유럽보다 심장질환 발병이 낮았다고 하였다. 7개국연구라는 제목으로 대중의 높은 관심 속에 발표된 그의 조작된 연구는 포화지방을 많이 먹을수록 혈중 콜레스테롤 수치가 증가하고, 심장질환의 발병률도 함께 증가한다는 결과를 공개했다. 이 7개국연구를 바탕으로 키스는 포화지방이 주범이라고 결론지었다. 하지만 애당초 22개국에서 수집했던 그의 연구 데이터는 제목처럼 7개 국가의 연구로 축소 발표되어 깊은 의혹을 남겼다. 22개국에서 자료를 수집했으면서도 키스는 왜 데이터를 전부 사용하지 않고 축소했을까? 그 이유는 7개국을 제외한 나머지 국가에서 수집한 자료를 분석한 결과, 지방 섭취량과 심장질환의 발병률 사이에는 아무런 연관성이 입증되지 않았고, 오히려 심장질환을 예방하는 효과가 예상되기까지 하였다. 그래서 키스 박사는 의도적으로 그런 결과는 배제한 채 7개국의 결과만 모아 발표했고, 어느 날부터 갑자기 모든 전문가와 연방 정부까지도 포화지방은 심장건강에 해롭다고 떠들기 시작했다. 왜 정부는 이런 논쟁에 기꺼이 끼어들었을까? 바로 키스 박사가 미국의 공중보건서비스(Public Health Service)로부터 연간

20만 달러의 연구 지원금을 받았고, 연방 정부는 그 큰 금액을 지출한 결과물을 내놓아야 할 필요성에 직면했기 때문이다. 미국의 의사들은 비웃음거리가 되거나 뒤처지거나 더 나쁜 대우를 받지 않으려면 남들처럼 저지방 식이요법을 권장하고 콜레스테롤이 몸에 나쁘다는 주장에 동참할 수밖에 없음을 깨달았다. 이 분야 전문가들은 7개국연구 결과를 사실로 받아들이기 시작했다. 이후 키스 박사의 이론을 검증하는 대신, 이 결과를 사실로 받아들였을 때 입증할 수 있는 후속 연구를 앞 다투어 진행하였다. 이들은 포화지방과 트랜스지방을 같은 범주로 묶어 연구하고 그 결과를 발표하기도 했다. 오늘날에 보면 마가린과 쇼트닝과 같은 트랜스지방을 우리 몸에 가장 해로운 식품 성분 중 하나로 손꼽히는 것들이다. 이런 유해 지방을 포화지방과 함께 묶어 혼란을 초래했을 뿐만 아니라 믿을 수 없는 결론들을 도출하였다. 그러나 오늘날 알려진 지식에서 보면 이 연구에서 산업적 식물성기름을 많이 섭취하지 않았다는 사실이다. 또한 이 연구에서 문제점은 지중해식단이 오직 한 가지 패턴만 있는 게 아니라는 사실이다. 식단은 나라마다 다르고 장수하는 사람이 많고, 심장질환이 적은 지역의 사람들이라고 해서 전부 육류와 유제품을 피한 것은 아니라는 것이다. 7개국연구에서 포화지방이 콜레스테롤 수치를 높인다고 낙인이 찍혔지만 오메가-3 지방산 섭취는 고려하지 않았다. 식단 분석에는 오직 포화지방, 단일불포화지방, 총 다가불포화지방산 섭취만을 분석하였다. 그렇기 때문에 미국과 북유럽에서 심장질환의 발병률이 높은 것이 포화지방의 과다섭취 때문인지 아니면 오메가-3 지방산의 섭취가 부족하기 때문인지 확실하게 말할 수 가 없다.

일본은 심장질환 발병률이 낮다. 1978년 야노(Yano K) 연구팀과 키스(Keys A)

등의 논문에서 1960년대 말 일본은 관상동맥질환이 가장 낮은 나라로 분류되었으며, 포화지방도 가장 적게 섭취하는 것으로 알려졌다. 이러한 사실만으로 포화지방이 심장질환의 범인이라 단정지을 수 있을까? 일본인의 경우 포화지방의 섭취가 낮을 뿐만 아니라 오메가-6 지방산 섭취는 매우 적고, 오메가-3 지방산 섭취는 매우 높다. 일본인이 하와이로 이주하면서 그들의 관상동맥질환 위험도 커졌다. 키스는 이것이 포화지방 섭취가 증가한 것이 원인이라 설명하였지만 일본에서 먹던 오메가-3 지방산 함유량이 높은 해산물 섭취를 할 수 없었던 것이 큰 원인이라 할 수 있다. 연구자들이 자기가 세운 가설에 맞는 연구나 데이터에만 초점을 맞추고, 그렇지 않은 데이터는 경시하거나 무시하는 것은 위험한 일이다. 영양학 연구에서 이런 종류의 연구들을 체리피킹(cherry picking)이라 한다.

"혈중 콜레스테롤 수치가 높으면 위험하며, 심장마비의 위험이 증가한다."는 말도 전문가들로부터 자주 들어 왔다. 따라서 콜레스테롤 수치를 정상 수치보다 높은 사람은 포화지방 섭취량을 줄이고 콜레스테롤 저하 악물을 복용해야 한다고 하였다. 높은 콜레스테롤 수치는 매우 심각한 문제이고, 이를 위하여 하루 한두 알의 콜레스테롤 저하제를 복용하여야 한다는 것은 대부분 사람에게 상식처럼 되어 있다. 이렇게 된 이유에는 수없이 많은 연구 결과와 텔레비전 광고, 전문학적인 돈의 흐름이 있다. 콜레스테롤 수치와 관련하여 사실상 대부분 전문가와 의료진은 별생각 없이 환자에게 약을 복용해야 하는 이유를 설명하고 처방을 내린다. 의학계는 지난 수년간 정상적인 콜레스테롤 수치를 여러 차례 하향 조정하였다. 정상 수치가 내려감으로서 고지혈증 약을 복용해야 하는 사람의 숫자는 기하급수적으로 증가하였고 제약회사는 돈을

벌 수 밖에 없다. 과거에는 총콜레스테롤 수치가 300mg/dL 이하일 때는 정상으로 간주하였다. 그렇지만 거대 제약회사의 지원을 직간접적으로 받아 진행된 여러 새로운 연구 결과는 그 상한선을 250mg/dL, 또다시 240mg/dL로 낮추어야 한다고 주장하였다. 현재 우리는 치료가 필요한 콜레스테롤 수치를 200mg/dL로 알고 있다. 100여 년 전부터 과학자들이 밝힌 사실에 따르면, 사람의 몸이 건강한 뇌와 신경조직을 형성하고 손상된 부위를 수복하려면 지방과 콜레스테롤이 필요하다는 것을 알았다. 그럼에도 불구하고 앞에서 언급한 안셀 키스 박사가 1950년대에 발표한 7개국연구 결과라는 논문이 문제이다. 그 당시에는 모든 사람이 키스 박사를 정직하고 똑똑한 전문가로 인정하는 분위기였다. 그렇기 때문에 키스 박사가 지방과 콜레스테롤 섭취량이 증가하면 혈중 콜레스테롤 수치가 높아지고, 따라서 심장마비의 위험성도 증가한다는 결과를 발표했을 때, 대중은 그의 주장을 의심 없이 받아들였다. 그가 발표한 논문의 제목은 '7개국의 연구 결과 : 15년간 사망한 2,289명의 이야기(The seven countries study : 2,289 deaths in 15 years)'였다. 그는 자신의 가설에 맞지 않는 데이터가 수집된 국가는 제외한 후, 최종 결과를 분석했다. 그 당시에 맞서 싸울 마땅한 의학적 적군이 없어 몸이 근질근질하던 의학계는 '건강의 적, 콜레스테롤을 무찌르자'라는 구호 아래 모두가 한마음 한 뜻이었다. 버터, 달걀, 일부 육류는 절대로 먹어서는 안 될 식품이 되고 말았다. 그렇지만 일부 전문가는 키스 박사의 의견과 그가 발표한 결과에 동의하지 않았다. 그런데도 그들은 동료 전문가들이 모두 침묵하는 분위기와 연방 정부의 정책에 떠밀려 반대 목소리를 낼 수 없었다. 키스 박사의 콜레스테롤 이론이 공식적으로 채택되자, 대중은 건강을 위해 콜레스테롤을 낮춰야 한다고 생각하였다. 2015년이 되어서야 미국 농무부(USDA)의 식이지침위원회에서 공식적으로 발표한 지침은 이렇게 바뀌었다. "지금껏 우리는 콜레스테롤 섭취량을 300mg/dL으로 제한할 것을 권고해 왔다. 그렇지만 2015년의 지침에는 이 권고를 더는 유지하지 않을 방침이다. 왜냐하면 여러 연구를 통해 콜레스테롤 섭취량과 혈중 콜레스테롤 수치 사이에 신뢰할 만한 연관성이 없다는 사실이 밝혀졌기 때문이다. 이런 방침은 미국심장협회(AHA, American Heart Asoociation) 및 미국대학심장병학회(ACC, American College of Cardiology)의 입장과도 동일하다. 콜레스테롤은 과다 섭취를 염려할 영양소가 아니다." 일본의 하마자키(Hamajaki K) 등의 연구팀은 2015년에 발표한 논문에서, 높은 혈중 콜레스테롤이 심장질환을 유발하지 않으며, 오히려 암을 포함한 여러 발병으로부터 인체를 보호하는 기능을 수행한다고 발표하였다. 이 논문에서 모든 원인에 의한 사망률과 콜레스테롤 수치 사이의 역관계를 증명하였다. 이것은 바로 혈중 콜레스테롤 농도가 높을수록 다양한 원인 때문에 사망할 위험이 감소한다는 것을 의미한다. 즉 콜레스테롤 수치가 매우 낮은 사람은 도리어 사망할 위험성이 현저히 높다는 말이다. 1961년 『타임』지의 표지에 안셀 키스 박사의 사진이 실렸다(그림 1). 관련 기사 내용으로 지방을 섭취할 때 혈중 콜레스테롤 수치가 상승함으로써 심장질환의 발병률이 증가한다는 주장을 소개했다. 2014년에는 버터가 『타임』지의 표지 모델로 선정되었다(그림 1). 2014년 관련기사로 수십 년간 의과학 분야의 전문가들이 얼마나 엉뚱한 길을 걸어왔는지에 관한 내용을 다루었다. 우리가 섭취하는 지방과 콜레스테롤이 혈중 콜레스테롤 수치나 심장질환의 발생과 아무런 연관성이 없다는 내용이다. 건강한 사람이 하루에 100g의 버터를 먹었을 때(유럽 평균은 18g) 240mg의 콜레스테롤을 섭취하게 되는데, 이 중 30~60%만 장을 통해 흡수된다. 즉 약 90mg의 콜레스테롤을 공급하는 것이다. 하지만 이 중 12mg만 혈액 속에 들어가 콜레스테롤 수치를 0.2%만 올린다. 이에 비해 우리 몸은 100g 버터를 먹어서 얻을 수 있는 콜레스테롤의 400배를 더 생합성할 수 있다. 다시 말해서 음식을 통해 평소보다 더 많은 콜레스테롤을 섭취하면 혈중 콜레스테롤 수치가 자연히 높아진다. 그렇지만 이 같은 증가의 균형을 맞추기 위해 우리 몸은 자동적으로 콜레스테롤 생산량을 줄일 것이다. 이러한 자가 조절 기전은 우리 몸이 최적의 기능과 평형을 유지하는데 필요한 정확한 수준으로 콜레스테롤 수치를 유지한다.

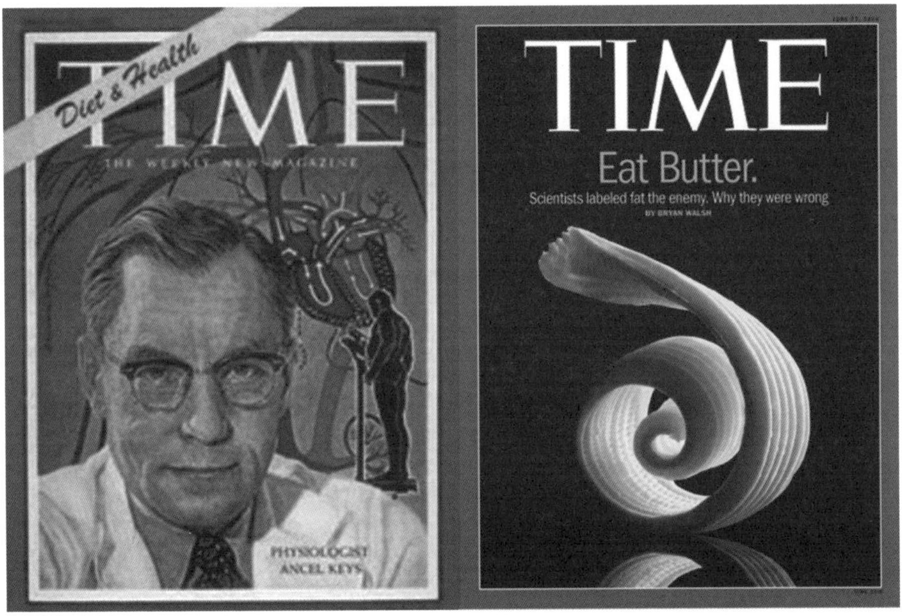

그림 1. 타임지 표지에 소개된 1961년의 Ancel Keys와 2014년 Eat Butter

1966년 크리스타키스(Christakis G)의 항동맥경화클럽(The Anti-Coronary Club) 연구에서는 포화지방을 오메가-6 지방산으로 대체하자 혈관질환으로 인한 사망률이 증가하였으며, 모든 원인에 의한 사망률은 거의 4배가 되었다. 1965년 로즈(Rose GA) 등은 허혈성 심장질환에 대한 옥수수기름 치료(The Rose Corn Study)

에서 옥수수기름이나 올리브기름을 투여 받은 피험자는 대조군에 비해 심장 건강이 악화되었다. 80명의 심혈관질환 환자들이 무작위적으로 대조군, 동물성지방을 제한한 정제 올리브기름 투여군, 동물성지방을 제한한 옥수수기름 투여군으로 3개 집단으로 나누어 시험하였다. 시험이 끝났을 때 심장발작이 재발되지 않은 생존율은 각각 75%, 57%, 52%이었다.

50년 가까이 이어진 이 같은 믿음이 최근 시험대에 오르게 됐다. 미국 노스캐롤라이나대학과 미국국립보건원 공동 연구팀인 람스덴(Ramsden CE) 연구팀이 2016년에 리놀레산(Linoleic acid)이 풍부한 식물성 기름이 심장 건강에 도움이 안 되며 심지어 심장질환 발병률과 이로 인한 사망률을 높인다는 연구 결과를 발표했기 때문이다. 리놀레산은 자연 상태의 식물성지방에 많이 들어 있으며 체내에 흡수되면 γ-리놀레산(γ-linolenic acid)이 된다. 리놀레산은 세포의 항상성을 향상시키는 것으로 알려져 있다. 리놀레산이 풍부한 식물성 기름으로는 옥수수유, 홍화씨기름(국화과인 잇꽃에서 얻은 기름), 대두유, 해바라기기름, 면실유 등이 있다. 리놀레산이 풍부한 식물성기름이 심장 건강에 도움이 되는지를 연구한 가장 큰 실험은 미네소타 관상동맥질환 실험(Minnesota Coronary Experiment, MCE)이다. 1989년 프란츠(Frantz Jr ID) 등의 미국 미네소타대학 연구팀은 1968년부터 1973년까지 미네소타주의 6개 정신병원과 1곳의 양로원에 수용된 9,423명(남자 4,393명, 여자 4,664명)의 참가자를 대상으로 실험을 진행했다. 그러나 이후 이 연구 보고서는 16년 동안 세상에 발표되지 않았다. 두 집단 간에 큰 변화가 없었기 때문이다. 실험은 1973년 끝났지만 관련 논문은 1989년이 돼서야 의학저널에 게재됐다. 당시 미네소타대학 연구팀은 버터, 마가린 등의 포화지방 대신 식물성기름인 옥수수기름을 사용한 식단을 참가자들에게 제공했다. 그 결과 바뀐 식단으로 식사한 실험 참가자들의 콜레스테롤 수치가 낮아지는 것이 확인됐다. 미네소타대학 연구팀은 이를 바탕으로 식물성기름이 동물성 기름인 포화지방보다 건강에 좋다는 결론을 내렸다. 이 실험의 문제는 심장질환 유병률에서 포화지방으로 식사한 대조군과 아무런 차이가 없었던 것과 심장질환으로 인한 사망률에도 별다른 개선이 나타나지 않았다는 점이다. 그런데 최근 또 다른 연구진이 이 데이터 일부를 복원해 분석한 결과 식물성지방이 동물성지방보다 오히려 심장질환 사망률을 증가시키는 것으로 나왔다. 이에 연구진은 동물성 지방을 식물성 지방으로 대체하는 것이 건강에 유익한지 불확실하다고 지적하며 동물성 포화 지방을 덜 먹는 것이 인체에 어떤 영향을 미치는지에 대한 더 많은 연구가 필요하다고 하였다.

그렇다면 정말 포화지방을 섭취하는 것이 몸에 좋은 변화를 가져다줄까? 연구에 따르면 음식으로 섭취하는 지방은 탄수화물의 소화 흡수를 늦춰 사실상 지방축적을 억제하는 역할을 한다. 2006년, 젠틸코어(Gentilcore D) 등 호주 과학자들은 음식에 포함된 지방이 흡수가 빠른 탄수화물의 소화율에 끼치는 영향과 그에 따른 혈중 포도당과 인슐린 수치의 변화에 대한 연구를 하였다. 피실험자들에게 각각 식사 30분 전에 흡수가 빠른 탄수화물로 이루어진 30mL의 물, 30mL의 올리브기름, 나머지 한 명에겐 30분 전에 30mL의 물을 마시게 하고 식사 도중에 30mL의 올리브기름을 음식과 섞어 먹게 하였다. 연구 결과에 따르면 식사 전에 올리브기름을 섭취한 경우 으깬 감자의 소화율은 낮아졌고 혈중 포도당과 인슐린 수치 또한 떨어졌다. 이는 소화가 빠른 탄수화물을 포함한 식사를 할 경우, 올리브기름이나 버터 등 몸에 좋은 지방을 식사 30분 전에 미리 먹는 것이 좋다는 것을 의미한다. 즉, 인슐린 수치를 일정하게 유지하여 체지방 감소에 기여하는 것이다. 흡수가 빠른 탄수화물을 먹기 전 건강에 좋은 지방을 섭취하지 못했을 때는 적어도 식사 중에 함께 먹는 것이 좋다. 식사 전에 지방을 섭취했을 때만큼은 아니지만 탄수화물의 소화 흡수를 지연시켜서 혈중 포도당과 인슐린의 수치를 낮춰주기 때문이다. 하지만, 운동 후에는 무조건 지방섭취를 피하는 것이 좋다. 운동 직후에는 인슐린 수치 증가를 위해 흡수가 빠른 탄수화물이 필요한 유일한 시기이기 때문이다. 이 동화호르몬은 운동 후 체지방 증가를 억제하면서 근육성장을 추진한다. 이 연구 이외에도 아침에 올리브기름을 한 숟갈씩 먹는 사람의 콜레스테롤 수치가 떨어졌다는 연구결과나, 매일 코코넛기름을 먹는 사람의 피부가 매끈해지고 콜레스테롤 수치가 떨어지며 뱃살도 줄어든다는 연구 결과도 있다. 이렇듯 우리가 생각하기에 나쁜 기름일 것 같은 동물성기름, 즉 포화지방은 사실 우리에게 유익한 기름이고 건강에 좋을 것 같은 기름인 식물성기름, 즉 불포화지방은 우리 몸에 나쁠 수도 있다는 사실을 명심해주면 좋겠다. 과일주스를 만들 때 과일에서 과즙을 짜면 몸에 좋지 않은 당분만 나오고 섬유질을 포함한 각종 영양소는 얻지 못하듯, 기름도 똑같은 원리인 것이다. 우리는 현대 사회에 살며 놀라울 정도로 빠른 발전 속도를 이용해 많은 편안함을 누리고 있다. 그 중 하나가 바로 음식에 관한 것이다. 공장에서 찍어내듯 만들어지는 음식들이 과연 자연스러운 섭취 방법인지 고민해봐야 할 시기인 것 같다. 식품마다 자연스러운 섭취방법이 있고 인간의 몸은 25만년동안 그 생활에 맞춰 진화를 해왔는데 과연 200년이라는 짧은 시간동안 수많은 식단의 변화를 우리 몸이 받아드릴 준비가 되었는지 의문이다.

데이지 자모라(Daisy E Zamora) 노스캐롤라이나대학 약학대학 박사는 크리스

토퍼 람스덴(Christopher Ramsden) 미국국립보건원 박사와 함께 1989년 프란츠(Frantz Jr ID)의 논문을 재검토하였다. 자모라 박사는 "재검토 결과 일부 데이터가 누락됐다는 사실을 발견했다"고 말했다. MCE 연구에서 누락된 데이터까지 모두 살펴본 결과 리놀레산이 풍부한 식물성기름이 콜레스테롤 수치를 낮춰준다는 것은 확인됐지만 당시 실험에서 식물성기름인 옥수수기름을 먹은 집단이 버터 등 포화지방으로 식사한 대조군보다 심장질환 발병률이 오히려 2배 이상 높았다는 것이 확인됐다. 가장 충격적인 사실은 식물성기름을 사용한 식단으로 식사한 그룹 중 여성과 65세 이상 고령자들의 사망률이 15% 이상 증가했다는 것이다. 자모라/람스덴 박사 공동 연구팀이 앞서 2013년 람스덴(Ramsden CE) 등의 호주 연구팀의 연구논문을 분석했을 때도 비슷한 결론을 얻을 수 있었다. 버터 등 포화지방으로 만든 음식을 먹은 대조군에 비해 식물성기름으로 조리한 음식을 먹은 집단의 심장병 발병률이 더 높았던 것이다. 연구팀이 추가로 밝혀낸 내용을 기존 논문 내용에 첨가했더니 식물성 기름과 포화지방 간 심장질환 유병률과 그로 인한 사망률 지표에서 유의미한 차이가 사라졌다. 자모라 박사는 "리놀레산이 들어 있는 식물성기름이 콜레스테롤 수치를 낮춰주면서도 심장질환을 악화시키거나 해당 질환의 발병률을 낮춰주지 못하는 데 대해선 추가 연구가 필요하다"고 덧붙였다.

지단백질(lipoprotein)의 중요성

지단백질(lipoprotein)은 아포지질단백질(apolipoprotein)에 인지질(phospholipid), 콜레스테롤(cholesterol), 콜레스테롤 에스테르(cholesteryl ester) 그리고 중성 지방(triacylglycerol, TAG) 등이 다양한 비율로 결합한 거대 분자 복합체로, 소수성인 지질이 중심부에 위치하고 친수성인 단백질의 아미노산 곁사슬이 표면에 있는 공 모양 구조이다. 지질과 단백질이 다양한 비율로 결합하므로 밀도가 다른 입자들이 만들어지는데, 밀도에 따라 크게 4가지 종류로 나눌 수 있다. 암죽미립(chylomicron), 초저밀도 지단백질(very low-density lipoprotein, VLDL), 저밀도 지단백질(low-density lipoprotein, LDL), 고밀도 지단백질(high-density lipoprotein, HDL)이다. 지질은 원칙적으로 물에 녹지 않기 때문에, 콜레스테롤, 콜레스테롤 에스테르, 중성 지방, 인지질 등은 혈장 내에서 혈장 지단백질(plasma lipoprotein) 형태로 여러 조직으로 이동하여 이용되거나 저장된다. 암죽미립은 작은창자 상피세포의 세포질 세망(endoplasmic reticulum, ER)에서 합성되고, 림프관을 통하여 이동하는 암죽미립은 크기는 가장 크지만, 중성 지방을 많이 함유하고 있어 밀도는 가장 낮은 지질단백질이다. 식이로 섭취한 지방산을 조직으로 운반하여 그곳에서 연료로 소비하거나 저장하도록 하는 기능을 한다. 초저밀도 지단백질(VLDL)은 식이로 섭취된 과잉의 지방산과 콜레스테롤이 간에서 중성 지방이나 콜레스테롤 에스테르로 전환된 후 VLDL-특이적 아포지단백질인 아포 B-100과 결합하여 형성된다. 과잉으로 섭취한 당의 경우에도 간에서 중성 지방으로 전환되어 VLDL을 형성한다. 간에서 혈류를 통해 근육과 지방 조직으로 이동하는데, 주요한 VLDL의 표적 장기는 심장과 골격근의 근육 세포이다. 조직의 모세혈관에서는 아포 C-II가 지단백질 지질분해효소(lipoprotein lipase)를 활성화시켜 VLDL의 중성 지방으로부터 지방산을 유리시킨다. 유리된 지방산은 지방세포에 흡수되어 저장되거나, 근육 세포에 의해 산화되어 주로 에너지를 만드는 데 사용된다. VLDL에서 중성 지방이 줄어든 상태의 VLDL 잔유물(remnants)은 중간 밀도 지단백질(intermediate density lipoprotein, IDL)로 전환되고, 중성 지방이 더 감소하면 저밀도 지단백질(LDL)이 된다. LDL은 주요 아포지단백질로 아포 B-100을 가지고 있고, 콜레스테롤과 콜레스테롤 에스테르를 다량 함유하고 있으며, 아포 B-100을 인식하는 수용체를 막 표면에 가지고 있는 근육, 부신 및 지방 조직의 세포들에 결합하여 콜레스테롤을 전달한다. 콜레스테롤은 또한 LDL을 통해 대식세포(macrophage)로 전달되어 이들을 거품세포(form cell)로 전환시키기도 한다. 섭취되지 않은 LDL은 간으로 돌아와서 간세포 형질막에 존재하는 LDL 수용체에 의하여 세포 내로 유입된다. 간세포로 들어온 콜레스테롤은 형질막과 섞이거나, 쓸개즙산(bile acid)으로 전환되거나, ACAT(Acyl-CoA Cholestrol acyltransferase)에 의해 재에스테르화(reesterfication)되어 세포질의 지질 방울(lipid droplet) 안에 저장된다. 간에서 콜레스테롤이 VLDL 형성에 이용된 후, LDL로 전환하는 경로를 콜레스테롤 대사 및 수송의 내인성 경로(endogenous pathway)라 한다. 간과 작은창자에서 만들어지는 고밀도 지단백질(HDL)은 단백질이 많고 소량의 콜레스테롤을 함유하고 있으나, 콜레스테롤 에스테르는 없다. 미성숙 HDL은 콜레스테롤이 풍부한 간 이외의 조직 또는 그 곳에서 형성되는 대식세포나 거품세포들로부터 콜레스테롤을 다시 받을 수 있다. 성숙한 HDL은 간으로 복귀하여, SR-BI이라 불리는 세포막 청소제(scavenger) 수용체 단백질에 콜레스테롤을 전달한다. HDL의 콜레스테롤 에스테르 중 일부가 콜레스테롤 에스테르 수송 단백질에 의해서 LDL로 전달될 수 있는데, 이러한 순환 과정을 콜레스테롤 역수송(reverse cholesterol transport)이라 한다. 이렇게 순환된 콜레스테롤의 상당 부분은 간에서 쓸개즙으로 전환되어 쓸개에 저장되었다가, 음식이 유입되면 쓸개즙산염의 형태로 다시 창자로 분비되어 거대 지방 덩어리를 현미경 수준의 미셀(micelle)로 분해시켜 지질분해효소의 작용을 돕는다. 분비되었던 쓸개즙산염은 장-간 순환(enterohepatic circulation)에 의해 간으로 재흡수 되고, 쓸개를 통하여 재분비 된다.

1985년 프레이밍햄(Framingham) 심장 연구에 참여한 밴더빌트대학(Vanderbilt) 의대 부교수인 조지 만(Geroge V. Mann)은 연구자들이 "불안정한 연구결과를 가지고 뭔가 돌파구를 찾았다며 허풍을 떠는 기자회견을 계속해서 열고 있다. 그런 연구의 책임자들은 콜레스테롤 수치를 낮추면 관상동맥 질환 발생빈도가 줄어든다고 주장하죠. 이들의 자료는 잘못된 결론에 도달하도록 조작 되었습니다."하며 "지방으로 섭취하는 열량은 30%까지 줄이고, 포화지방 섭취열량을 10% 이하로 줄여야 한다. 또한 콜레스테롤 섭취량이 매일 250~300mg을 넘지 않도록 해야 한다"는 1984년 12월 10~12일의 미국 국립보건원(NIH) 합의개발회의 성명(Consensus Development Conference Statement)을 반박하였다. 1984년 영국의 심장 전문의사인 마이클 올리버(Oliver MF)는 "이 성명에 참여한 연구자들과 지침 발표에 참여한 국립보건원 전문가는 미국 전체의 콜레스테롤 수치가 굉장히 높기 때문에 낮추어야 한다는 의견을 제기할만한 전문가들을 선정하였다"고 하였다. 만과 올리버의 주장 요지는 콜레스테롤이 나쁘다고 생각하는 전문가들로 구성되었기 때문에 신뢰할 수 없다는 의미이다. 즉 균형적인 반대파, 찬성파, 중립파로 구성된 전문가 집단에서 만들어진 게 아니라 찬성파로만 구성된 집단의 발표이기 때문이다. 여성호르몬 요법이 유방암을 일으킨다는 것을 증명한 아주 유명한 논문으로 굉장히 객관적으로 신뢰가 높은 2007년 오또보니(Ottoboni A) 논문에서 "저지방 식단이 암이나 심장질환 발생위험을 감소시키는 지 확인하기 위해 실시한 사상 최대 규모의 연구결과, 저지방식단은 암, 심장질환 발생 위험을 감소시키는데 아무런 효과가 없는 것으로 나타났다"고 하였다. 세계에서 가장 존경받는 연구자인 프랑스심장 전문의, 국립과학연구센터 연구자인 의학박사 미셸 드 로즈즈릴(Michel de Lorgeril)은 "우리는 연구 결과를 한 문장으로 요약할 수 있습니다. 콜레스테롤은 해롭지 않습니다"라고 하였다. 피터 패러디(Parodi PW)는 가설을 세울 수 있지만 인과관계를 확정할 수 없는 역학적 연구는 포화지방이 심장질환의 원인이 된다는 것을 뒷받침하지 못한다고 결론지었다. 패러디는 포화지방이 소위 나쁜 콜레스테롤이라고 하는 LDL-콜레스테롤을 증가시키지만, 동시에 좋은 콜레스테롤이라 하는 HDL-콜레스테롤도 증가시키는데 코코넛기름이 특히 그렇다고 밝혔다. 포화지방의 또 다른 잠재적인 이점은 작고 밀도가 높은 LDL-콜레스테롤(B형)과 지단백질(a)[lipoprotein(a), 아포지단백질(a)은 지단백질(a)의 일부로, 플라스민의 작용을 방해하고, 혈전이 정상적으로 분해되는 것을 막는 역할을 하는 것으로 생각된다]를 낮추는 것이다 지단백질(a)은 현재 총콜레스테롤이나 LDL보다 심혈관 질환 위험 지표로 더 적절한 것으로 알려져 있다.

좋은 콜레스테롤과 나쁜 콜레스테롤

그러면 좋은 콜레스테롤은 무엇이고 나쁜 콜레스테롤은 무엇인가? 일반적인 사람들의 생각과는 달리 콜레스테롤의 종류는 하나뿐이다. 콜레스테롤은 우리 몸의 세포막을 구성하고 유지하며 혈액 속에서 지방을 운반하는데 기여하는 물질이다. 우리가 너무나 많이 들어서 알고 있는 LDL-콜레스테롤과 HDL-콜레스테롤은 무엇일까? 바로 지단백질의 크기 차이이다. 콜레스테롤은 단독으로 혈액에 녹지 않아 지단백질에 탑재되어야만 이동할 수 있는데, 그 지단백질의 크기에 따라 LDL(low density lipoprotein, 저밀도지질단백질)-콜레스테롤과 HDL(high density lipoprotein)-콜레스테롤로 구별이 된다. LDL-콜레스테롤은 지방과 콜레스테롤을 세포로 배달하는 역할을 하고, HDL-콜레스테롤은 세포가 이용하지 않는 지방과 콜레스테롤을 수거해 간으로 되돌려 보내는 역할을 한다. 그렇다면 LDL-콜레스테롤의 수치가 높을수록 심혈관계 질환에 걸릴 확률이 높아진다는 것은 무슨 의미일까? 여기서 LDL-콜레스테롤에 관하여 우리가 알아야 될 또 하나의 내용이 있다. LDL-콜레스테롤은 다시 두 가지 종류로 나눌 수 있는데, 입자의 크기가 크고 덜 무거운 A형 LDL-콜레스테롤과 입자의 크기가 작고 더 무거운 B형 LDL-콜레스테롤이다. 그렇다면 심혈관계 질환과 관련이 깊은 콜레스테롤은 무엇일까? 바로 입자의 크기가 작고 더 무거운 B형 LDL-콜레스테롤이다. 왜냐하면 입자의 크기가 작을수록 산화될 확률이 높아지는데 B형 LDL-콜레스테롤이 A형 LDL-콜레스테롤보다 심장질환에 걸릴 확률이 3배 더 높다. A형 LDL-콜레스테롤이 B형 LDL-콜레스테롤에 비해 쉽게 산화되지 않기 때문이다. 당연히 콜레스테롤은 스스로 직접 산화되는 것은 아니다. 다가불포화지방산이 콜레스테롤과 함께 운반되는 도중에 산화해 콜레스테롤에도 영향을 주는 것이다. 만약 지방덩어리가 돌아다니다 혈관을 막는다면 왜 우리 몸 안에서 가장 굵고 혈액의 흐름이 빠른 동맥이 막히는 것일까? 혈액의 흐름이 가장 느리고 좁은 혈관인 모세혈관도 있는데도 말이다. 동맥경화란 사실 지방과 콜레스테롤이 동맥 내벽에 침투해 손상시키는 것을 말한다. 동맥 내부에 거품세포(foam cell)가 생성되어서 이것이 터지면 혈액응고를 유도하여 혈관이 막히는 것이다. 혈액응고가 어디서 일어나느냐에 따라 심장마비나 뇌졸증이 오는 것이다. 포화지방 섭취가 많을수록 콜레스테롤 수치가 올라가 심장질환에 걸릴 확률이 높아진다고 하는데 이는 옳지 않은 이론이다. 물론 포화지방을 다량으로 섭취할 경우 B형 LDL-콜레스테롤의 수치가 올라갈 수 있지만, 이를 통해서 심혈관계 질환이 발생한다고 보기보다는 혈액 속에서 지단백질에 녹아 콜레스테롤과 함께 운반되는 다가불포화지방산의 산화작용이 심혈관계 질환 발생의 주범이다.1992년 캄포스(Campos H) 연구팀은 매사추세츠 프레이밍햄(Framingham)에 거주하는 사람들에 관한 역학연구인 프레이밍햄 심장연구(Framingham Heart Study)에서 포화지방과 콜레스테롤을 적게 섭취하면 작고 밀도가 높은 LDL 입자(B형 LDL)를 증가시키는 것과 연관이 있다고 하였다. 이 작고 밀도가 높은 B형 LDL은 전체적인 LDL 수치보다 심장질환 위험의 지표로서 더욱 강력한 것이다. 1998년 드레온(Dreon DM) 등은 포화지방을 많이 섭취하면 작고 밀도가 높은 LDL은 감소되고, 반면에 크고 가벼운 LDL 입자(A형 LDL)는 증가하다고 보고하였다. 작고 밀도가 높은 LDL이 우세하면 크고 가벼운 LDL이 우세할 때보다 심혈관 질환 건강에 해로운 것으로 알려져 있으며, 이는 작고 밀도가 높은 B형 LDL이 동맥벽을 더 쉽게 통과하여 쌓이기 때문이다. 나아가 2009년 파로디(Parodi PW) 연구팀의 연구에서 B형 LDL은 혈류 중에 더 오래 머물러 생물학적 손상인 산화 가능성도 높아진다. 즉 포화지방 섭취를 줄이면 해로운 작고 밀도가 큰 LDL이 증가되어 심장질환의 위험성을 높인다.

필수 지방산

필수 지방산이란 무엇일까? 우리 몸에 있는 지방의 92%는 포화지방산(saturated fatty acid, SFA) 또는 단일불포화지방산(monounsaturated fatty acid, MUFA)이다. 나머지 8%를 차지하고 있는 것이 음식을 통해 섭취하는 다가불포화지방산(polyunsaturated fatty acid, PUFA)이다. 우리 몸에서 스스로 생산할 수 없어 음식물을 통해 섭취해야만 하는 지방산을 필수 지방산이라 부른다. 우리 몸에서 생합성할 수 없는 대표적인 필수 지방산은 오메가-3 지방산과 오메가-6 지방산이 있다. 이 둘의 역할은 무엇일까? 많은 사람이 아는 바와 같이 상당히 많은 작용을 하는 두 물질이지만 우리가 꼭 알아야 할 것이 있다. 우리 몸은 음식으로 섭취한 오메가-3 지방산과 오메가-6 지방산을 사용해 산화 지방의 일종인 에이코사노이드(eicosanoid)라는 물질을 만들어낸다. 이는 우리 몸의 여러 중요한 기능을 통제하는데, 특히 면역 체계에서 염증 반응을 통제한다. 부상을 입거나 세균에 감염이 되면 우리 몸은 1차적으로 염증반응을 일으키는데, 이것이 1차 방어선이다. 상처부위기 곪거나 빨갛게 부어오르고, 아프고, 열이 나는 모든 증상이 염증 반응으로 나타나는 증상이다. 이 증상이 모두 에이코사노이드의 작용이라고 볼 수 있다. 그런데 여기에 중요한 부분이 있다. 오메가-3 지방산에서 유래한 에이코사노이드는 염증을 억제하고, 오메가-6 지방산에서 유래한 에이코사노이드는 염증을 유발시키는 것이다. 이 둘은 동일한 효소 반응 경로를 두고 경쟁하는 데, 우리 몸은 이 두 가지 물질을 이용해 염증 반응과 면역 체계를 세밀하게 통제하고 있다. 그런데 우리 몸은 오메가-3 지방산과 오메가-6 지방산의 이용에 있어서 그렇게 까다롭게 굴지 않는 다는 것이 밝혀졌다. 바로 오메가-3 지방산이 필요한 상황이지만 선택 가능한 대상이 오메가-6 지방산뿐이라면 우리 몸은 오메가-6 지방산을 이용한다는 것이다. 예를 들어 망막에서 발생하는 병인 황반변성(황반에 손상을 입게 되는 것으로 사물을 세밀하게 파악할 수 없어 운전, 독서, 안면인식 등에 문제를 일으킬 가능성이 높고 심지어 시력을 잃는 경우가 발생한다.)을 살펴보면, 원래 오메가-3 지방산은 망막에 있는 시세포 외근을 구성한다. 그런데 잘못된 종류의 다가불포화지방을 다량으로 섭취할 경우 오메가-3 지방산 대신 차선으로 오메가-6 지방산을 이용하면서 황반변성이 일어나게 되고, 망막 안에서 산화한 오메가-6 지방산은 망막색소상피에서 인식하지 못하기 때문에 이를 걸러내지 못한다. 따라서 이 오메가-6 지방산이 노폐물로 쌓여 드루젠(drusen, 드루젠은 노화로 인해 발병하는 질환으로 나이가 들수록 세포 대사가 떨어지고 혈류 공급이 원활하게 되지 않아 시세포의 찌꺼기가 망막색소상피에 쌓이는 것을 의미한다. 망막검사를 해보면 작고 둥근 황백색의 병변을 확인할 수 있는데, 이를 드루젠이라 한다.)이 되고, 이 드루젠이 망막색소상피에 쌓여 황반이 손상을 입게 되어 황반변성으로 이어지는 것이다. 그렇다면 이를 예방하기 위한 대책은 무엇일까? 당연한 말이겠지만, 오메가-6 지방산의 양을 줄이는 것이다. 우리는 농경 사회가 정착되기 이전, 오메가-3 지방산과 오메가-6 지방산의 섭취 비율을 1대1로 유지하면서 다가불포화지방산을 섭취해왔다. 그 후 농경사회가 정착되고 1800년대 초 산업혁명 전까지만 해도 오메가-3 지방산과 오메가-6 지방산의 섭취 비율은 기껏해야 1 대 2 정도로 유지되었다. 하지만 오늘날 우리가 섭취하는 오메가-6 지방산의 양이 폭발적으로 증가함에 따라 오메가-3 지방산과 오메가-6 지방산의 비율은 1 대 20 정도에 육박하였다. 이는 200년 전의 수치에 비해 열 배나 차이나는 비율이다. 그러다 보니 '오메가-3 지방산과 오메가-6 지방산의 비율만 맞추면 되니 오메가-3 지방신의 양을 늘려볼까?' 라고 생각할 수도 있다. 그러나 이는 조금만 생각해보면 말도 안 된다는 것임을 깨달을 수 있다. 현재의 오메가-6 지방산 섭취량을 기준으로 성인 남성이 하루에 섭취해야 하는 오메가-3 지방산의 양을 계산하면 14g 정도이다. 이만한 양을 얻으려면 오메가-3 보충제 47알을 복용해야 한다. 설령 이 정도를 섭취할 수 있다고 해도 그 때문에 지나치게 늘어나는 다가불포화지방산이 문제가 된다. 그러니 당연히 오메가-6 지방산 섭취를 줄이고, 오메가-3 지방산 섭취를 증가시키는 것이 유일한 방법이다.

지중해식 식단

1990년대 들어 갑자기 지중해식 식단이 선풍적인 인기를 끌면서 신문과 방송에 대거 등장하기 시작했다. 이 다이어트는 종래의 서구 식단에 비해 심장 질환에 이롭다고 묘사하였다. 이 이론은 프랑스 그레노블(Grenoble)에 있는 조세푸 푸리에 대학교(Joseph Fourier University)의 로즈즈릴(de Lorgeril M) 박사에 의해 처음 제기 되었다. 심장발작이나 다른 심혈관질환을 가지고 있는 많은 사람들이 콜레스테롤 수치가 정상이거나 낮은 상태에 있다. 콜레스테롤을 낮추는 것이 심근경색이나 관상동맥질환에 대한 면죄부를 주는 것은 아니다. 1999년 로즈즈릴(de Lorgeril M) 연구팀의 리용 다이어트 심장 연구(LDHS, Lyon Diet Heart Study)에서 심장질환을 겪은 피험자들 중에 오메가-6 지방산을 줄인 지중해 식단을 한 사람들은 전통적인 저지방 식단을 한 사람들(605명)에 비해 심장질환 사망률이 70%로 감소되었다. 지중해식 식단은 과일과 채소, 빵과 시리얼, 콩, 호두, 각종 견과류를 마음껏 먹고, 단일불포화지방이 많이 들어 있는 올리브기름을 먹고, 적당량의 유제품, 생선, 닭고기 및 오리고기는 적게 먹고, 붉은 색 고기는 거의 먹지 않고, 달걀은 일주일에 4회 이하로 먹으며, 적당량의 와인을 마시는 것이다. 302명의 A 그룹은 지중해식 식단을 하였으며, 하루 평균 섭취 칼로리의 30% 정도를 지방에서 섭취(포화지방 8%, 단일불포화지방 13%, 다가불포화지방 5% 정도)하도록 허락되었으며, 콜레스테롤의 하루 섭취량은 203mg 정도이다. B 그룹은 303명이며, 주치의가 특별히 먹지 말라고 요구한 것 외에는 특별한 음식을 강요하지 않았다. 이들은 일반적으로 미국심장협회가 평상시의 미국인의 식단이라 규정한 정도만큼의 식사를 했다. 이들은 하루 평균 섭취 칼로리의 34% 정도를 지방에서 섭취(포화지방 12%, 단일불포화지방 11%, 다가불포화지방 6% 정도) 하도록 허락했으며, 콜레스테롤의 하루 섭취량은 312mg 이었다. 1년이 지난 후에 연구자들은 지중해 스타일 다이어트를 따른 A 그룹이 B 그룹보다 결과가 훨씬 더 좋다고 발표하였다. 4년 후의 결과는 지중해식 식단이 50~70% 정도 심장관련 질환의 감소를 보였다. 지중해식 식단은 전통적 식단에 비해 오메가-6 지방산 비율이 낮다. 오메가-3 지방산인 알파 리놀렌산은 약간 많으므로, 이 LDHS 연구에서 보여주는 것은 오메가-6 지방산을 많이 섭취하기 보다는 오메가-6/오메가-3 지방산 비율의 감소가 심혈관질환 및 그로 인한 사망률을 감소시킨다는 것이다. 2018년 에스투루치(Estruch R) 등의 연구팀이 PREDIMED(PREvención con Dieta MEDiterránea) 연구에서 7,447명의 피험자를 대상으로 한 대규모 무작위 이중맹검시험으로 두 가지의 지중해식단을 전통적인 저지방식단과 비교하였다. 1번째 지중해식단은 상담을 하면서 엑스트라버진올리브유(Extra Virgin Olive Oil, EVOO)을 하루 5온스(150mL, 실제로는 1.7온스, 50mL)를 섭취하였다(지중해식단 + EVOO). 2번째 지중해식단은 역시 상담을 하면서 견과류 특히 호두, 헤이즐넛, 아몬드 등을 하루 1온스(약 28.3g)를 섭취하도록 하였다(지중해식단 + 견과류). 호두는 리놀레산과 알파리놀렌산 함유량이 높고, 아몬드와 헤이즐넛은 단일불포화지방산이 많다. 그러므로 1번째는 EVOO의 단일불포화지방산이 많으며, 2번째는 EVOO의 단일불포화지방산 및 견과류의 오메가-6 지방산과 오메가-3 지방산이 모두 증가된 것이다. 저지방식단은 올리브기름, 견과류, 소시지, 육류와 기름진 생성을 포함하여 모든 종류의 지방을 줄이도록 하였으며, 저지방 유제품, 시리얼 감자, 파스타, 쌀, 과일, 채소 등을 섭취하도록 하였다. 1번째 및 2번째 지중해식단 집단은 심장질환, 뇌졸중, 심장돌연사에 있어 각각 30%와 28% 비율로 낮췄다. 이 실험은 정제 올리브기름을 완전 배제하고 EVOO를 늘였다는 것이 심혈관 건강에 유익함으로 작용했다는 것이다. EVOO 집단은 리놀레산 섭취가 총칼로리의 5%로 권장량 이하이다. 그러므로 이 연구는 리놀레산 섭취를 늘이지 않고서도 심혈관질환 예방이 가능하다는 것이다.

오메가-3 지방산 : EPA/DHA

2013년 로즈즈릴(de Lorgeril M) 논문에서 2005년 이전 연구들은 생선이나 영양보충제 EPA/DHA가 심혈관질환 및 전체적인 사망률을 일관성 있게 감소시킨다는 것을 보여준다고 하였다. 그럼에도 불구하고 이후 연구에서 이것을 증명하는데 실패한 것처럼 보여 혼동이 야기되었다. 홍보 매체에서 서로 상반되는 결과들을 보여주어 골칫거리가 되고 있다. 이렇게 상반되는 결과들이 나오는 이유가 무엇일까? 오메가-3 지방산의 복용량이 충분하지 않기 때문 일수도 있고, 오메가-6 지방산 섭취가 과잉이었을 수도 있으며, 또는 오메가-3 지방산의 작용을 방해하는 약물을 병행하였거나. 관찰 기간이 충분하지 않을 수도 있으며, 피험자 수가 너무 작아 유익함을 보여줄 통계처리가 부족할 수 도 있다. EPA/DHA는 과연 좋은 것일까? 1989년 버(Burr MI) 연구팀은 다이어트와 재경색 시험(The Diet and Reinfarction Trials, DART) 연구에서 심장질환을 겪었지만 그들에게 기름진 생선을 더 섭취하도록 하였을 때 그렇지 않은 사람에 비해 총사망률이 29% 감소하였다. 1994년 버(Burr MI) 연구팀은 생선을 먹지 않은 사람에게는 EPA/DHA 영양보충제를 투여하였고, 총사망률이 50% 감소하였다. 1999년 랜싯에 게재된 논문과 2002년 매치오리(Matchioli R) 등은 11,000명 이상의 이전에 심장질환을 겪었던 피험자에 대해 EPA/DHA 영양보충제를 투여한 무작위 시험인 The GISSI-Prevenzione(GISSI-P) 연구에서 영양보충제를 투여 받은 사람은 비치명적 심장질환의 재발, 뇌졸중, 사망률 등이 유의적으로 감소하였는데. 심장질환으로 인한 사망률이 30% 감소하였으며, 심장 돌연사도 45% 감소하였다. 또 다른 이탈리아의 무작위 시험인 GISSI-Heart Failure에서는 타바찌(Tavazzi L) 등이 심부전 환자 7,000 명이 참여하여, 오메가-3 지방산 영양보충제를 투여 받은 환자는 총사망률과 심장질환으로 인한 입원이

유의적으로 감소하였다. 2007년 요코야마(Yokoyama M) 등에 의해 수행된 일본에서의 콜레스테롤이 높은 18,000명 환자에서 시행된 시험에서 1,800mg의 EPA 투여가 심장 돌연사, 치명적이거나 비치명적 심장 발작, 비치명적 관상동맥 질환을 감소시켰다. 뇌졸중 환자 집단에 대한 시험에서 오메가-3 영양보충제 투여가 관상동맥 재발은 19% 감소, 뇌졸중 재발은 20% 감소시켰다. 2010년 아인빅(Einvik G) 등은 노르웨이에서 563명의 남성을 대상으로 한 대조시험인 다이어트 오메가-3 중재시험[Diet and Omega-3 Intervention Trial(DOIT)]에서는 하루 2g의 EPA/DHA를 보충함으로써 총사망률을 47% 감소시켰다. 이 시험은 심장질환을 겪지 않았거나 심장혈관 질환 문제가 없는 사람의 경우에도 하루 2~4g의 오메가-3 지방산 섭취가 수명 연장에 도움이 된다는 것을 시사한다. 전체적으로 오메가-3 지방산에 대한 연구를 살펴보면 이러한 오메가-3 지방산이 심장질환이 없거니 문제가 있는 사람 모두에서 심혈관계에 유익함을 준다는 것을 알 수 있다.

지방대사에 있어 성별 차이

여성의 지방대사는 여러 면에서 남성과 차이가 난다. 이러한 차이는 체지방 비율이나 지방조직의 분포에서 나타나는 성차와 일맥상통한다. 여성은 대사적으로 지방을 축적하는 경향이 남성보다 더 크다. 흥미로운 것은 여성은 지속적인 운동 과정에서 지방을 에너지 기질로 사용하는 경향도 남성보다 큰 것으로 보인다. 2003년 닐슨(Nielson S) 연구팀은 휴식 중에는 여성은 남성보다 더 많은 혈중 유리 지방산을 재에스테르화 경로로 보낸다고 하였다. 2003년, 2016년 미텐도르퍼(Mittendorfer B) 연구팀에서 여성은 VLDL-트리글리세리드(triglyceride) 생산 속도가 더 빠르지만, 혈중 농도는 비슷하다고 하였다. 이것은 여성이 재에스테르화 속도가 더 빠르며, 결과적으로 지방조직에서 유리 지방산 흡수가 남성보다 더 많기 때문에 혈중 농도는 비슷한 결과를 나타낸 것이다. 즉, 기저 상태에서 여성은 생리적으로 지방 저장에 더욱 잘 적응 되어 있다. 유리 지방산 흡수와 방출의 속도는 지방 조직의 유형뿐만 아니라 성별에도 달려있다. 이러한 것은 남성과 여성의 지방 축적 패턴의 차이에도 반영되어 있다. 2006년 보르투바(Vortuba SB)와 젠슨(Jensen MD)의 연구에서 여성은 다리의 지방 저장소로 지방을 흡수하는 속도가 높다. 2004년 윌리암스(Williams CM)는 복부지방 조직에서 지방산이 방출되는 속도는 남성보다 여성이 더 빠르지만, 둔부나 대퇴부의 지방조직에서 방출되는 속도는 느리다고 하였다. 남성과 여성 모두 섭식 후에 흡수되는 양은 둔부나 대퇴부보다는 복부 지방 조직에서 더 높다. 그렇지만 여성에서는 복부 지방 조직에서의 지방산 흡수 대부분이 피하조직에서 일어나는 반면, 남성에서는 상당 부분이 내장 지방에서 일어난다. 결과적으로 여성은 피하 지방에 지방을 저장하는 경향이 강하며, 특히 둔부와 대퇴부에 우선적으로 저장하려는 경향이 강하다는 것을 알 수 있다. 여성은 지구력 훈련처럼 에너지 소비가 증가된 시간 동안 지방 산화 속도가 더 높게 나타난다. 2001년, 2005년 라몬테(Lamonte LS) 등의 연구에서 남성은 지속적인 운동이 일어나는 동안에 글루코오스(포도당)와 아미노산 대사를 상향 조절하는 경향이 있다는 것을 밝혔다. 이러한 차이는 에스트로겐 호르몬 때문이다. 2005년 하마데(Hamadeh MJ) 연구팀에서 남성에게 에스트로겐을 투여하면 운동기간 동안의 탄수화물 및 아미노산 대사가 감소하고, 지방 산화가 증가한다고 하였다. 결과적으로 여성은 지속적으로 힘을 써야 하는 상황에서 유전적으로 지방을 대사 연료로 사용하도록 생리적으로 설계되어 있고, 남성은 포도당과 아미노산 대사에 좀 더 의존하도록 설계 되어 있다. 1997년 로스

(Ross M) 연구팀과 2003년 도넬리(Donnelly JE) 연구팀에서 지속적인 운동에서는 여성의 지방산화가 더 크게 늘어남에도 불구하고 운동 증가 프로그램을 통해 지방이 빠지는 경향은 여성보다 남성이 더 크다. 아직까지 왜 그런지에 대하여는 밝혀지지 않았다.

백색 지방조직과 갈색 지방조직

지방조직에는 기능을 달리하는 2 종류의 백색 지방조직과 갈색 지방조직이 있다. 이 2 지방조직은 그 역할이 분명히 다르다. 백색 지방조직(white adipose tissue)은 무정형으로 체 내에 널리 분포한다. 즉 피하, 심부, 혈관 주변, 복강 내에 존재한다. 백색 지방조직의 지방세포는 크기가 크고(30~70mm), 구형의 세포이며, 하나의 큰 지방 방울로 꽉 차여 있다. 이 큰 지방 방울은 지방세포 덩어리의 약 65%를 차지하며, 미토콘드리아와 핵을 지방세포 형질막 가까이로 밀어 내어 얇은 층으로 압착한다. 지질 방울은 트리아실글리세리드와 스테롤 에스테르를 함유하고, 세포질을 마주하는 방향으로 머리 쪽이 위치한 인지질의 단일층으로 둘러싸여 있다. 사람에서 백색 지방조직은 보통 건강한 젊은 성인에서 체중의 약 15%를 차지한다. 작은 척추동물과 동면하는 동물은 지방조직의 많은 부분이 갈색 지방조직(brown adipose tissue)이고, 갈색 지방세포는 그 크기(직경 20~40mm)가 더 작고, 구형이 아닌 다각형이다. 갈색 지방세포는 트리아실글리세리드를 저장한다. 하나의 큰 지방 방울이 아니라 여러 개의 지방 방울로 저장된다. 갈색 지방세포는 백색 지방세포보다 더 많은 미토콘드리아를 가지고 있으며, 보다 풍부한 모세혈관과 공급을 받는다. 갈색 지방세포의 독특한 특징은 짝풀림단백질(uncoupling protein)의 유전자를 강하게 발현하는 것이다, 이 단백질은 갈색 지방조직의 으뜸가는 기능으로 열 발생을 맡고 있다. 인간 태아에서 섬유모세포와 지방전구세포가 갈색 지방세포로 분화가 임신 20주에 시작되고, 출생 시에는 갈색 지방조직이 총체중의 1~5%를 차지한다. 신생아가 주위 온도가 낮은 바깥으로 나올 때처럼, 열 발생 기전에 의해 생성된 열이 중요한 조직인 머리로 가는 혈관, 중요한 복강 혈관, 그리고 이자, 부신 및 콩팥을 포함하는 내장의 온도가 떨어지지 않도록 보호하기 위해 이런 조직에 축적된다. 출생 후 백색 지방조직의 발달이 시작되고, 갈색 지방조직은 사라지기 시작한다. 젊은 성인은 갈색 지방세포 침착이 많이 줄어들어 남성의 경우 지방조직의 3%, 여성의 경우 7%까지 줄게 되며, 전체 체중의 약 0.1% 미만을 구성한다. 그래서 여성이 남성보다 추위에 더 잘 견딜 수 있을지도 모른다. 성인의 백색 지방세포 중에는 추위에 노출되거나 하면 갈색 지방세포와 매우 유사한 세포로 전환될 수 있는 충분한 수의 지방세포가 존재하는데 이 세포를 베이지 지방세포(beige adipose tissue)라 한다.

식물성기름 = 불포화지방, 동물성기름 = 포화지방 공식은 더 이상 진실이 아니다

기름하면 생각나는 단어들은 비만, 지방, 콜레스테롤 등으로 부정적인 의미가 강하다. 지방도 필수 영양분 중 하나인데다 에너지원을 만드는 중요한 성분인 만큼 알고 먹어야 건강을 유지할 수 있다. 기름은 동물성기름과 식물성기름으로 크게 나뉜다. 보통 생각하면 동물성기름은 사람 몸에 안 좋고 식물성기름은 좋은 것으로 인식한다. 더 정확히 구분하면 몸에 좋은 불포화지방산이 어디에 더 많이 포함돼 있느냐의 차이이다. 물론 식물성기름에 더 많은 불포화지방산이 포함된 것은 사실이지만 동물성기름에도 불포화지방산이 포함돼 있는 만큼 선을 그어 동물성과 식물성을 나누는 것은 맞지 않다. 그렇다면 포화지방산과 불포화지방산의 차이에 대해 자세히 알아볼 필요가 있겠다. 우선 동물성기름에 많은 포화지방산은 혈관을 점차 좁힌다는 문제점을 안고 있다. 지방섭취를 무조건 나쁘게만 봐서 안 되는 이유 중 하나는 바로 비타민 때문이다. 비타민은 수용성도 있지만 지용성으로 기름에 녹는 성분이 있다. 따라서 체내 지방이 없으면 비타민을 녹이지 못 할 수 있어 흡수하지 못하기 때문에 신진대사에 문제가 될 수도 있다. 식물성기름이 몸에 좋은 것은 충분히 알고 있지만 어디에 어떻게 좋은지는 사실 대부분 알지 못한다. 쉽게 정리하면 식물성 기름은 가열하지 않고 그냥 먹는 것이 심혈관질환 예방이나 뇌기능 개선, 면역력 강화 등에 좋겠다.

지금까지 기름에 대한 다양한 사실들을 살펴보았는데, 동물성기름이나 식물성기름 또는 포화지방산이나 불포화지방산 등 어떤 것이 몸에 꼭 나쁘다거나 좋다고 이야기하기가 쉽지 않다. 그럼에도 불구하고 지금까지 연구 결과로 보아 오메가-6 지방산은 줄이고, 오메가-3 지방산을 증가시킴으로써 오메가-3 지방산과 오메가-6 지방산 비율을 1 대 1에 맞추는 것이 건강에 좋은 것은 사실이다. 오늘날 대부분 사람들이 이 비율이 1 대 20에서 1 대 40 정도로 오메가-6 지방산 섭취가 너무 높으므로 적어도 1 대 4 정도까지 낮춤으로서 여러 만성질환을 예방하는데 도움이 될 것이다. 등푸른생선을 먹음으로서 오메가-3 지방산 섭취를 올릴 수 있지만 사료로 키운 양식 어류보다는 자연산 어류에 오메가-3 지방산이 훨씬 높게 들어 있다.

참고문헌

1. Bowman GL, Silbert LC, Howieson D, Dodge HH, Trabermg, Frei B, Kaye JA, Shannon J, Quinn JF : Nutrient biomarker patterns, cognitive function, and MRI measures of brain aging. Neurology. 2012 Jan 24;78(4):241-9. doi: 10.1212/WNL.0b013e3182436598.
2. Dehghan M, Mente A, Zhang X, Swaminathan S, Li W, Mohan V, Iqbal R, Kumar R, Wentzel-Viljoen E, Rosengren A, Amma LI, Avezum A, Chifamba J, Diaz R, Khatib R, Lear S, Lopez-Jaramillo P, Liu X, Gupta R, Mohammadifard N, Gao N, Oguz A, Ramli AS, Seron P, Sun Y, Szuba A, Tsolekile L, Wielgosz A, Yusuf R, Yusufali AH, Teo KK, Rangarajan S, Dagenais G, Bangdiwala SI, Islam S, Anand SS, Yusuf S, Prospective Urban Rural Epidemiology (PURE) study investigators : Associations of fats and carbohydrate intake with cardiovascular disease and mortality in 18 countries from five continents (PURE): a prospective cohort study. Lancet. 2017 Nov 4;390(10107):2050-2062. doi: 10.1016/S0140-6736(17)32252-3.
3. Hegsted DM, McGandy RB, Myers ML, Stare FJ : Quantitative effects of dietary fat on serum cholesterol in man. Am J Clin Nutr. 1965;17(5):281-295.
4. McGandy RB, Hegsted DM, Stare FJ : Dietary fats, carbohydrates and atherosclerotic vascular disease. N Engl J Med. 1967;277(4):186-192.
5. Lopez A, Hodges RE, Krehl WA : Some interesting relationships between dietary carbohydrates and serum cholesterol. Am J Clin Nutr. 1966;18(2):149-153.
6. Yudkin J : Diet and coronary thrombosis hypothesis and fact. Lancet. 1957;273(6987):155-162.
7. Yudkin J : Dietary fat and dietary sugar in relation to ischaemic heart-disease and diabetes. Lancet. 1964;2(7349):4-5. DOI:https://doi.org/10.1016/S0140-6736(57)90614-1
8. Johns DM, Oppenheimer GM : Was there ever really a "sugar conspiracy"? Science. 2018 Feb 16;359(6377):747-750. doi: 10.1126/science.aaq1618.
9. Kearns CE, Schmidt LA, Glantz SA : Sugar Industry and Coronary Heart Disease Research: A Historical Analysis of Internal Industry Documents. JAMA Intern Med. 2016 Nov 1;176(11):1680-1685. doi: 10.1001/jamainternmed.2016.5394.
10. Keys A : Atherosclerosis: a problem in newer public health. J Mt Sinai Hosp N Y. Jul-Aug 1953;20(2):118-39.
11. Yerushalmy J, Hilleboe HE : Fat in the diet and mortality from heart disease; a methodologic note. N Y State J Med. 1957 Jul 15;57(14):2343-54.
12. Watts DC : Biochemical aspects of comparative nutrition. Proc Nutr Soc. 1968 Sep;27(2):149-62. doi: 10.1079/pns19680040.
13. Ahrens Jr EH, Insull Jr W, Blomstrand R, Hirsch J, Tsaltas TT, Peterson ML : The influence of dietary fats on serum-lipid levels in man. Lancet. 1957 May 11;272(6976):943-53. doi: 10.1016/s0140-6736(57)91280-1.
14. Ahrens Jr EH, Blankenhorn DH, Tsaltas TT : Effect on human serum lipids of substituting plant for animal fat in diet. Proc Soc Exp Biol Med. Aug-Sep 1954;86(4):872-8. doi: 10.3181/00379727-86-21260.
15. Parodi PW : Has the association between saturated fatty acids, serum cholesterol and coronary heart disease been over emphasized? International Dairy Journal 2009.19(6-7):345-61.
16. Kannel WB, Wilson P, Blair SN : Epidemiological assessment of the role of physical activity and fitness in development of cardiovascular disease. Am Heart J 1985, 109(4):876-885. doi.org/10.1016/0002-8703(85)90653-2.
17. Connor WE, Connor SL. Should a low-fat, high-carbohydrate diet be recommended for everyone? N Engl J Med 1997;337:562-7.
18. Sherwin R : Controlled trials of the diet-heart hypothesis: some comments on the experimental unit. Am J Epidemiol 1978;108:92-9.
19. Executive Committee on Diet and Heart Disease. National Diet-Heart Study Report. American Heart Association, 1968.
20. Mustad VA, Ellsworth JL, Cooper AD, Kris-Etherton PM, Etherton TD : Dietary linoleic acid increases and palmitic acid decreases hepatic LDL receptor protein and mRNA abundance in young pigs. J Lipid Res. 1996 Nov;37(11):2310-23.
21. Dias CB, Garg R, Wood LG, Garg ML : Saturated fat consumption may not be the main cause of increased blood lipid levels. Med Hypotheses. 2014 Feb;82(2):187-95. doi: 10.1016/j.mehy.2013.11.036.

22. Steinberg D : Thematic review series: the pathogenesis of atherosclerosis. An interpretive history of the cholesterol controversy, part V: the discovery of the statins and the end of the controversy. J Lipid Res. 2006 Jul;47(7):1339-51. doi: 10.1194/jlr.R600009-JLR200.
23. Turpeinen O, Karvonen MJ, Pekkarinen M, Miettinen M, Elosuo R, Paavilainen E : Dietary prevention of coronary heart disease: the Finnish Mental Hospital Study. Int J Epidemiol. 1979 Jun;8(2):99-118. doi: 10.1093/ije/8.2.99.
24. Christakis G, Rinzler SH, Archer M, Winslow G, Jampel S, Stephenson J, Friedman G, Fein H, Kraus A, James G : The anti-coronary club. A dietary approach to the prevention of coronary heart disease—a seven-year report. Am J Public Health Nations Health. 1966 Feb;56(2):299-314. doi: 10.2105/ajph.56.2.299.
25. Christakis G, Rinzler SH, Archer M, Kraus A : Effect of the Anti-Coronary Club program on coronary heart disease. Risk-factor status. JAMA. 1966 Nov 7;198(6):597-604.Huang X, Sjögren P, rnlöv J, Cederholm T, Lind L, Stenvinkel P, Lindholm B, Risérus U, Carrero JJ : Serum fatty acid patterns, insulin sensitivity and the metabolic syndrome in individuals with chronic kidney disease. J Intern Med. 2014 Jan;275(1):71-83. doi: 10.1111/joim.12130.
26. Wu JHY, Lemaitre RN, King IB, Song X, Psaty BM, Siscovick DS, Mozaffarian D : Circulating omega-6 polyunsaturated fatty acids and total and cause-specific mortality: the Cardiovascular Health Study. Circulation. 2014 Oct 7;130(15):1245-53. doi: 10.1161/CIRCULATIONAHA.114.011590.
27. Warensjö E, Sundström J, Vessby B, Cederholm T, Risérus U : Markers of dietary fat quality and fatty acid desaturation as predictors of total and cardiovascular mortality: a population-based prospective study. Am J Clin Nutr. 2008 Jul;88(1):203-9. doi: 10.1093/ajcn/88.1.203.
28. Miettinen TA, Naukkarinen V, Huttunen JK, Mattila S, Kumlin T : Fatty-acid composition of serum lipids predicts myocardial infarction. Br Med J (Clin Res Ed). 1982 Oct 9;285(6347):993-6. doi: 10.1136/bmj.285.6347.993.
29. Keys A : Mediterranean diet and public health: personal reflections. Am J Clin Nutr. 1995 Jun;61(6 Suppl):1321S-1323S. doi: 10.1093/ajcn/61.6.1321S.
30. Yano K, Rhoads GG, Kagan A, Tillotson J : Dietary intake and the risk of coronary heart disease in Japanese men living in Hawaii. Am J Clin Nutr. 1978 Jul;31(7):1270-9. doi: 10.1093/ajcn/31.7.1270.
31. Keys A, Kimura A, Kusukawa A, Bronte-Stewart B, Larsen N, Keys MH : Lessons from serum cholesterol studies in Japan, Hawaii and Los Angeles. Ann Intern Med. 1958 Jan;48(1):83-94. doi: 10.7326/0003-4819-48-1-83.
32. Hamazaki T, Okuyama H, Ogushi Y, Hama R : Towards a Paradigm Shift in Cholesterol Treatment. A Re-examination of the Cholesterol Issue in Japan. Ann Nutr Metab. 2015;66 Suppl 4:1-116. doi: 10.1159/000381654.
33. Christakis G, Rinzler SH, Archer M, Kraus A : Effect of the Anti-Coronary Club program on coronary heart disease. Risk-factor status. JAMA. 1966 Nov 7;198(6):597-604.
34. Rose GA,Thomson WB, Williams RT : Corn Oil in Treatment of Ischaemic Heart Disease. Br Med J. 1965 Jun 12;1(5449):1531-3. doi: 10.1136/bmj.1.5449.1531.
35. Ramsden CE, Zamora D, Majchrzak-Hong S, Faurot KR, Broste SK, Frantz RP, Davis JM, Ringel A, Suchindran CM, Hibbeln JR : Re-evaluation of the traditional diet-heart hypothesis: analysis of recovered data from Minnesota Coronary Experiment (1968-73). BMJ. 2016 Apr 12;353:i1246. doi: 10.1136/bmj.i1246.
36. Frantz Jr ID, Dawso EA, Ashman PL, Gatewood LC, Bartsch GE, Kuba K, Brewer ER : Test of effect of lipid lowering by diet on cardiovascular risk. The Minnesota Coronary Survey. Arteriosclerosis. Jan-Feb 1989;9(1):129-35. doi: 10.1161/01.atv.9.1.129.
37. Gentilcore D, Chaikomin R, Jones KL, Russo A, Feinle-Bisset C, Wishart JM, Rayner CK, Horowitz M : Effects of fat on gastric emptying of and the glycemic, insulin, and incretin responses to a carbohydrate meal in type 2 diabetes. J Clin Endocrinol Metab. 2006 Jun;91(6):2062-7. doi: 10.1210/jc.2005-2644.
38. Ramsden CE, Zamora D, Leelarthaepin B, Majchrzak-Hong SF, Faurot KR, Suchindran CM, Ringel A, Davis JM, Hibbeln JR : Use of dietary linoleic acid for secondary prevention of coronary heart disease and death: evaluation of recovered data from the Sydney Diet Heart Study and updated meta-analysis. BMJ. 2013 Feb 4;346:e8707. doi: 10.1136/bmj.e8707.
39. Mann GV : Coronary Heart Disease - "Doing the wrong Things". Nutrition Today July 1985, 20(4):12-15.
40. Oliver MF : Consensus or nonsensus conferences on coronary heart disease. Lancet. 1985 May

11;1(8437):1087-9. doi: 10.1016/s0140-6736(85)92382-7.

41. Ottoboni A, Ottoboni F : Low-Fat Diet and Chronic Disease Prevention : the Woman's Health Initiative and Its Reception. J Am Physicians Surgeons 2007;12(1):10-13.
42. Campos H, Blijlevens E, McNamara JR, Ordovas JM, Posner BM, Wilson PW, Castelli WP, Schaefer EJ : LDL particle size distribution. Results from the Framingham Offspring Study. Arterioscler Thromb. 1992 Dec;12(12):1410-9. doi: 10.1161/01.atv.12.12.1410.
43. Dreon DM, Fernstrom HA, Campos H, Blanche P, Williams PT, Krauss RM : Change in dietary saturated fat intake is correlated with change in mass of large low-density-lipoprotein particles in men. Am J Clin Nutr. 1998 May;67(5):828-36. doi: 10.1093/ajcn/67.5.828.
44. de Lorgeril M, Salen P, Martin JL, Monjaud I, Delaye J, Mamelle N : Mediterranean diet, traditional risk factors, and the rate of cardiovascular complications after myocardial infarction: final report of the Lyon Diet Heart Study. Circulation. 1999 Feb 16;99(6):779-85. doi: 10.1161/01.cir.99.6.779.
45. Estruch R, Ros E, Salas-Salvadó J, Covas M-I, Corella D, Arós F, Gómez-Gracia E, Ruiz-Gutiérrez V, Fiol M, Lapetra J, Lamuela-Raventos RM, Serra-Majem L, Pintó X, Basora J, Muñoz MA, Sorlí JV, Martínez JA, Fitó M, Gea A, Hernán MA, Martínez-González MA, PREDIMED Study Investigators : Primary Prevention of Cardiovascular Disease with a Mediterranean Diet Supplemented with Extra-Virgin Olive Oil or Nuts. N Engl J Med. 2018 Jun 21;378(25):e34. doi: 10.1056/NEJMoa1800389.
46. de Lorgeril M, Salen P, Defaye P, Rabaeus M : Recent findings on the health effects of omega-3 fatty acids and statins, and their interactions: do statins inhibit omega-3? BMC Med. 2013 Jan 4;11:5. doi: 10.1186/1741-7015-11-5.
47. Burr ML, Fehily AM, Gilbert JF, Rogers S, Holliday RM, Sweetnam PM, Elwood PC, Deadman NM : Effects of changes in fat, fish, and fibre intakes on death and myocardial reinfarction: diet and reinfarction trial (DART). Lancet. 1989 Sep 30;2(8666):757-61. doi: 10.1016/s0140-6736(89)90828-3.
48. Burr ML, Sweetham PM, Fehily AM : Diet and reinfarction. Eur Heart J. 1994 Aug;15(8):1152-3. doi: 10.1093/oxfordjournals.eurheartj.a060645.
49. Marchioli R, Barzi F, Bomba E, Chieffo C, Di Gregorio D, Di Mascio R, Franzosimg, Geraci E, Levantesi G, Maggioni AP, Mantini L, Marfisi RM, Mastrogiuseppe G, Mininni N, Nicolosi GL, Santini M, Schweiger C, Tavazzi L, Tognoni G, Tucci C, Valagussa F, GISSI-Prevenzione Investigators : Early protection against sudden death by n-3 polyunsaturated fatty acids after myocardial infarction: time-course analysis of the results of the Gruppo Italiano per lo Studio della Sopravvivenza nell'Infarto Miocardico (GISSI)-Prevenzione. Circulation. 2002 Apr 23;105(16):1897-903. doi: 10.1161/01.cir.0000014682.14181.f2.
50. No Authors : Dietary supplementation with n-3 polyunsaturated fatty acids and vitamin E after myocardial infarction: results of the GISSI-Prevenzione trial. Gruppo Italiano per lo Studio della Sopravvivenza nell'Infarto miocardico. Lancet. 1999 Aug 7;354(9177):447-55.
51. Tavazzi L, Maggioni AP, Marchioli R, Barlera S, Franzosimg, Latini R, Lucci D, Nicolosi GL, Porcu M, Tognoni G, Gissi-HF Investigators : Effect of n-3 polyunsaturated fatty acids in patients with chronic heart failure (the GISSI-HF trial): a randomised, double-blind, placebo-controlled trial. Lancet. 2008 Oct 4;372(9645):1223-30. doi: 10.1016/S0140-6736(08)61239-8.
52. Yokoyama M, Origasa H, Matsuzaki M, Matsuzawa Y, Saito Y, Ishikawa Y, Oikawa S, Sasaki J, Hishida H, Itakura H, Kita T, Kitabatake A, Nakaya N, Sakata T, Shimada K, Shirato K, Japan EPA lipid intervention study (JELIS) Investigators : Effects of eicosapentaenoic acid on major coronary events in hypercholesterolaemic patients (JELIS): a randomised open-label, blinded endpoint analysis. Lancet. 2007 Mar 31;369(9567):1090-8. doi: 10.1016/S0140-6736(07)60527-3.
53. Einvik G, Klemsdal TO, Sandvik L, Hjerkinn EM: A randomized clinical trial on n-3 polyunsaturated fatty acids supplementation and all-cause mortality in elderly men at high cardiovascular risk. Eur J Cardiovasc Prev Rehabil. 2010 Oct;17(5):588-92. doi: 10.1097/HJR.0b013e328339cc70. Nielsen S, Guo Z, Albu JB, Klein S, O'Brien PC, Jensen MD : Energy expenditure, sex, and endogenous fuel availability in humans. J Clin Invest. 2003 Apr;111(7):981-8. doi: 10.1172/JCI16253.
54. Mittendorfer B, Patterson BW, Klein S : Effect of sex and obesity on basal VLDL-triacylglycerol kinetics. Am J Clin Nutr. 2003;77:573-579.
55. Mittendorfer B, Yoshino M, Patterson BW, Klein S : VLDL Triglyceride Kinetics in Lean, Overweight, and Obese Men and Women. J Clin Endocrinol Metabolism 2016 Sep;101(11):4151-4160.

56. Vortuba SB, Jensen MD : Sex-specific differences in leg fat uptake are revealed with a high-fat meal. Am J Physiol Endocrine Metab 2006;291(5):115-123.
57. Williams CM : Lipid metabolism in women. Proc Nutr Soc. 2004 Feb;63(1):153-60. doi: 10.1079/PNS2003314.
58. Lamont LS, McCullough AJ, Kalhan SC : Gender differences in leucine, but not lysine, kinetics. J Appl Physiol (1985). 2001 Jul;91(1):357-62. doi: 10.1152/jappl.2001.91.1.357.
59. Lamont LS : Gender differences in amino acid use during endurance exercise. Nutr Rev. 2005 Dec;63(12 Pt 1):419-22. doi: 10.1301/nr.2005.dec.419-422.
60. Hamadeh MJ, Devries MC, Tarnopolsky MA : Estrogen supplementation reduces whole body leucine and carbohydrate oxidation and increases lipid oxidation in men during endurance exercise. J Clin Endocrinol Metab. 2005 Jun;90(6):3592-9. doi: 10.1210/jc.2004-1743.
61. Ross R : Effects of diet- and exercise-induced weight loss on visceral adipose tissue in men and women. Sports Med. 1997 Jul;24(1):55-64. doi: 10.2165/00007256-199724010-00005.
62. Donnelly JE, Hill JO, Jacobsen DJ, Potteiger J, Sullivan DK, Johnson SL, Heelan K, Hise M, Fennessey PV, Sonko B, Sharp T, Jakicic JM, Blair SN, Tran ZV, Mayo M, Gibson C, Washburn RA : Effects of a 16-month randomized controlled exercise trial on body weight and composition in young, overweight men and women: the Midwest Exercise Trial. Arch Intern Med. 2003 Jun 9;163(11):1343-50. doi: 10.1001/archinte.163.11.1343.
63. International Sugar Research Foundation. Papers of Roger Adams at the University of Illinois Archives, 1889-1971. Urbana: University of Illinois; 1969. ISRF quadrennial report of research for the years 1965-1969. Record Series No. 15/5/23.
64. Hegsted DM. D. Mark Hegsted papers, 1952-1999 (inclusive), 1960-1978 (bulk) Boston, MA: Harvard Medical Library, Francis A. Countway Library of Medicine; Letter to John L. Hickson, Sugar Research Foundation (July 23, 1965) H MS c54.
65. Sugar Research Foundation Inc. Papers of Roger Adams at the University of Illinois Archives, 1889-1971. Urbana: University of Illinois; Minutes of a meeting of the Scientific Advisory Board (November 9, 1962) Record Series No. 15/5/23.
66. David Perlmutter, Kristin Lobero : Grain Brain : The surprising Truth about Wheat Carbs and Sugar — Your Brain's Silent Killers. Little Brown & Co, 2013.
67. John Yudkin : Pure, White, and Deadly-How Sugar is Killing Us and What We Can Do to Stop It. Penguin Book, 1972.
68. Nina Teicholz : The Big Fat Surprise : Why Butter, Meat and Cheese Belong in a Healthy Diet. Simon & Schuster. 2014. ISBN-13 : 978-1451624427
69. Consensus Report : National Instituteof Health Consensus Development Conference Statement Lowering Blood Cholesterol, Nutrition Today Jan 1985; 20(1):13-16
70. de Lorgeril M : A near-Perfect Sexual Crime : Statins Against Cholesterol, France : A4Set, 2011
71. Keys A. Epidemiologic aspects of coronary artery disease. J. Chronic Dis. 1957;6(5):552-9
72. Keys A. Coronary heart disease in seven countries Summary. Circulation 1970;41(I-186-I-195) doi: 10.1161/01.CIR.41.4S1.I-186
73. Blackburn H. On the trail of heart attacks in seven countries. University of Minnesota, 1995.
74. Kromhout D, Menotti A, Blackburn H. The Seven Countries Study: A scientific adventure in cardiovascular disease epidemiology. The Netherlands: Brouwer Offset bv, Utrecht, The Netherlands, 1993.
75. Yudkin J. Diet and coronary thrombosis: Hypothesis and fact. The Lancet 1957;270(6987):155-62
76. https://www.dongascience.com/news.php?idx=21503 (동아사이언스 : [강석기의 과학카페] 저지방식단 권장, 설탕 업계 음모? 2018년 2월 20 일자)
77. https://www.theguardian.com/society/2016/apr/07/the-sugar-conspiracy-robert-lustig-john-yudkin (The Guardian : The Sugar Conspiracy. 2016sus 4월 7일자)

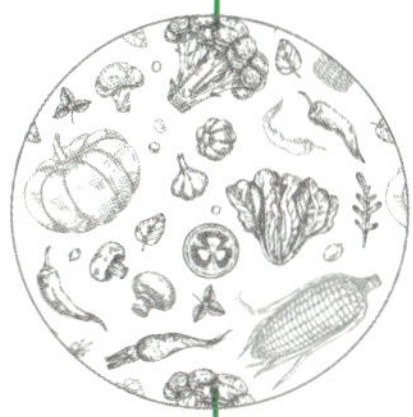

03
오메가-3 지방산 선택과 복용

“지방산이 우리를 살찌우는 주범이다.” 또는 “동물성 지방은 좋지 않은 거니 가급적 먹지 말고, 좋은 식물성 기름을 섭취하라”라는 등 지방에 대한 잘못된 가설을 어릴 때부터 오랫동안 주입식 교육을 받아와 뇌리에 박혀있다. 그래서인지 어릴 때부터 돼지기름(돈지)에 부쳐 먹던 빈대떡 맛은 이젠 어디에서도 찾아보기가 어렵다. 그럼에도 불구하고 최근에는 지방이 질병과 맞싸우고, 건강을 최상으로 유지할 수 있도록 돕는다는 사실이 밝혀져 혼돈을 주고 있다. 우리는 수많은 언론 매체와 자료를 통해 식물성 기름은 우리 몸에 좋고, 동물성 기름은 각종 질병을 유발한다고 들어 왔다. 데이비드 길레스피(David Gillespie)의 “식물성 기름, 뜻밖의 살인자(Toxic oil : Why Vegetables Oil Will Kill You And How To Save Yourself)”라는 책에서 이러한 사실이 완전히 틀렸다고 주장한다. 식물성 기름이 오히려 각종 질병의 원이이라 하였다, 이 문제에 대하여는 여기에서는 깊이 다루지 않지만 「02-01. 식물성 기름 vs 동물성 기름」에서 다루었다.

지방산 분류

지방은 식품의 근원에 따라 동물성 지방과 식물성 지방으로 나뉘는데, 동물성 지방은 포화지방산 함량이 높아 실온에서 고체 상태이고, 식물성 지방은 불포화지방산이 높아 실온에서 액체 상태로 있다. 포화지방산은 모든 탄소가 수소와 결합하여 이중결합이 없는 구조를 가지며 주로 버터, 쇠기름, 돼지기름, 베이컨 등 동물성 식품에 많으나, 예외적으로 식물성 식품인 팜유, 코코넛기름에도 함유되어 있다. 고기를 섭취할 때 갈비, 삼겹살 등은 포화지방산이 많은 부위이고, 목심, 등심, 뒷다리살은 상대적으로 포화지방산 함량이 적은 부위이다. 눈에 보이는 지방과 껍질을 제거하거나 끓는 물에 살짝 데쳐 기름을 제거하는 방법으로 포화지방산 섭취를 줄일 수 있다.

자연에서 생성되는 불포화지방산에서 이중결합의 90% 이상이 시스(*cis*, 유기화학에서 이중결합 양끝의 원자나 곁사슬이 같은 방향으로 있는 이중결합) 구조를 갖는데(그림 1), 이렇게 됨으로써 포화지방산과 비교하여 식물성 기름의 녹는점을 떨어뜨린다. 촉매 존재 하에 식물성 기름에 수소 첨가 반응을 하여 이중결합을 수소로 포화시켜 단일결합이 되면 소프트 마가린이 형성된다. 그러나 이런 반응 과정에 모든 이중결합이 수소가 첨가되는 것이 아니다. 시스 이중결합의 상당한 비율이 촉매에 의해 트랜스(*trans*, 유기화학에서 이중결합 양 말단에서 원자나 곁사슬이 서로 반대 방향으로 존재하는 이중결합)로 이성질화 된다. 시스 지방산과 트랜스 지방산의 주요 차이점은 시스 지방산은 수소 원자에 의해 형성되는 이중 결합을 포함하며, 트랜스 지방산은 탄소 원자에 의해 형성된 이중 결합을 포함하는 것이다. 시스 지방산은 심장에 좋지 않고, 트랜스지방은 콜레스테롤에 좋지 않다. 단단한 마가린의 경우 18% 포화지방산과 23%의 트랜스지방산으로 되어 있다. 부드러운 마가린은 5~10% 트랜스지방산을 함유한다. 천연 버터는 50~60% 포화지방산과 3~5%의 트랜스지방산으로 구성된다.

트랜스지방산

트랜스지방산은 세포막 또는 혈관에 쌓여서 혈액에서 나쁜 콜레스테롤인 저밀도콜레스테롤(LDL)의 농도를 증가시키고, 좋은 콜레스테롤(HDL)을 감소시킨다. 트랜스지방산은 일반적으로 건강식품에 소량 존재하지만, 감자튀김과 같은 패스트푸드에 상당량 존재한다. 케이크나 크래커 등 구운 제품에도 많이 들어 있다. 트랜스지방산은 마가린, 쇼트닝에 많이 들어있으며, 이러한 식품을 이용한 과자, 빵, 패스트푸드 등에도 들어있다.

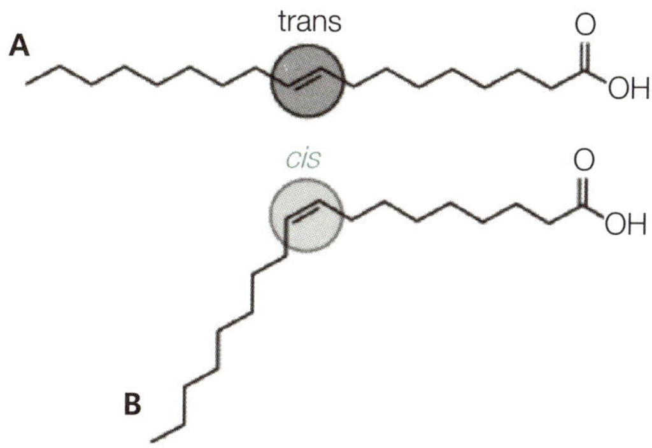

그림 1. 트랜스 올레산(A)과 시스 올레산(B).

트랜스지방산은 불포화지방산의 산패를 억제하고 보존기간을 연장하기 위해 이중결합에 수소를 첨가하는 과정에서 생성되는 지방산이다. 식물성 기름으로 튀길 때에도 트랜스지방산이 생성되며, 기름을 오래 가열하거나 여러 번 가열하면 트랜스지방산이 증가하므로 동일한 기름을 여러 번 사용하지 않는 것이 좋다. 또한 오래된 튀긴 음식에서 더 많이 생성되므로 장기간 보관하지 않는다. 대부분 연령대에서 트랜스지방산의 하루 권장량인 2.2g(2000kcal 기준) 이내로 섭취하고 있다. 하지만 패스트푸드와 가공식품에 대한 섭취가 늘어나고 있으며, 트랜스지방산은 대부분 어린이들이 즐겨 찾는 기호식품(예, 과자, 초콜릿)에 많이 함유되어 있으므로 성장기 어린이의 경우 섭취에 주의를 기울여야 한다. 트랜스지방산을 과다 섭취하면 암, 뇌혈관질환, 심장질환, 당뇨병 등의 유병률이 증가한다. 연구 결과에 따르면 트랜스지방산은 불포화지방산보다 4배 더 유방암 유병률을 높이는 것으로 나타났다. 또한 혈중 콜레스테롤 수치를 높여 심혈관질환의 위험성을 증가시키며, 인슐린 저항성이 증가하여 제2형 당뇨병의 발병률을 높이는 것으로 보고되었다. 트랜스지방산이 많은 마가린, 쇼트닝 대신에 식물성 기름을 사용하고, 튀기는 조리방법 대신 굽거나 찌고 삶는 조리 방법을 사용하면 트랜스지방산 섭취를 줄일 수 있다.

불포화지방산

불포화지방산은 식물성 기름, 견과류, 씨앗류와 같은 식물성 식품에 많이 들어있으며, 연어, 고등어 등의 생선에도 들어있다. 불포화지방산은 LDL 콜레스테롤을 감소시켜 혈관 건강에 도움이 되며, 특히 오메가-3 지방산이 풍부한 생선의 섭취는 항혈전(혈액응고에 관여하는 혈소판의 작용을 억제하는 작용)과 항염증 작용을 통해 치매를 예방할 수 있다. 불포화지방산이 풍부한 식물성 기름도 적정 섭취량을 초과하면 체중증가에 영향을 주므로 한 끼에 한두 작은 술 정도로 적당히 사용하는 것이 좋다.

오메가 지방산

근래에 와 매우 좋은 건강식품으로 각광을 받으며, 인기가 높은 것 중 하나가 오메가[그리스 알파벳의 첫 자모는 알파(α)요, 마지막 자모가 오메가(ω)이다] 지방산이다. 지방산이란 지방을 가수분해하여 얻는 유기산으로 오메가 지방산이란 무엇일까? 지방산은 매우 비슷한 구조로 되어 있고 중간의 탄소 수가 다르다. 이름으로 지방산을 구분하기 위해 각 탄소에 번호를 매긴다. 번호를 매기는 방식에는 여러 가지가 있는데, 세계화학회 공인 방식에서 유기산을 나타내는 카르복실기(-COOH) 탄소에 1번을 부여하고 다음 탄소부터 차례로 숫자가 증가한다. 이와는 달리 오메가 방식에서는 카르복실기의 바로 옆 탄소에서부터 번호를 매긴다. 즉 바로 옆 탄소부터 차례로 알파(α), 베타(β), 감마(γ) 등으로 표시하는 방식이다(그림 2). 이 방식에서 탄소 수에 상관없이 맨 끝 탄소를 오메가 탄소로 표시한다. 이러한 방식은 탄소 사이에 이중결합(-HC=CH-)이 어느 위치에 존재하는지를 분명하게 표시하는 데 아주 유용하다. 즉, 끝에서 몇 번째 탄소에 이중결합이 시작된다는 것을 알 수 있다. 이러한 오메가-3 지방산이 오늘날처럼 유행하기 전에는 스쿠알렌(squalene)이 집집마다 있을 정도였다. 스쿠알렌이란 일반적으로 상어의 간에서 추출하는 기름으로 불포화 탄화수소이다. 스쿠알렌은 산소도 희박하고 태양광선도 잘 도달하지 않는 깊은 바다에서 상어가 생명력을 유지할 수 있게 하는 원동력이다. 올리브유에도 스쿠알렌이 들어있다. 즉, 동물성 스쿠알렌과 식물성 스쿠알렌 2가지로 분류가 된다. 스쿠알렌은 피부의 노폐물과 독소를 흡착해 주는 이로운 성분으로 소개되었으며, 항산화 기능이 있다고 홍보하며 판매했지만, 스쿠알렌은 우리 몸에서 합성이 되며, 주로 피부에 존재하고, 간, 쓸개, 심장, 폐 등 여러 조직에 존재한다. 이후 스쿠알렌을 대체해서 나온 것이 오메가-3 지방산이다. 중금속 논란이 일어나자 크릴오일이 나왔고, 이후 식물성 오메가-3 지방산이 좋다고 광고가 많이 된다. 이처럼 영양제도 유행이 있다.

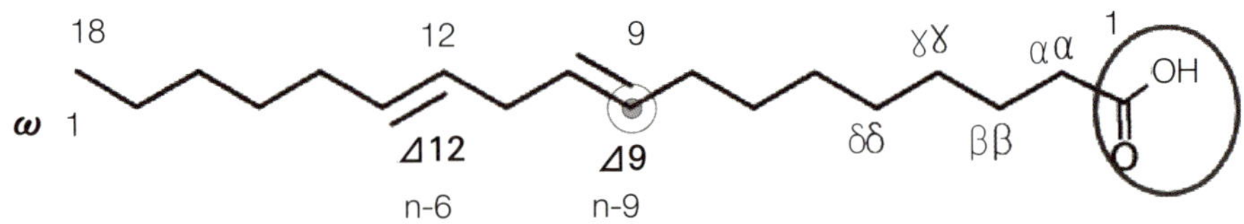

그림 2. 탄소 숫자 뒤에 (:)을 쓰고 이중 결합의 수를 써주며, 이중 결합의 수 뒤에 괄호를 하고 숫자를 쓰는데 2개 이상일 때는 (,)로 연결한다. 즉 C18:2(9,12) 또는 C18:2(D9,12)처럼 쓰는 것을 델타 시스템이라 하고, 지방산의 끝 부분인 -CH3의 탄소로부터 세어 첫 번째 이중결합의 위치를 ω 또는 n으로 표시하는데 C18:2(9,12)를 C18:2 w-6(n-6)로 나타낸다.

필수 지방산

필수 지방산이란 우리 몸을 구성하는 데 필요하나, 체내에서 합성되지 않아 외부 음식물을 통해 얻어야 하는 지방산을 말한다. 필수 지방산은 모두 불포화지방산으로 α-리놀렌산(α-linolenic acid, ALA)과 리놀레산(linoleic acid)을 말한다. 탄소 원자 사이에 오메가-3 지방산이 바로 이 필수 지방산에서 만들어지기 때문에 충분히 섭취하여야 한다. 한 때는 아라키돈산(arachidonic acid)을 필수 지방산에 포함하기도 하였지만 리놀레산으로부터 합성이 되기 때문에 제외하였다. 이중결합을 형성하는 지방산을 불포화지방산이라고 부르는데, 사람의 체내에서는 이중결합을 일정 개수 이상 형성하지 못한다. 알파 리놀렌산으로부터 오메가-3 지방산인 아이코사펜타엔산(eicosa pentaenoic acid, EPA)과 도코사헥사엔산(docosahexaenoic acid, DHA)이 만들어지며, 리놀레산으로부터 오메가-6 지방산인 감마 리놀렌산(γ-linolenic acid)과 아라키돈산이 만들어진다. 오메가-6 지방산이 오메가-3 지방산으로 전환될 수는 없다. 반대로 오메가-3 지방산이 오메가-6 지방산으로 될 수도 없다. 지방산에 존재하는 이중결합의 위치에 따라 지방산의 대사가 달라지고 몇 가지 계열로 분류된다. 이렇게 필수 지방산은 크게 두 가지 계열, 즉 '오메가-6 지방산'과 '오메가-3 지방산'으로 나뉜다. 오메가-6 지방산은 흔히 식물성 기름, 예를 들어 옥수수, 홍화, 목화, 해바라기 기름 등에 가장 많이 들어 있다. 오메가-3 지방산은 주로 해산물, 푸른 잎채소, 생선, 카놀라유 및 호두에 함유되어 있다.

긴 사슬의 오메가-3지방산과 오메가-6지방산이 그 모체가 되는 지방산(α-리놀렌산과 리놀레산)으로부터 전환되기 위해서는 그 반응을 매개할 수 있는 특별한 전환효소가 있어야 한다. 그림 3에서 볼 수 있는 δ-6 지방산불포화효소(δ-6 desaturase, D6D)라는 효소로, 이 전환 반응을 도미노 현상으로 비유한다면 그 첫 번째 도미노로서, 그 다음 반응이 연속적으로 일어나도록 행동을 개시하는 효소이다. 인슐린은 이 효소가 작용하도록 하는 신호를 보낸다. 그렇기 때문에 이 효소 농도가 높아질 경우 리놀레산이 전환에 사용되므로 조직 세포 내에 그 농도가 낮아진다. 반대로 인슐린 농도가 높은 경우 리놀레산이 전환되지 못하며, 그 다음 단계로 가지 못하므로 누적되어 쌓이게 된다. 즉, 이 효소가 충분하지 않으면 모체 지방산이 그 다음 단계에 만들어지는 지방산, 즉 γ-리놀렌산, 디호모-γ-리놀렌산(dihomo-γ-linolenic acid), 아라키돈산(리놀레산으로부터), EPA/DHA(α-리놀렌산으로부터)로 전환되지 못한다. 이와 같이 오메가-3 및 오메가-6 지방산이 그 다음 단계로 전환되기 위해서는 각 단계마다 특별한 전환효소가 필요하다 두 번째 효소로는 δ-5 지방산불포화효소(δ-5 desaturase, D5D)이다. CoDAM연구(Deutch Cohort Study on Diabetes and Atherosclerosis Maastrichi)에서는 제2형 당뇨병 환자는 일반인에 비해 D5D 활성이 낮은 상태라 보고하였다. 또 다른 연구에서 체내 인슐린 농도가 낮을 경우 D5D 활성을 낮추고, D6D 활성을 높인다고 보고하였다. 그러므로 점차 인슐린 농도가 높아지는 경우 D6D 활성이 높아지고, D5D 활성은 낮아진다. 제1형 당뇨는 D6D와 D5D 활성이 모두 낮으므로 정상 인슐린 농도가 되도록 인슐린 투여를 하여야 하며, 반면에 제2형당뇨병 환자 및 인슐린 저항성이 있는 75% 일반인은 EPA/DHA를 보충하면 개선될 수 있다. 리놀레산과 α-리놀렌산은 이 전환 효소를 차지하려고 서로 경쟁하므로 식이 중에 리놀레산이 많으면 오메가-3 지방산인 α-리놀렌산이 사용할 효소가 부족해 질 수 있다. 수치적으로 보면 리놀레산 섭취량이 15g에서 30g으로 2배 증가할 경우 α-리놀렌산에서 EPA/DHA로의 전환율이 무려 40% 감소한다. 샐러드드레싱 한 접시가 리놀레산 15g에 해당한다.

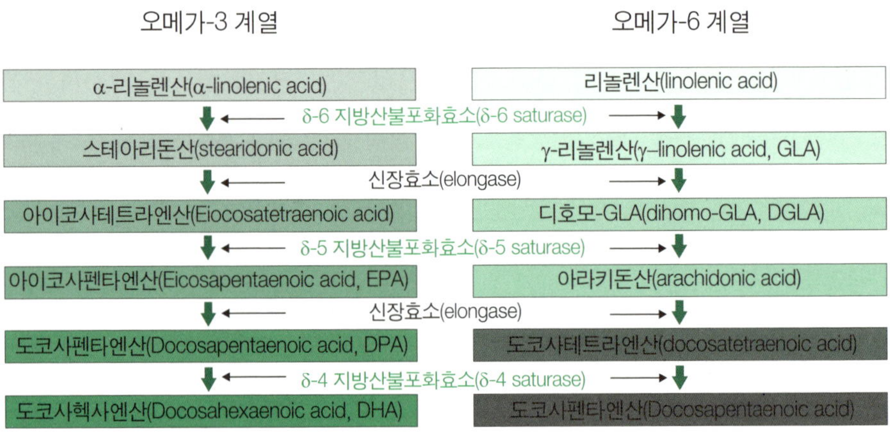

그림 2. 오메가-3 및 오메가-6 지방산 전환

오메가-3 지방산

지방산 중 이중결합이 오메가 탄소(보통 맨 끝의 메틸기, CH_3-)로부터 3번째 탄소에 존재하는 경우 오메가-3 지방산(n-3 지방산)이라 한다. 오메가-3 지방산은 다른 종류의 지방산에 비해 우리 몸에 더 좋다고 알려져 있다. 탄소 수 18개인 α-리놀렌산으로부터 오메가-3 지방산에 탄소 수가 2개씩 늘어나 만들어진 것이, 특히 우리가 광고를 통해 익히 들었던 EPA나 DHA로 탄소 수가 각각 20개나 22개인 오메가-3 지방산이다. 푸른잎채소, 아마 씨, 아마인유, 카놀라유, 호두에 들어 있는 α-리놀렌산으로부터 EPA와 DHA와 같은 오메가-3 지방산

계열이 만들어진다. 건강에 좋은 오메가-3 지방산일지라도 EPA나 DHA를 제외한 다른 오메가-3 지방산[스테아리돈산(stearidonic acid), 도코사펜타엔산(docosapentaenoic acid) 및 아이코사테트라엔산(eicosetetraenoic acid)]은 일상적인 식생활을 통해 충분히 섭취된다.

오메가-6 지방산

지방산 중 이중결합이 오메가 탄소로부터 6번째 탄소에 존재하는 경우 오메가-6 지방산이라 한다. 대표적인 오메가-6 지방산(n-6 지방산)으로는 리놀레산(linolei acid), 아라키돈산(arachidonic acid)이 있다. 오메가-6 지방산은 1929년 조오지(George)와 밀드레드 버(Mildred Burr)에 의해 처음 발견되었으며, 최근까지 리놀레산은 식이 공급원을 통해 얻는 유일한 필수 지방산으로 간주되었으며, 1990년대 중반까지 유아용 제제에 첨가하여야 하는 유일한 지방산이었다. 오메가-6 지방산의 효능으로 γ-리놀렌산은 당뇨병성 신경병증 환자의 장기간 신경통 증상을 완화시킨다. 저녁 앵초 기름(Evening primrose oil)은 아메리칸 인디언 야생화의 씨앗에서 얻으며, 7~10% γ-리놀렌산을 함유한다. 이 기름은 류마티스성 관절염 증상인 통증, 부기 및 아침에 뻣뻣함을 감소시킬 수 있다. 이밖에도 주의력 결핍 행동과다 장애(ADHD)증상을 완화하며, γ-리놀렌산 단독 또는 오메가-3 지방산과 함께 사용하면 고혈압 증상을 줄일 수 있다. 그렇다면 왜 오메가-6 지방산은 다량으로 섭취할 경우 왜 좋지 않을까? 과도하게 섭취하는 식물성 기름이나 리놀레산은 염증을 일으키고, 심장질환, 암, 천식, 관절염 및 우울증과 같은 심각한 질병의 위험을 증가시킬 수 있다. 그렇기 때문에 적절한 섭취를 유지해야 하는 이유 중 하나이다. 불행하게도 샐러드드레싱, 감자 칩, 피자, 파스타 요리 등에 오메가-6 지방산이 많이 들어 있다. 다른 한편으로, 오메가-6 지방산은 전반적으로 건강을 유지하는 데 절대적으로 중요하므로 식단에서 완전히 제거하지 않아야 한다. 습진, 건선, 관절염, 당뇨병 또는 유방 압통 같은 특정 조건을 가진 사람들은 오메가-6 보충제를 복용하기 전에 의사와 상의해야 한다. 보라지오일(borage oil), 달맞이꽃 기름, 까막까치밥 나무 씨 기름(blackcurrant seed oil)은 발작 역치를 낮추기 때문에 항경련제를 필요로 하는 사람들은 주의를 기울여 의사와 상의해야 한다.

기타 오메가 지방산

이 밖에도 오메가-7 및 오메가-9 지방산도 존재한다. 오메가-9 지방산은 체내에서 어느 정도 생산할 수 있으므로 식단으로부터 보충할 필요는 없다. 오메가-9 지방산으로는 에루크산(eruic acid), 올레산(oleic acid), 미드산(mead acid)이 있다. 오메가-7 지방산 역시 체내에서 합성되며, 팔미톨레산(palmitoleic acid)과 박센산(vccenic acid)이 있다. 오메가-7 지방산은 보습성이 있어 화장품에 널리 사용된다.

오메가-3 지방산과 오메가-6 지방산의 비율

세포소기관을 보호하는 세포막은 지질층으로 되어 있는데 오메가-3 지방산, 오메가-6 지방산과 같은 지방산이 세포막의 주요 성분중 하나이다. 오메가-3 지방산은 항염증 반응을, 오메가-6 지방산은 염증반응을 일으킨다. 여기에서 오메가-3 지방산에 비해 오메가-6 지방산의 비율이 높아져 체내 지방산의 균형이 무너지면 세포막의 염증이 발생하고, 결과적으로 전체 세포의 염증을 증가시켜 만성염증으로 이어지게 된다.

일부 연구에 의하면 특정 오메가-3 지방산과 비교하여 종자 기름에서 나오는 오메가-6 지방산의 과도한 증가는 여러 질병의 발생 가능성을 증가시킬 수 있다고 보고되었다. 그럼에도 불구하고 오메가-6 지방산의 함량이 높지만 산패가 일어나지 않은 견과류 섭취는 관상동맥질환, 암, 뇌졸중, 심근경색 같은 심혈관계 질환 및 조산아 사망률 저하와 같은 위험성을 낮추기도 한다. 오메가-6 지방산은 염증반응, 혈전 생성 쪽으로 유도하지만, 오메가-3 지방산은 이와는 반대로 항염증 작용, 혈전 생성 방해 쪽으로 유도할 수 있기 때문에 2 반응의 균형을 위해 오메가-3 지방산과 오메가-6 지방산의 섭취 균형이 중요하다. 오메가-3 인덱스 검사(지방산 분획검사)는 혈액 한 방울로 측정이 가능한 편리한 검사로, 이를 통해 오메가-6 지방산/오메가-3 지방산의 비율을 알 수 있고, 그 외에 지방산 분획 상태를 알 수 있어 식단관리에 도움이 된다. 지방산 분획이란 어떤 지방산이 얼마 정도 있는지, 즉 지방산의 종류와 양을 알 수 있기 때문에 오메가-3 인덱스[omega-3 index, 적혈구 지방 중오메가-3 지방산(EPA+DHA)의 비율로 8% 이상이 권장치] 검사를 지방산 분획검사라고도 한다. 이 검사에서 오메가-6 지방산/오메가-3 지방산 비율, 아라키돈산/EPA 비율을 알 수 있다. 아라키돈산은 우리 몸에서 염증작용을, EPA는 항염증작용을 나타내므로 이 비율은 염증 수준을 알려주는 중요한 지표이다.

2016년 아르테미스 시모풀로스(Artemis Simopoulous)의 종설 논문에서 거의 수백만 년 동안 오메가-3 지방산과 오메가-6 지방산의 균형이 유지되어왔으나, 1800년대 이후 오메가-6 지방산, 포화지방산, 트랜스지방산의 섭취가 급격히 증가하였고, 1900년 이후 오메가-6 지방산 섭취가 끊임없이 증가하였다. 그러나 오메가-3 지방산 섭취는 감소하여 오메가-6 지방산/오메가-3 지방산 비율이 계속적으로 높아졌다. 현대인의 섭취 비율은 12~25:1 수준까지 증가되었다. 왜 이렇게까지 증가한 것일까? 이러한 원인으로 오메가-6 지방산 함량이 높은 곡물인 옥수수, 밀 등의 생산량이 전 세계 곡물 생산의 75%를 차지하는 것과도 연관이 있다. 2002년 시모풀로스의 논문에서 방목한 닭의 계란 노른자와 시판되고 있는 양계장 계란 노른자에서 오메가-6/오메가-3 지방산 비율은, 방목 경우 1.3:1이지만, 양계장 경우 20:1로 상당히 높다. 2014년 MBC 다큐멘터리 "우유의 비밀"에서 자연 방목한 우유는 그 비율이 4:1이지만 옥수수 사료를 먹인 우유는 그 비율이 15~20:1으로 높았다. 그런데 대부분 사람이 이러한 사실을 인지하지 못하고 있지만 자연산 회를 양식한 회보다 훨씬 비싼 돈을 주고라도 먹으려고 하는 것은 자연의 섭리일까? 사료로 양식한 횟감에서 오메가-6 지방산 비율이 높으니 건강에는 자연산 횟감이 좋을 수밖에 없다. 방목으로 풀을 먹인 가축과 곡물 사료로 사육한 가축의 육류 지방 조성에 대해 그 차이를 연구하는 신시아 데일리(Cynthia A Daley) 등에 의하면, 방목하는 가축에게 곡물 사료를 먹이면 고기 중의 오메가-3 함량이 낮아진다는 것이다. 곡물 사료의 양이 많을수록 오메가-3 지방산 비율이 낮아진다, 방목한 가축의 고기는 곡물 사료로 키운 가축의 고기에 비해 α-리놀렌산은 2~10배, EPA는 2~5배, DHA는 거의 2배 많다. 더구나 방목 가축 고기의 오메가-3 지방산 함량이 많아져도 오메가-6 지방산 함량은 거의 증가하지 않아 오메가-6 지방산/오메가-3 지방산 비율이 이상적인 2:1이다. 반면에 곡물 사료로 키운 가축의 고기는 그 비율이 무려 13:1이다.

Factbook에서 전 세계 곡류의 생산량 자료를 보면 1970년과 1980년 생산량을 비교하면 옥수수 경우 4배 증가하였으며, 콩은 5배 증가하였다. 이렇게 증가된 옥수수와 콩은 어디에 소모되었을까? 이들은 대부분 사료와 가공식품에 사용된다. 즉, 가축 사료와 가공식품에 오메가-6 지방산의 함량이 급격히 증가되었으며, 결국 우리 식탁에 반영이 된다. 2006년 제라르 아이요(Gerard Ailhaud)는 호주, 캐나다, 영국, 미국 등에서 오메가-6 지방산 섭취가 1960년 이후 꾸준히 증가하였으며, 심지어 아기 엄마의 모유에서도 오메가-6 지방산 함량이 계속 증가함을 보고하였다. 2013년 이화여대 김나영의 석사 논문에서 국내 산모의 모유의 지방산에 대한 자료 조사를 보면 2013년 6월 10일에서 2013년 10월 15일까지 서울 경기 소재 산후조리원에 7곳에서 산후 첫째 주에 회복 중인 질환이 없는 산모 45명을 대상으로 한 실험 결과에서 오메가-6 지방산/오메가-3 지방산 비율은 6:1이었다. 2020년 한국인 영양소 섭취기준에 보면 오메가-3 지방산 공급이 매우 낮다. 오메가-6 지방산인 리놀레산은 5,700~12,700mg 수준으로 비교적 잘 공급되고 있으나, 오메가-3 지방산인 DHA + EPA는 일일 137~500mg 수준이며, 평균 200mg 전후로 절대적인 양은 물론이고 오메가-6 지방산과 오메가-3 지방산의 적정 비율 측면에서도 부족하다.

오늘날 서구식 식단은 일반적으로 오메가-6 지방산과 오메가-3 지방산의 비율이 10을 초과하며, 일부는 30까지 높기도 하다. 서구식 식단에서 오메가-6 지방산과 오메가-3 지방산의 비율은 평균 15~16.7이다. 사람은 오메가-6 지방산과 오메가-3 지방산의 비율이 1:1의 비율로 섭취하도록 진화되었으며, 최적의 비율은 4:1 이하인 것으로 생각하지만, 일부 경우 1:1을 제안하기도 한다. 오메가-6 지방산과 오메가-3 지방산 비율이 2~3:1일 경우 류마티스 관절염 환자의 염증을 줄이는 효과가 있으며, 그 비율이 5:1일 경우 천식 환자에 유익한 영향을 주지만, 10:1로 높아질 경우 부정적인 영향을 준다. 직장암의 경우 그 비율이 4:1에서 2.5:1로 오메가-6 지방산 비율이 감소하면 직장 세포의 이상 증식이 현저히 감소한다. 건강한 오메가-6 지방산과 오메가-3 지방산의 섭취비율은 1~4:1이다. 그러므로 오메가-3지방산을 보충함으로써 이러한 권장 섭취 비율을 맞출 수 있다.

오메가-3 지방산과 오메가-6 지방산 비율의 중요성

식물성 기름에 과도하게 들어 있는 오메가-6 지방산은 오메가-3 지방산과 똑같은 속도 제한효소를 경쟁하기 때문에 오메가-3 지방산의 이점을 감소시킨다. 이것은 오메가-3와 오메가-6 지방산이 다양한 형태로 변환됨에 있어 똑같은 효소가 작용하기 때문에, 이 효소를 두고 반응이 경쟁적으로 일어나기 때문이다. 따라서 어느 한 종류의 지방산이 지나치게 많기 보다는 2 지방산이 균형을 이루어야 한다. 식단을 통한 오메가-6 지방산과 오메가-3 지방산의 비율이 높을 경우 조직의 생리적 상태를 혈전호발성(prothrombotic, 혈전 생성 촉진), 전수축성(procontractile, 수축 유발), 전염증성(proinflammatory, 염증 유발) 등 많은 질병의 병적 발생을 촉진시키는 쪽으로 진행된다.

좀 더 쉽게 요약하면 오메가-6 지방산은 염증을 유발하는 경향이 있고, 오메가-3 지방산은 염증을 억제하는 경향이 있어 이 둘의 비율이 균형을 잘 이루어야 건강하다. 우리 몸은 세균이나 암 조직, 죽은 조직을 제거하기 위해 염증을 유발하여야 하는 경우도 있고, 이것이 과하면 정상세포까지 공격하기 때문에 염증을 억제하여야 하는 경우가 있다. 오늘날 대부분 사람의 식단에서 주로 식물성 기름에서 나오는 오메가-6 지방산과 오메가-3 지방산 비율은 16:1로 관찰되지만, 건강을 위해서는 1:1 비율로 섭취하여야 한다고 제안한다.

알티지(rTG) 오메가-3 지방산이란?

요즘 광고에 알티지 오메가-3를 많이 광고하고 있다, 오메가-3는 3가지 형태로 볼 수 있다. 1세대 TG(triglyceride)형, 2세대 EE(ethyl ester)형, 3세대 rTG(re-esterified triglyceride)형이다. 1세대 TG는 글리세롤 뼈대에 한 개의 불포화지방산과 2개의 포화지방산으로 이루어지며, 글리세롤로 인해 흡수가 잘 되지만 잡기름이라 할 수 있는 포화지방산도 함께 섭취하는 단점이 있다. 2세대 EE형은 TG형을 보완하여 에탄올에 단일불포화지방산에 붙어 있는 것으로, 포화지방산이 없어 순도는 높을 수 있지만 흡수가 잘되지 않는 단점이 있다. 또한 알코올이 포함되어 있어 임산부 경우 주의가 필요하다. 3세대 rTG형은 1세대와 2세대 단점을 보완하여 글리세롤 뼈대에 3개의 불포화지방산을 포함하여 빠르게 흡수될 뿐만 아니라, 오메가-3 지방산의 순도가 높다.

오메가-3 지방산 선택 사항

지방산 추출 방법에 있어 헥산(hexane) 등의 유기 용매를 사용하여 추출하는데, 이 경우에 대량으로 추출할 수 있는 장점이 있지만 정제 과정 후에도 유기 용매를 완전히 배제하기가 어려운 단점이 있다. 잔존하는 유기용매는 지속적 섭취 경우 대뇌 기능 장애, 말초신경병증 등을 비롯하여 여성에서 난포 과립막세포가 사멸될 가능성이 있다. 그러므로 유기 용매를 사용하지 않고 50℃ 이하의 저온에서 압착하여 추출하는 저온 압착 추출이 보다 좋다. 즉 NCS(No Chemical Solvent)가 표기된 제품을 고르는 것이 좋다. 용량은 DHA가 900mg 이상인 제품을 선택하는 것이 좋다. 산패된 오메가-3 지방산은 인체에 각종 부작용을 유발하는 만큼 캡슐 자체를 불투명하게 만들어 직사광선에 의한 산패를 방지하고 개별 PTP(press through package, 플라스틱 시트를 열로 성형해 약이 들어갈 수 있는 공간을 만들고, 그 위에 얇은 알루미늄으로 감싸 밀봉한 것) 포장으로 산소에 노출되는 것을 최소화한 제품을 선택해야 한다.

오메가-3 지방산 공급원

오메가-3의 주요 공급원은 심해어인 등푸른생선(연어, 꽁치, 정어리, 고등어 등), 카놀라유(유전자가 변형된 유채꽃 기름을 카놀라유라 한다)나 아마인유, 들기름, 쇠비름에 많이 함유되어 있다. 특히 우리나라 사람들이 쉽게 이용할 수 있는 식품으로는 들기름이 있는데, 들기름에는 61.3%의 오메가-3 지방산이 들어 있어, 이를 이용하여 조리하면 오메가-3 지방산 섭취량을 높일 수 있다. 나아가 일주일에 2~3번 등푸른생선을 섭취함으로써 오메가-3 지방산을 보충하여 건강에 좋은 오메가-6 지방산/오메가-3 지방산 비율을 맞출 수 있다. 또한 냉이. 아욱, 케일, 쑥, 미나리와 같이 잎이 많은 채소들은 식물성 오메가-3 지방산이 들어 있어 섭취가 권장된다. 쇠비름은 전통적으로 염증과 심장질환, 위장병, 통증, 열 등 오메가-3 지방산이 효과를 나타내는 많은 질병을 치료하는 데 이용되었다. 100g의 쇠비름에는 α-리놀렌산이라 불리는 식물성 오메가-3 지방산이 무래 400mg이나 들어 있다. 널리 소비되고 있는 양상추보다 15배나 많은 양을 함유하고 있다. 아마 씨의 α-리놀렌산도 DHA나 EPA로 전환되지만 생선 오메가-3 지방산에는 미치지 못한다. 아마 씨는 DHA, EPA로 전환되기 위해서는 비타민 B_3, B6, 비타민 C, 아연, 마그네슘이 필요하기 때문에 전환비율은 개인차가 심하다. 더군다나 최상의 조건에서도 5% 미만이 DHA로 전환되고, 15% 미만이 EPA로 전환될 뿐이다. 그러므로 생선에서 추출한 오메가-3 지방산은 이미 다량의 DHA와 EPA가 포함되어 있어 좋다고 할 수 있다.

오메가-3 지방산이 좋을까 아니면 등푸른생선이나 크릴오일이 더 좋을까?

오메가-3 지방산도 영양제보다 생선으로 섭취하는 것이 더 좋다는 의견이 있다. 그러나 생선을 통해 DHA, EPA를 500mg 섭취를 원할 경우 고등어 한 토막(50g)을 매일 먹어야 한다. 또한 등푸른생선에는 중금속 오염의 문제가 있다. 그러므로 오메가-3 지방산은 영양제 형태로 섭취해야 하는 이유이다. 하지만 아무리 몸에 좋은 필수 지방산이라 하여도 총 열량의 10% 이상 섭취하면 동맥에 콜레스테롤 축적이 증가되어 심혈관계 질환의 발병률이 높아질 수 있으며, 면역 기능이 손상될 수 있다. 또한 보충제를 통해 오메가-3 지방산을 지나치게 섭취하면 면역 기능 손상이 유발될 수 있으며, 출혈이 억제되지 않아 뇌손상을 야기할 수 있다. 그러므로 관련 질환이 있는 환자의 경우 보충제 복용에 주의를 기울여 의료진과 상담하는 것이 좋다.

최근 부쩍 광고가 많은 크릴오일은 오메가-3 지방산보다 좋은 것일까? 크릴오일은 오메가-3 지방산만 있는 것이 아니어서 오메가-3 지방산인 EPA나 DHA 함량은 높지가 않다. 크릴오일 박스에 1,000mg이나 1,100mg이라 표시되어 있는데, 오메가-3 지방산 함량이 아니라 전체 기름의 양을 표시한 것이다. 이 경우 EPA + DHA는 보통 200mg 내외이다. 이에 비해 오메가-3 지방산은 보통 순도가 높을 경우 80% 이상이기 때문에 1 캡슐에는 800~1,000mg까지 들어 있다. 크릴오일의 경우 구체적인 오메가-3 함량에 대하여는 기술하지 않고 있으며, 전체 오일의 함량만을 기술하고 있으며, 광고에서 흡수율이나, 생체이용률이 높아서 마치 효능이 높다는 듯이 언급하는 경우가 많다. 크릴오일의 흡수율은 동물실험이나 *in vitro* 실험에서 5배 이상인 경우가 많지만, 사람의 경우에는 보통 1.5~2배 정도 높다고 생각한다. 또한 실제 오메가-3 지방산 함량을 보면 크릴오일 속의 오메가-3 지방산 보다 4~5배 정도 높다. 흡수율이 좋다고 해도 함량에서 크릴오일 속에 오메가-3 지방산 함량이 적으니 전체적으로 흡수된 오메가-3 지방산도 적다. 2011년에 발표된 슈차트(Schchardt JP) 연구팀의 크릴오일, rTG 생선 오일, EE 생선 오일을 평균 31세의 젊은이 12명에게 같은 양의 오메가-3 지방산을 섭취시킨 후 2시간 간격으로 3일간 혈중 농도를 비교한 결과 혈중 오메가-3 지방산 수준을 맞추기 위해 엄청 많은 크릴오일을 섭취하여야 한다고 하였다. 또한 같은 양의 오메가-3 지방산을 얻기 위한 크릴오일의 가격이 훨씬 비싸다. 섭취한 크릴오일은 생선 기름에 비해 일정 시간 후에 혈중 농도가 1.5~2배 정도 높게 유지된다는 결과가 도출되었다. 그러나 시간이 경과할수록 그 간격이 좁아진다. 실제로 살펴보면 크릴오일을 3.5배 정도 더 먹었다. 가격 측면까지 고려하면 크릴오일을 이용할 경우의 이점이 없다. 같은 논문에서 사용된 제품의 지방산 조사에서 크릴오일은 전체 EPA중 유리형 EPA가 22%, DHA는 유리형이 21%인 반면, 생선 오메가-3 지방산 경우 유리 지방산이 포함되지 않았다. 그렇지만 이 때문에 인지질의 흡수가 높아진 거라고 단정할 수 없기 때문에 향후 연구가 더 필요하다. 2013년 존스(Peter Jones)가 발표한 논문에서 같은 함량의 오메가-3 지방산을 먹었을 때 적혈구 내의 오메가-3 지방산은 크릴오일 경우가 2배 높았다. 같은 함량의 오메가-3 지방산을 먹으려면 크릴오일을 최소 3배 이상 캡슐로 더 먹어야 한다. 가성비를 보면 크릴오일을 꼭 고집할 필요가 없다는 것이다. 크릴오일은 오메가-3 지방산만을 먹기 위해 섭취하지는 않는다. 인지질, 오메가-3 지방산, 아스타잔틴(astaxanthin, 대부분의 붉은색 해양생물에 존재하는 케토카로티노이드로 눈 건강에 좋다), 오메가-7, 오메가-9 지방산 등 다양한 영양소 섭취 목적으로 크릴오일을 섭취한다.

다른 어유 보충제에 비해 크릴새우기름은 EPA/DHA의 흡수율에 제일 좋다. 크릴새우기름의 EPA/DHA는 대부분 인지질(phospholipid)과 결합되어 있어서 곧바로 세포막의 주요 구성물질이 될 수 있기 때문이다. 인지질은 다른 어유 즉, TG형이나 EE형과 다른 경로로 더 효과적으로 흡수된다. 크릴새우기름은 아스타잔틴(astaxanthin)과 같은 다른 유효성분들도 많이 함유하고 있다. 아스타잔틴은 붉은 색을 띠는 강력한 항산화제로 크릴, 연어, 홍학 등에서 발견되며, 비타민 C의 6,000배, 비타민 E의 550배, 베타카로틴의 40배 항산화력을 갖는다.

미국에서 공신력이 있는 소비단체로 후원 없이 운영하여 신뢰도가 높은 컨슘머랩(ConsummerLab.com)에서 크릴오일과 어류 오메가-3지방산의 효능을 평가한 내용이다. 어류 오메가-3 지방산은 임상연구가 훨씬 많지만, 크릴오일의 경우에도 콜레스테롤, 중성지방 수준, 항염증효과가 있다는 결과들이 있다. 그럼에도 불구하고 5~10센트에 어류 오메가-3 지방산을 먹을 수 있는데, 같은 함량을 먹으려면 크릴오일의 경우 50센트로 5~10배 비용이 소비된다. 인지질을 함유하여 흡수율이 높고, 아스타잔틴을 함유하지만 그 많은 비용을 지불해야 할지 망설여진다. 아주 작은 크릴새우에서 크릴오일을 추출하는데 이 새우는 물범의 먹이로 인간이 남획을 하니 먹이가 없는 물범이 펭귄을 공격해 목숨을 부지한다는 슬픈 이야기를 듣고 있다. 크릴새우는 남극의 생태계에 아주 중요한 역할을 할 뿐만 아니라 대기의 이산화탄소 농도를 조절해서 지구 온난화를 막는 데도 큰 역할을 한다. 전 세계적으로 년간 25만 톤 정도의 크릴새우를 잡는데 남극 크릴새우 자원량은 7,000만 톤 정도이니 생태계에 충분히 영향을 줄 수 있다. 사람은 오메가-3 지방산을 먹기 위해 크릴오일을 먹고 있지만 크릴새우 대신 김이나 미역 등 다른 공급원을 통해 오메가-3 지방산을 섭취하는 게 좋겠다.

중쇄지방산글리세리드(Medium Chain Triglycerides, MCT)

MCT는 포화지방산의 일종으로 분자 중 탄소 수가 6에서 12까지 인 것을 말한다. 예를 들면 버터에 들어 있는 부티르산(butyric acid, 낙산)은 탄소수가 4개인 짧은사슬지방산이며, 돼지기름에 들어 있는 올레산(oleic acid)은 탄소 수가 18개인 긴사슬지방산(long chain fatty acid, LCT)이다. MCT가 들어 있는 친숙한 식품으로는 코코넛기름, 로크포르 치즈(Roquefort cheese, 양젖으로 만드는 전형적인 블루치즈), 초콜릿이나 캔디, 제과 등에 쓰이는 팜핵유(palm-kernel oil, 야자열매의 씨로부터 추출한 기름으로 MCT 비율이 높다)이다. MCT는 긴사슬지방산에 비해 체중 감량에 이상적인 지방인데, 체내에서 다른 지방산과 다른 특별한 대사경로를 거치기 때문이다. 다른 지방산은 작은창자에서 흡수되면 림프계를 통해 혈류로 들어가, 이후 세포로 들어가 직접 에너지가 되든지 나중을 위해 지방세포에 저장된다. 이와는 달리 MCT는 작은창자에서 흡수되어 곧바로 간으로 들어가 에너지로 사용되든지 케톤체로 전환되는데, 케톤체는 세포가 포도당 외에 사용할 수 있는 다른 형태의 에너지이다. 또한 MCT는 신속히 에너지로 전환되기 때문에 포만감이 빨리 와서 식사량이 줄어 다른 지방 즉, LCT에 비해체중 증가를 덜 유발한다. 잘 통제된 연구결과 13건을 종합하여 메타 분석한 결과 MCT는 LCT에 비해 체중, 허리 및 엉덩이 둘레, 총 체지방량을 감소시켰으며, 내장지방을 감소시켰다. 코코넛 기름에 MCT가 많이 들어 있다.

오메가-3 지방산과 중금속

시중에 유통되는 오메가-3 지방산은 대부분 중금속 기준을 통과한 것들이지만, 큰 생선에 축적되어 있는 중금속이 신경 쓰이면 멸치와 같은 작은 생선에서 추출된 제품을 이용하면 된다. 충분섭취량은 200mg으로 대부분 제품이 이 수치를 넘기지만 성분표에서 DHA와 EPA의 양을 확인하는 것이 중요하다. 포장 표면에 1,000mg이라 쓰여 있더라도 오메가-3 지방산의 양이 전부는 아니고 한 캡슐의 중량을 표시한 것이다. 북해 청정 바다의 대구, 정어리, 멸치에서 추출한 오메가-3 지방산이 대표적이며, 중금속 함량이 낮고, 신선도가 유지되어야 좋은 제품이다. 생선에서 추출한 오메가-3 지방산은 산화되기 쉬우므로 추출 중에 산화를 막아 신선도를 유지해야 한다. 품질마다 이 신선도를 유지하는 기술이 다르기 때문에 품질 차이가 난다.

식물성 오메가-3 지방산을 선택해야 하는 이유

오메가-3 지방산은 EPA와 DHA로 대표되는데 동물성과 식물성으로 나눌 수 있으며, 가능하면 식물성을 선택하는 것이 좋다. 동물성 경우 DHA와 EPA로 되어 있고, 식물성은 DHA 위주로 되어 있다. 우리 몸에서는 EPA보다 DHA를 수백 배 더 많이 필요하기 때문이며, DHA만 먹어도 EPA는 충분히 보충될 수 있기 때문이다. 사람에서 DHA가 EPA보다 월등히 많이 존재하여, 더 높게 활용되고 있다. DHA는 일반적으로 대부분 장기에서 EPA의 5~30배, 뇌의 망막에서는 수백 배 이상 충분하게 존재한다. 또한 DHA는 생체에서 EPA로 쉽게 변환이 되어 부족하더라도 충분히 보충할 수 있다. 그러나 EPA는 DHA로 변환이 되지 않는다. DHA만 섭취할 경우 DHA가 EPA로 변환이 되어 상당량의 EPA가 존재하지만, EPA와 DHA의 비율을 3:2로 섭취할 경우 EPA는 DHA로 변환되지 않기 때문에 필요량이 적은 EPA는 더 많아지고, 필요량이 많은 DHA는 오히려 부족하게 된다.

오메가-3 지방산 선택 및 주의사항

오메가-3 지방산은 오일 자체(액상)로 된 것과 말랑말랑한 젤 캡슐에 넣은 것이 있는데 신선도를 테스트하려면 캡슐을 깨물어 맛을 보면 된다. 고소하고 신선한 것이 좋은 제품이고, 비린내가 심한 것은 먹지 않는 것이 좋다. 비린 것은 체내에서 항산화제를 소모시켜 오히려 건강에 해를 준다. 캡슐로 된 것은 기름만 먹고 캡슐은 버려도 된다. 보통 캡슐은 소에서 추출한 젤라틴으로 만드는데 광우병 파동 이후 문제가 되자 제조사들은 광우병에서 안전한 소에서 만든 것임을 강조하고 있다. 그래도 걱정이 되면 생선에서 만든 젤라틴 캡슐 제품을 이용하면 된다. 오메가-3 지방산은 신선도가 매우 중요하므로 인터넷 등에서 창고에 대량 보관하며 세일하는 제품은 구매하지 말아야 한다. 냉장고에 보관하지 않으면 산폐되기 쉽기 때문이다. 가정에서도 가능하다면 냉장고에 넣어두고 복용하는 것이 좋다. 오메가-3 지방산은 혈액을 묽게 하므로 혈우병이나 혈액을 묽게 하는 처방약 와파린(warfarin)이나 쿠마딘(Coumadin) 등을 복용하는 환자는 주의해야 한다. 와파린은 미국 위스콘신 대학교 동창회 연구기금으로 만들었다는 내용이 담긴 이름이다(Wisconsin Alumini Research Foundation, 이름 앞에 WARF라는 글자가 들어가 있다). 혈액을 묽게 하는 아스피린이나 항염진통제, 마늘, 은행잎 추출물과 같이 먹으면 멍이 잘 들거나, 코피, 혈뇨, 혈변 등이 나타날 수 있으나 드문 일이다, 이럴 경우 양을 줄이거나 중단한다. 또한 수술 전에는 복용을 중단해야 한다.

제임스디니콜란토니오(James DiNicolantonio)와 조셉 머콜라(Joseph Mercola)가 지은 "지방은 악의 축일까? 아니면 신의 선물일까. 착한지방 악한지방(Super fuel : ketogenic keys to unlock the secrets of good fats, bad fats, and great health)"에 나

온 어유 보충제에 대한 가이드라인을 보면 냉장 또는 냉동보관을 하며, 차광보존(빛이 닿지 않는 곳에 보관), 음식과 함께 복용하며, 철분이 많이 함유된 식품을 같이 섭취하면 위장 내에서 불포화지방산인 오메가-3 지방산이 쉽게 산회되므로 피해야 하며, 대부분 사람에서 EPA/DHA 합으로서 하루 3~4 g 섭취하는 것이 좋다고 하였다.

임신부와 수유부에 대한 EPA/DHA 권장량

임신부는 하루 최소 300mg의 DHA가 필요하다. 쌍둥이나 다둥이를 임신한 경우 해산물 오메가-3 지방산 양이 더 필요하다. 고품질의 어유나 크릴오일 같은 해산물 오메가-3 지방산 보충이 등푸른생선 자체를 섭취하는 것보다 안전하다. 어유는 생산 과정에서 수은 등의 중금속을 제거하는 공정이 있기 때문이다. 특히 수유부는 DHA를 충분히 보충해 주어야 한다. 미숙아일 경우 더욱 그렇다. 최소 500~1,000mg의 EPA/DHA가 권장된다. 임신 수유뷰는 불순한 오메가-6 지방산과 트랜스지방산 섭취를 제한하여야 한다. 즉, 마아가린, 콩기름 등의 양념이나 소스, 샌드위치 스프레드 및 콩기름, 옥수수기름, 목화씨기름, 홍화씨기름 등을 함유하는 가공식품을 제한한다. 인공영양아는 분유에 DHA가 총 지방의 0.2~0.5% 가 함유되어 있지 않을 경우 DHA나 EPA/DHA를 보충해 주어야 한다. 분유에 섞을 때 캡슐일 경우 작은 구멍을 뚫어 분유에 짜 넣거나, 액체일 경우 아주 소량을 넣어 섞어 넣으면 된다.

질환과 오메가-6 지방산/오메가-3 지방산 비율

2004년 아라야(Julia Araya) 등의 보고에 의하면, 정상인, 지방증 환자, 지방간

염 환자에서 오메가 지방산 비율을 보면, 정상인 5:1에 비해 20:1일 경우 당뇨병 발병률이 3배 증가하였고, 지방산 비율이 35:1는 당뇨병에 걸릴 확률이 5배, 50:1은 7배 증가하는 경향을 보였다. 1997년 아들러(Adler AJ)와 호룹(Holub BJ)이 어유(fish oil)가 고콜레스테롤혈증인 사람에서 혈중 지질과 지단백질(lipo-protein)에 미치는 영향을 발표하였다. 마늘과 생선 기름 보충에 대한 오메가-3 지방산과 마늘을 함께 복용하는 것이 중성지방과 콜레스테롤을 가장 많이 낮추는 것으로 보고되었다. 오메가-3 지방산만 복용한 그룹에서는 중성지방이 위약(플라시보) 그룹에 비해 3.73% 감소하고, 전체 콜레스테롤에는 변함이 없었다. 또한 나쁜 LDL(low density lipoprotein)-콜레스테롤(LDL-C)과 좋은 HDL(high density lipoprotein)-콜레스테롤(HDL-C)의 비율 역시 큰 차이가 없었다. 마늘만 복용한 그룹에서는 위약 그룹에 비해 중성지방에는 변화가 없고, 전체 콜레스테롤은 11.5%, LDL-C는 14% LDL-C와 HDL-C의 비례는 15% 감소하였다. 그러나 오메가-3 지방산과 마늘을 같이 복용한 그룹에서는 위약 그룹에 비해 중성지방이 34.3%, 전체 콜레스테롤 12%, LDL-C 9.5%가 감소했으며, LDL-C와 HDL-C의 비례는 19% 감소했다. 우리나라 사람의 경우 마늘을 많이 먹기 때문에 오메가-3 지방산을 병용하면 아주 좋은 효과를 기대할 수 있다. 생마늘이 가장 좋고, 열을 가하여 매운 맛이 없어지면 효과가 감소된다. 생마늘을 하루 최소 반쪽이나 1쪽 가량 먹어야 하며, 많이 먹을수록 좋다.

ADHD와 오메가-3 지방산

ADHD(attention deficit hyperactivity disorder, 주의력결핍과잉행동장애)는 주의력결핍, 과잉행동, 학습장애 등을 특징으로 보이는 신경계 발달장애의 일종이다. 12세 이전에 발병하고, 만성결과를 보이며, 여러 기능 영역에 지장을 초래할 수 있다. 여러 연구에 따르면 ADHD 아동은 건강한 또래보다 혈중 오메가-3 지방산 수치가 낮다. ADHD의 유병률은 3~5% 정도이다. 미국의 경우 학령기 아동 4~15%가 겪으며, 이 중 일부는 성년이 되더라도 지속되기도 한다. 2004년 일본에서 히라야마(Hirayama S) 등이 40명의 ADHD와 대조군 20명을 대상으로 시행한 무작위 이중맹검 통제 연구에 따르면 하루 DHA 510mg, EPA 100mg의 오메가-3를 식품에 강화하여 섭취시킨 후 그들의 선생님이나 부모에게 평가를 하게 한 결과 2 그룹 사이에 의미 있는 차이는 없었지만 DHA 그룹의 시간 경과에 따른 변화에 비해 대조군 그룹의 시각적 단기 기억 및 커미션 오류(연속적 성능)는 유의하게 개선되었다. 이 연구에서 DHA 보충제는 ADHD 관련 증상을 개선하지 못했다. 지방산으로 ADHD를 치료하는 것은 더 연구할 가치가 있지만, 어떤 지방산이 사용되는지에 대해서는 세심한 주의를 기울여야 한다고 결론지었다. 2003년 스티븐스(Stevens L) 등의 연구에서 50명의 어린이를 대상으로 하루 480mg의 DHA, 80mg의 EPA, 40mg의 아라키돈산(AA), 96mg의 GLA, 24mg의 알파-토코페릴 아세테이트(α-tocopheryl acetate)를 제공하는 PUFA 보충제 또는 4개월의 이중맹검 병행 치료용 올리브유 위약을 투여하였다. PUFA를 보충하면 혈장 인지질 및 적혈구(RBC) 총 지질에서 아이코사펜타엔산, 도코사헥사엔산, 알파-토코페롤의 비율이 상당히 증가했지만, 올리브 오일에서도 혈장 인지질 비율이 증가했다. 두 그룹 모두에서 (부모에 의해 평가된) 여러 결과에서 유의미한 개선이 관찰되었지만, ADHD의 특징인 모든 행동에 대한 PUFA 보충의 분명한 개선은 관찰되지 않았다. 대부분의 결과에서 PUFA 그룹의 개선은 명목상 올리브 오일 그룹의 개선보다 일관되게 더 좋았지만, 2차 의도 대 추출 분석(secondary intent-to-treat analysis)에 따르면 16개 결과 측정치 중 2개만 유의미했다: 즉 부모에 의해 등급이 매겨진 시행 문제, 교사에게 등급이 매겨진 주의 증상이 개선되었다.

암과 오메가-3 지방산

오메가-3 지방산은 암과 어떻게 싸우는가? 여러 설명이 있지만 한 가지는 오메가-3 지방산은 종양 내의 혈류로부터 α-리놀렌산을 빼내어 양을 줄임으로써, 종양에 절대적으로 필요한 영양분을 감소시키기 때문이다. α-리놀렌산이 암 촉진 효과를 가지고 있는데, 이 양을 줄임으로써 암을 억제하는 것을 경쟁적 섭취라 한다. 아이에게 모유를 먹인 기간이 길수록 더 많은 DHA가 아기의 뇌에 축적된다. 많은 연구에서 4달 이상 모유를 먹은 아기는 시각 테스트에서 영아기 내내 모유를 먹은 아기에 못지않은 점수를 나타내나, 이 보다 짧은 기간 동안 모유를 먹은 아기는 낮은 점수를 받았다. 이러한 결과로 보아 적어도 태어난 뒤 4달 동안은 모유를 통해 오메가-3 지방산을 계속 공급할 필요가 있다. 2005년 프랑스 아스트로그(Pierre Astorg)가 발표한 내용을 보면 3가지 오메가-3 지방산 중 EPA와 DHA는 전립선암에 효과를 보인다고 거론되며, 반대로 α-리놀렌산은 항암 효과는 없고 주로 에너지원으로 이용이 된다. 그렇기 때문에 α-리놀렌산은 전립선암에는 좋을 수가 없다. α-리놀렌산은 식물성 기름에 많고 DHA와 EPA는 생선 기름에 많이 들어 있다. 그렇기 때문에 전립선암 환자의 경우 생선을 원료로 한 동물성 오메가-3 지방산이 좋다. DHA/EPA의 항염증성 대사산물은 종양의 침투성과 성장을 억제시키는데 비해, 리놀레산은 EPA의 종양세포 억제작용을 방해하여 종양 증식을 증가시킬 수 있다. 리놀레산은 종양의 혈관 형성에 관여하는 신호를 증강시켜 암 세포가 신체의 다른 부위 세포로 침투하는 것을 증가시키며, EPA/DHA는 이것을 억제한다. 이미 암을 앓고 있는 경우 치료와 더불어 EPA/DHA 섭취를 통해 기존 요법의 효과를 저해시키지 않고 생존기간을 늘릴 수 있다.

참고문헌

1. Artemis P Simopoulos, James J DiNicolantonio : The importance of a balanced ω-6 to ω-3 ratio in the prevention and management of obesity. Open Heart. 2016 Sep 20;3(2):e000385. doi: 10.1136/openhrt-2015-000385. eCollection 2016.
2. Simopoulos AP : The importance of the ratio of omega-6/omega-3 essential fatty acids. Biomed Pharmacother. 2002 Oct;56(8):365-79. doi: 10.1016/s0753-3322(02)00253-6.
3. Ailhaud G, Massiera F, Weill P, Legrand P, Alessandri JM, Guesnet P : Temporal changes in dietary fats: role of n-6 polyunsaturated fatty acids in excessive adipose tissue development and relationship to obesity. Prog Lipid Res. 2006 May;45(3):203-36. doi: 10.1016/j.plipres.2006.01.003. Epub 2006 Feb 10.
4. Massiera F, Guesnet P, Ailhaud G : The crucial role of dietary n-6 polyunsaturated fatty acids in excessive adipose tissue development: relationship to childhood obesity. Nestle Nutr Workshop Ser Pediatr Program. 2006;57:235-42; discussion 243-5. doi: 10.1159/000091076.
5. Julia Araya, Ramón Rodrigo, Luis A Videla, Lilian Thielemann, Myriam Orellana, Paulina Pettinelli, Jaime Poniachik : Increase in long-chain polyunsaturated fatty acid n - 6/n - 3 ratio in relation to hepatic steatosis in patients with non-alcoholic fatty liver disease. Clin Sci(Lond). 2004 Jun;106(6):635-43. doi: 10.1042/CS20030326.
6. Adler AJ, Holub BJ : Effect of garlic and fish-oil supplementation on serum lipid and lipoprotein concentrations in hypercholesterolemic men. Am J Clin Nutr. 1997 Feb;65(2):445-50. doi: 10.1093/ajcn/65.2.445.
7. Astrog P : Dietary fatty acids and colorectal and prostate cancers : epidemiological studies. Bulletin du Cancer 2005; 92:67—684.
8. Schuchardt JP, Neubronner J, Kressel G, et al : Moderate doses of EPA and DHA from re-esterified triacylglycerols but not from ethyl-esters lower fasting serum triacylglycerols in statin-treated dyslipidemic subjects :results from a six month randomized controlled trial. Proceeding Leukot Essent Fatty Acids 2011 85:381-386.
9. Schuchardt JP, Schneider I, Meyer H, Neubronner J, Clemens von Schacky, Hahn A : Incorporation of EPA and DHA into plasma phospholipids in response to different omega-3 fatty acid formulations-a comparative bioavailability study of fish oil vs. krill oil. Lipids Health Dis. 2011 Aug 22;10:145. doi: 10.1186/1476-511X-10-145.
10. Ramprasath VR, Eyal I, Zchut S, Jones PJ : Enhanced increase of omega-3 index in healthy individuals with response to 4-week n-3 fatty acid supplementation from krill oil versus fish oil. Lipids Health Dis. 2013 Dec 5;12:178. doi: 10.1186/1476-511X-12-178
11. Hirayama S, Hamazaki T, Terasawa K : Effect of docosahexaenoic acid-containing food administration on symptoms of attention-deficit/hyperactivity disorder - a placebo-controlled double-blind study. Eur J Clin Nutr. 2004 Mar;58(3):467-73. doi: 10.1038/sj.ejcn.1601830.
12. Laura Stevens, Wen Zhang, Louise Peck, Thomas Kuczek, Nels Grevstad, Anne Mahon, Sydney S Zentall, L Eugene Arnold, John R Burgess : EFA supplementation in children with inattention, hyperactivity, and other disruptive behaviors. Lipids. 2003 Oct;38(10):1007-21. doi: 10.1007/s11745-006-1155-0.
13. Janakiram NB, Mohammed A, Rao CV : Role of lipoxins, resolvins, and other bioactive lipids in colon and pancreatic cancer. Cancer Metastasis Rev. 2011 Dec;30(3-4):507-23. doi: 10.1007/s10555-011-9311-2.
14. Gonzalez MJ, Schemmel RA, Dugan L Jr, Gray JI, Welsch CW : Dietary fish oil inhibits human breast carcinoma growth: a function of increased lipid peroxidation. Lipids. 1993 Sep;28(9):827-32. doi: 10.1007/BF02536237.
15. Gonzalez MJ, Schemmel RA, Gray JI, Dugan L Jr, Sheffield LG, Welsch CW : Effect of dietary fat on growth of MCF-7 and MDA-MB231 human breast carcinomas in athymic nude mice: relationship between carcinoma growth and lipid peroxidation product levels. Carcinogenesis. 1991 Jul;12(7):1231-5. doi: 10.1093/carcin/12.7.1231.
16. Hudson EA, Beck SA, Tisdale MJ : Kinetics of the inhibition of tumour growth in mice by eicosapentae-

noic acid-reversal by linoleic acid. Biochem Pharmacol. 1993 Jun 9;45(11):2189-94. doi: 10.1016/0006-2952(93)90188-3.

17. Van Woudenbergh GJ, Kuijsten A, Van der Kallen CJ, Van Greevenbroek MM, Stehouwer CD, Blaak EE, Feskens EJM : Comparison of fatty acid proportions in serum cholesteryl esters among people with different glucose tolerance status: the CoDAM study. Nutr Metab Cardiovasc Dis. 2012 Feb;22(2):133-40. doi: 10.1016/j.numecd.2010.05.008.
18. Salomaa V, Ahola I, Tuomilehto J, Aro A, Pietinen P, Korhonen HJ, Penttilä I : Fatty acid composition of serum cholesterol esters in different degrees of glucose intolerance: a population-based study. Metabolism. 1990 Dec;39(12):1285-91. doi: 10.1016/0026-0495(90)90185-f.
19. Steffen LM, Vessby B, Jacobs DR Jr, Steinberger J, Moran A, Hong CP, Sinaiko AR : Serum phospholipid and cholesteryl ester fatty acids and estimated desaturase activities are related to overweight and cardiovascular risk factors in adolescents. Int J Obes (Lond). 2008 Aug;32(8):1297-304. doi: 10.1038/ijo.2008.89.
20. Warensjö E, Rosell M, Hellenius ML, Vessby B, De Faire U, Risérus U : Associations between estimated fatty acid desaturase activities in serum lipids and adipose tissue in humans: links to obesity and insulin resistance. Lipids Health Dis. 2009 Aug 27;8:37. doi: 10.1186/1476-511X-8-37.
21. Pan DA, Lillioja S, Milner MR, Kriketos AD, Baur LA, Bogardus C, Storlien LH : Skeletal muscle membrane lipid composition is related to adiposity and insulin action. J Clin Invest. 1995 Dec;96(6):2802-8. doi: 10.1172/JCI118350.
22. Rodolfo R Brenner : Hormonal modulation of delta6 and delta5 desaturases: case of diabetes. Prostaglandins Leukot Essent Fatty Acids. 2003 Feb;68(2):151-62. doi: 10.1016/s0952-3278(02)00265-x.
23. Emken EA, Adlof RO, Gulley RM : Dietary linoleic acid influences desaturation and acylation of deuterium-labeled linoleic and linolenic acids in young adult males. Biochim Biophys Acta. 1994 Aug 4;1213(3):277-88. doi: 10.1016/0005-2760(94)00054-9.
24. Flávia M Silva, Thais Steemburgo, Vanessa D F de Mello, Simone F Tonding, Jorge L Gross, Mirela J Azevedo : High dietary glycemic index and low fiber content are associated with metabolic syndrome in patients with type 2 diabetes. J Am Coll Nutr. 2011 Apr;30(2):141-8. doi: 10.1080/07315724.2011.10719953.
25. Van Wymelbeke V, Himaya A, Louis-Sylvestre J, Fantino M : Influence of medium-chain and long-chain triacylglycerols on the control of food intake in men. Am J Clin Nutr. 1998 Aug;68(2):226-34. doi: 10.1093/ajcn/68.2.226.
26. Cynthia A Daley, Amber Abbott, Patrick S Doyle, Glenn A Nader, Stephanie Larson : A review of fatty acid profiles and antioxidant content in grass-fed and grain-fed beef. Nutr J. 2010 Mar 10;9:10. doi: 10.1186/1475-2891-9-10.
27. How Omega-6s Usurped Omega-3s In US Diet. Medical News Today. Retrieved Apr 28, 2020.
28. Trebunová A, Vasko L, Svedová M, Kastel' R, Tucková M, Mach P . "The influence of omega-3 polyunsaturated fatty acids feeding on the composition of fatty acids in fatty tissues and eggs of laying hens". July 2007, DTW(Deutsche Tierarztliche Wochenschrift) 114(7): 275-9.
29. David Gillespie : Toxic Oil: Why Vegetable Oil Will Kill You And How To Save Yourself. Viking Australia, 2013 Feb, ISBN-13:978-0670076819
30. ConsumerLab.com, LLC : ConsumerLab.com's Guide to Buying Vitamins & Supplements: What's Really in the Bottle? ConsumerLab.com, LLC, 2003-p226
31. Walt Larimore : The Natural Medicine Handbook. The truth about most effective herbs, vitamins, and supplements for common conditions. Revell a division of Barker Publishing Group, 2021
32. 김나영 : 임신, 수유부의 식이섭취 및 식생활 관련 요인이 모유의 지방산 함량에 미치는 영향, 2013. 이화여자대학교 석사학위 논문(지도교수 김유리)
33. 데이비드 길레스피(David Gillespie)의 「식물성 기름, 뜻밖의 살인자(Toxic Oil : Why oil will kill you & how to save yourself)」
34. 제임스 디니콜란토니오/조셉 머콜라(James DiNicolantonio, Joseph Mercola)의 「(팩트체크) 착한지방 악한지방 지방은 악의 축일까? 아니면 신의 선물일까?(Super fuel : ketogenic keys to unlock the secrets of good fats, bad fats, and great health)」
35. 시라사와 다쿠지 (Takuji Shirasawa,しらさわ　たくじ, 白澤 卓二)의 「기름 혁명, 당신을 살리는 기름, 해치는 기름(あなたを生かす油　ダメにする油　ココナッツオイルの使い方は8割が間違い)」

36. 마이클 파워(Michael L. Power), 제이 슐킨(Jay Schulkin)의 「비만의 진화(The Evolutuon of Obesity)」
37. 켄 베리(Ken D. Berry)의 「의사의 거짓말, 가짜 건강 상식(Lies My Doctor Told Me)」
38. https://upload.wikimedia.org/okipedia/commons/5/58/EFA_to_Eicosanoids.svg.

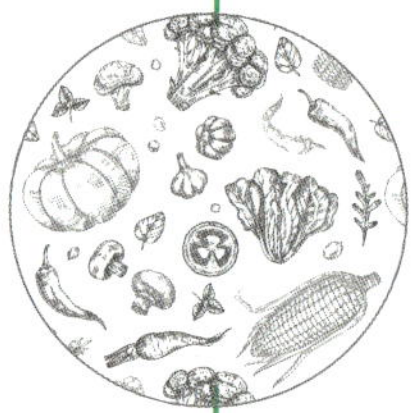

04
에너지 영양소와 밥의 맛

예전 같으면 벌써 해외여행을 여러 번 하였겠지만 코로나로 인해 여행을 하지 못하고 있다. 특히 가까운 동남아마저도 4,5년 전에 갔었고 최근에 태국, 라오스나 미얀마를 갔었다. 사람 인심도 좋고 풍경도 너무 좋은 데 한 가지 아쉬움이 있다. 밥이 왜 날라 다닐까? 쫀득쫀득한 맛이 없이 푸석푸석하니 나에게는 그리 밥맛이 좋지 않은 것이다. 여기에서는 영양소 중에서도 몸에 들어와 에너지를 만들어 우리에게 활기를 주는 에너지 영양소에 대하여 살펴보고 왜 우리네와 일본사람이 좋아하는 밥맛이 동남아에서는 그 맛을 찾을 수 없는지 살펴보고자 한다.

에너지 영양소

문명의 이기인 기계를 작동시키기 위해서는 전기 에너지가 있어야하듯 우리가 살아가려면 에너지가 꼭 필요하다. 모든 생명체의 공통적인 특징은 모두 세포로 구성되어 있고, 세포 분열을 통해 성장하며, 먹이를 섭취하여 소화하는 등의 물질 대사과정을 통해 에너지를 얻고, 외부의 자극에 반응하며, 체내의 환경을 일정하게 유지한다. 이 모든 특징을 가지고 있어야 생명체라 한다. 생명체의 특징 중 하나는 필요한 에너지를 얻기 위해 대사과정을 가지고 있는 것이다. 식물이 이산화탄소와 공기를 이용해 탄수화물을 만들면 우리는 그 식물을 섭취함으로써 에너지원인 탄수화물을 얻게 된다. 에너지를 제공하는 영양소에는 탄수화물과 지방이 중요한 제공자이며, 특별한 경우 단백질도 에너지원으로 사용하게 된다. 우리 몸을 구성하는 빌딩블록 화합물로 탄수화물, 지방, 단백질 외에 핵산이 있다. 이들은 대개 거대분자로 존재하여 에너지를 제공할 경우 소화효소에 의해 보다 작은 소단위로 바뀌는데, 탄수화물의 경우 단당류로, 단백질은 아미노산으로, 지방은 글리세롤과 지방산으로 되어 에너지 대사과정을 거쳐 에너지를 생성한다. 아는 바와 같이 탄수화물과 단백질은 4kcal/g이고, 지방은 9kcal/g으로 구성하는 탄소 당 함유된 산소가 적을 경우 대사과정을 통해 더 많은 에너지를 제공한다. 참고로 영양소는 아니지만 알코올 역시 우리에게 칼로리를 제공한다. 알코올은 7kcal/g을 제공하는데 다른 여타 에너지 영양소와는 달리 알코올은 오직 에너지만 제공하니 술을 많이 들 경우 비만이 되기 쉽다. 우리 몸을 구성하는 것 중 탄수화물, 지방, 단백질은 에너지를 제공하지만 핵산은 에너지원으로 사용이 되지 않는다. 핵산은 유전자를 구성하는 요소로 유전자가 에너지원으로 사용된다면 문제가 많을 수밖에 없다. 앞에서 기술하였듯이 단백질 역시 특별한 경우가 아니면 에너지원으로 사용되지 않는다. 탄수화물이나 지방이 충분한 에너지를 공급하지 못할 경우 생명에 직접 관여하지 않는 단백질, 예를 들면 근육 단백질이 에너지원으로 사용되기 위해 동원 된다. 단백질은 우리 몸에서 중요한 역할을 하거나 생명유지에 꼭 필요하기 때문에 이러한 생명에 중요한 단백질은 아예 에너지 제공에 사용되지 않는다. 그러므로 주로 탄수화물과 지방이 에너지원으로 사용이 된다. 이 중에도 탄수화물이 지속적으로 공급이 될 경우 지방은 에너지원으로 사용되지 않고 미래에 탄수화물이 떨어질 경우를 대비해 축적이 된다. 그러므로 저탄고지(탄수화물은 적게, 지방은 많이) 식이를 할 경우 탄수화물 공급이 적어 필요한 에너지를 제공하지 못할 경우 축적된 지방을 태워 에너지로 사용하게 된다. 그러므로 지방을 태우면 다이어트 효과를 낼 수도 있다. 탄수화물 중에서도 포도당이나 설탕 등을 우선 에너지원으로 사용한다. 그러므로 콜라나 사이다와 같은 탄산소다를 많이 마실 경우 그 속에 들어 있는 고과당옥수수시럽(high fructose corn syrup, HFCS)과 같은 탄수화물은 에너지원으로 사용되지 않고 지방으로 전환되어 축적되기 때문에 비만의 원인이 될 수 있다.

기초대사와 식사유도성열대사

에너지 영양소에 의해 만들어진 에너지는 생명유지를 위한 기초대사에 사용된다. 기초대사란 숨쉬기, 심장 박동, 혈액순환, 체온유지, 내장의 연동운동 등 생명현상을 유지하기 위해 사용하는 에너지이다. 이러한 에너지는 총 에너지 양의 70~80%를 차지한다. 또한 기초 대사 중 약 50%는 근육에서 이용된다. 그렇기 때문에 근육 양이 적을 경우 소비되는 에너지 역시 적다. 활동대사는 일상생활이나 운동에 사용되는 에너지로, 활동량이 많을수록 사용되는 에너지양도 많아진다. 또한 우리가 섭취한 음식을 소화시키기 위해 사용되는 에너지를 식사유도성열대사(diet-induced thermogenesis, DIT)라 한다. 식사 중이나 식사 후에 몸이 따듯해지는 것은 이러한 DIT의 효과이다. 일반적으로 사람의 에너지 대사 지표로는 식사 후의 산소 소비량의 증가를 이용한다. 식후 산소 소비량의 증대를 DIT라 할 수 있다. 살이 잘 찌는 사람은 이 DIT가 적다. DIT의 상승은 음식을 보고(시각), 냄새를 맡고(후각), 맛보는 것(미각)으로 신경이 흥분하여 에너지 대사가 상승하거나, 식사 시 소화 흡수에 의해 에너지 대사가 상승하는 2가지가 있다. DIT는 식사를 많이 할 경우 높아지고, 식사량이 적을 경우 낮아진다. 결과적으로 일종의 과잉 에너지 소비를 촉진하는 작용이라 할 수 있다. 정상인의 경우 안정 상태에서 소비하는 DIT 에너지양은 섭취 kcal의 대략 10% 정도이다. DIT는 식후에 소화 흡수된 당질과 아미노산을 체내에서 각각 글리코겐이나 단백질로 합성하는 과정에서 소비되는 에너지양이다. 우리가 1,000kcal의 에너지를 섭취하고, 그 에너지를 전부 사용하면 체내에는 에너지가 남지 않는다. 그러나 과다하게 에너지를 섭취하여 섭취한 에너지를 다 소비하지 못할 경우 남는 에너지는 지방으로 전환되어 몸에 축적된다.

쉽지 않은 체지방 1kg 감량

체내에 축적된 지방 1kg을 빼겠다고 마음먹을 경우 얼마나 많은 에너지를 소비하여야 할까? 지방 1g은 9kcal를 생성하니, 지방 1kg을 빼기 위해서 9,000kcal의 에너지를 소비해야 한다. 실제로는 지방 1kg을 빼는 데 필요한 에너지는 이보다 조금 적다. 왜냐하면 지방세포에 축적된 지방 비율은 80%이고, 나머지 20%는 수분과 세포를 구성하는 다양한 물질로 되어 있기 때문이다. 그렇기 때문에 지방세포의 80%를 차지하는 지방의 칼로리를 태우면 된다. 즉, 9,000kcal의 80%인 7,200kcal를 소비하면 되는 데, 한 달 만에 지방 1kg을 빼고자 하면 하루에 7,200kcal ÷ 30일 = 240kcal를 매일 소비해야 한다. 240kcal는 밥 한 공기 정도이다. 밥 한 공기를 매일 덜 먹든지, 걷기로 빼려면 대략 50분 정도, 달리기 약 30분 정도의 운동을 해야 한다. 다른 한 가지는 기초대사가 증가하면 소비되는 에너지가 증가하기 때문에 의식적으로 근육량을 늘리면 된다. 나이가 들어가면 근육량이 감소하여 기초대사도 감소한다. 이렇게 지방 1kg을 빼면 남성의 경우 허리둘레가 1cm 정도 줄어들어 자신이 느낀 것보다 겉모습은 훨씬 날씬해 보인다. 영양에 대한 관심이 증가하면서 식음료를 구입할 때 제품의 영양정보란에서 제로 칼로리에 관심을 보이는 경우가 많은데, 우리나라 경우 100mL당 4kcal 미만이면 제로 칼로리라 표기할 수 있다. 그러나 실제로 칼로리가 0이 아니라는 사실에 신경을 써야한다. 또한 저칼로리 식품의 경우 40kcal 미만을, 음료의 경우 100mL당 20kcal 미만이면 저칼로리라 표기할 수 있다.

단백질

단백질은 3대 영양소 중 하나일 뿐만 아니라 생명활동에 아주 중요하다. 단백질은 체중의 약 20%를 차지하며 몸을 구성하는 주요 성분이다. 또한 우리 몸에서 중요한 역할을 하는 효소 역시 단백질이다. 단백질은 천연 고분자로, 작은 소단위인 아미노산이 결합된 분자이다. 아미노산은 다른 아미노산과 펩티드 결합에 의해 연결되어 단백질 고분자를 형성한다. 2008년 중국에서 분유에 멜라민이라는 화학물질이 섞인 분유를 만들어 전 세계로 수출하였는데 이를 먹은 유아의 경우 심각한 피해를 보았다. 이 우유를 섭취한 아동 8명이 사망하고, 296,000명이 병원진료를 받은 대형 사건이다. 업자들은 처음에는 우유의 용량을 늘려 수익을 더 올리고자 우유에 물을 타서 양을 늘리는 꼼수를 썼다. 이러한 꼼수가 심해지자 중국 정부가 우유나 단백질의 주요 성분인 질소 함량을 조사하는 기법을 도입하였다. 그러나 일부 낙농업자가 조사 방법의 허점을 이용해 질소를 많이 함유하고 있는 멜라민을 물로 희석하여 부피가 증가된 우유에 섞어 질소 함량을 맞추기 시작했고, 이걸 마신 아이들의 신장이 망가져 병원에 실려 가면서 사고가 알려지기 시작했다. 멜라민은 아미노산이 아니지만 분자 1개에 질소분자가 무려 6개나 포함되어 있다. 아미노산의 경우 거울상 이성질체인 L형과 D형이 있으며, 그 생물학적 성질이 다르다. 지구상의 자연계에 존재하는 아미노산은 극히 일부를 제외하고는 모두 L형이다. 이성질체는 화학적 성질도 다르지만 생체 내에서 생물학적 효과는 전혀 다르다. 극단적인 경우 한쪽은 약으로 작용하지만 다른 쪽은 독으로 작용할 수 있는데, 그 한 예가 수면제로 판매하던 탈리도마이드(thalidomide) 사건이다. 제약회사에서 이성질체에 대해 정확히 몰라 혼합형 탈리도마이드를 그 당시 가장 안전한 약제로 판매하였다. 탈리도마이드는 독일에서 개발되어 1957년 10월에 서독에서 콘테르간(Contergan)이라는 제품명으로 의사 처방 없이도 구입할 수 있는 진정제, 수면제로 시판되었다. 광고할 때 무독성을 전면에 내세워 특히 입덧을 완화하는 데 효과가 있어 많은 임산부들이 복용하였으나, 이 약을 복용한 산모에게서 사지가 없거나 짧은 신생아들이 태어나는 등 치명적인 부작용이 나타났다. 이렇게 태어난 아이들을 탈리도마이드 베이비라 한다. 1961년 11월 독일에서, 1962년 여름에 일본에서 판매가 금지되기까지 거의 5년간 사용되었다. 이로 인해 유럽에서 8천 명, 전 세계 48개국에서 1만 2천여 명 이상의 기형아가 태어났다. 미국에서는 FDA에서 끝까지 판매를 허락하지 않아 17건의 부작용 사례만 보고되었다. 우리나라에서는 시판되지 않은 것으로 보인다. 지난 60년간 몰랐던 탈리도마이드의 부작용 기전이 밝혀졌다. 2018년 다나파버 암센터(Dana-Farber Cancer Institute)는 탈리도마이드가 유전자 on/off를 조절하는 전사인자인 SALL4 분해를 촉진하는 기전을 찾아냈다. 자연에서 발견되는 20종의 아미노산 중 하나인 글루탐산은 독특한 맛 때문에 오늘날

전 세계인의 입맛을 완전히 바꾸어 놓았다. 인공조미료의 대표로 알려져 있는 글루탐산은 사실 거의 모든 천연식품에서 발견되는 지극히 자연적인 성분이다. 도쿄 제국대학 이케다 교수는 다시마를 끓이고 또 끓였다. 성분을 규명하기 위해서다. 끝없는 실험 끝에 인공 조미료 제조에 성공한 그는 스즈키 제약소와 손잡고 1909년 5월 20일 '아지노모토(味の素)'라는 신제품을 내놓았다. 아지노모토의 주원료는 MSG(monosodium glutamate)를 함유한다. 감칠맛을 내기 위해 사용하는 아지노모토 역시 L형이 D형 글루탐산으로 되면 감칠맛이 없다. 또한 페닐알라닌과 아스파라긴산의 2 종류 아미노산으로 구성된 인공 감미료인 아스파탐은 감미도가 설탕의 약 200배로 단맛의 질감도 설탕과 비슷하다. 1g당 열량은 4kcal/g이지만 설탕의 1/200만 사용하여도 충분하기 때문에 저칼로리 감미료이다. 아스파탐의 경우에도 구성 성분 중 하나인 페닐알라닌이 L형에서 D형으로 바뀌면 정반대로 쓴 맛을 낸다.

지질

지질은 원래 물에 녹지 않고 유기용매에 녹는 모든 물질이다. 그렇기 때문에 왁스나 콜레스테롤 등 종류가 아주 많은데, 영양소인 지질은 중성지질을 뜻하는 경우가 많다. 중성지질은 알코올과 지방산이 결합한 것으로, 지질에서 알코올은 많은 경우 글리세롤이다. 지질 중 소기름이나 돼지기름처럼 실온에서 고체 상태인 경우를 지방이라 하고, 참기름이나 생선기름처럼 실온에서 액체 상태인 경우를 기름이라 한다. 지방은 에너지원일 뿐만 아니라 세포막이나 장기, 호르몬을 구성하는 요소이며, 피하지방에 축적되어 추위로부터 몸을 보호하며, 지용성 비타민 흡수에 꼭 필요하다. 지질은 가수분해 되면 글리세롤과 3분자의 지방산으로 된다. 동물성 지방은 포화지방이 많으며, 식물이나 어패류의 지방은 불포화지방산이 많다. 오메가-3, 오메가-6, 오메가-9 지방산으로 분류한다. 이중에서 오메가-3 지방산과 오메가-6 지방산은 체내에서 생합성되지 않는 필수 지방산이다. 오메가-3 지방산에는 α-리놀렌산. EPA, DHA가 있으며, 오메가-6 지방산에는 리놀레산, γ-리놀렌산, 아라키돈산이 있다. 오메가-3 지방산은 알레르기 억제, 염증 억제, 혈전 억제, 혈관 확장 기능이 이며, 오메가-6 지방산은 알레르기 촉진, 염증 촉진, 혈전 촉진, 혈액 응고로 효용이 정반대임을 알 수 있다. 그러므로 체내에서 오메가-6 지방산과 오메가-3 지방산의 비율은 1:1이나 4:1이 가장 이상적으로 몸에 좋지만, 오늘날 식이를 통해 오메가-6 지방산이 과다하게 많아 식품을 다양한 종류를 편식하지 않고 먹는 것이 중요하다. 트랜스지방이란 무엇인가? 불포화지방산에는 시스형과 트랜스형이 있다. 이중결합에는 원자단(치환기)이 4개 결합할 수 있는데, 이중결합을 경계로 같은 쪽에 원자단이 결합한 경우를 시스형, 반대쪽에 결합한 것을 트랜스형이라 한다. 자연계에 있는 지방산은 모두 시스형이다. 천연 시스형은 구부러져 있지만 트랜스형은 직선 형태이다. 시스형은 그 구부러진 구조 때문에 규칙적으로 겹쳐 결정을 형성할 수 없지만, 직선 구조의 트랜스형은 규칙적으로 겹쳐 결정을 형성할 수 있다. 트랜스 지방이 포함된 천연 식품에는 소고기나 양고기, 우유, 유제품 등이 존재한다. 소나 양 같은 반추동물의 경우 위속에 있는 세균이 불포화지방산의 시스형을 트랜스형으로 전환한다. 그렇기 때문에 소고기나 양고기, 우유, 요구르트, 버터 등에도 미량의 트랜스 지방이 포함되어 있다. 트랜스 지방을 많이 섭취하면 혈액 속의 저밀도지단백질(LDL)-콜레스테롤(나쁜 콜레스테롤)이 증가하며, 고밀도지단백질(HDL)-콜레스테롤(좋은 콜레스테롤)이 감소한다. 또한 관상동맥질환의 위험성이 높아진다고 알려져 있다.

탄수화물

탄수화물 역시 에너지 영양소이다. 탄수화물 중 식물에서 발견되는 셀룰로오스를 제외하고 당질이라 한다. 탄수화물은 그 분자식이 탄소와 물이 결합한 것처럼 보여 그 이름이 붙여졌다. 셀룰로오스 역시 당질인 포도당으로 만들어져 있어 분해될 경우 포도당이 만들어지지만 사람에서는 셀루로오스를 분해하는 효소가 없기 때문에 셀룰로오스를 에너지원으로 사용할 수가 없다. 탄수화물의 경우 섭취 후 에너지가 되는데 까지 걸리는 시간이 짧아 운동을 하거나 힘을 쓰는 일 등, 에너지를 많이 필요로 하는 일을 하는 사람에게 꼭 필요하다, 탄수화물이 에너지원으로 사용되는 양은 에너지의 50~70% 정도이다. 그러나 특정 목적으로 탄수화물을 제한하는 경우에도 최저 100g 정도는 뇌의 대사를 위해 꼭 필요하다. 이 양이 부족할 경우 간에 저장된 글리코겐에서 포도당을 만들어 뇌에 공급한다. 뇌는 포도당만을 유일하게 에너지원으로 사용하기 때문이며, 오랫동안 굶었을 경우 케톤체를 에너지원으로 사용할 수 있다. 음식물에 포함된 당질은 최소 단위인 단당류로 되어야 흡수할 수 있다. 그렇기 때문에 어떤 당질을 섭취했느냐에 따라 흡수에 걸리는 시간이 다르다. 당뇨환자의 경우처럼 혈당 수치의 급격한 상승을 억제하려면 당의 종류를 고려하여 흡수 시간이 좀 걸리는 것을 선택하거나 탄수화물보다 먼저 식이섬유나 단백질, 지방처럼 흡수에 시간이 걸리는 것을 먼저 섭취하는 것이 좋다.

핵산

핵산은 세포핵에 포함된 생물의 유전 및 성장에 관여하는 고분자 유기화합물이다. 핵산에는 아는 바와 같이 DNA와 RNA가 있으며, DNA는 유전정보를 담당하고, RNA는 단백질 생합성에 중요하다. 우리 몸의 세포는 약 30조개로,

세포가 모여서 우리 몸이 만들어졌으며, 거의 모든 세포가 몇 달 만에 다 교체된다. 이러한 세포의 순환사이클을 담당하는 것이 핵산이다. 그러나 핵산은 매일 섭취하는 식사를 통해 단백질이나 탄수화물의 대사산물을 원료로 체내에서 생합성 되기 때문에 식사를 통해 섭취해야 하는 필수 영양소가 아니다. 또한 식사에 포함된 핵산은 분해되기 때문에 흡수를 위해 핵산을 아무리 많이 섭취하여도 체내에서 핵산의 양을 증가시킬 수 없다. 핵산은 에너지 대사를 위해 사용되는 경우는 없다. 단지 ATP나 GTP와 같은 고에너지화합물로 핵산의 구성성분이 포함되어 있지만, 핵산을 많이 섭취한다 하여 칼로리가 증가하는 것은 아니다.

산성식품과 염기성식품

우리가 먹는 살구나 레몬은 산성식품이 아니라 염기성식품이다. 레몬이나 산딸기는 먹으면 맛이 시며, 물에 녹으면 프로톤(수소이온)을 생성한다, 프로톤을 증가시키면 산을 생성하기 때문에 산이라 한다. 그러나 이들 식품은 염기성 식품이다, 어떤 식품이 산성식품인지 아니면 염기성식품인지는 식품의 수용액을 그대로 측정하여 산도를 측정하여 결정하는 것이 아니다. 식물을 태우고 남는 재를 물에 녹여 수소이온 농도를 측정하여 결정을 한다. 식물은 탄수화물뿐만 아니라 각종 미네랄이 포함되어 있다. 미네랄은 금속원소로 태우면 산화물이 생성되는데 이것이 바로 재다. 재속에는 산화칼슘인 칼슘옥사이드(CaO) 등이 들어 있어 이것이 물에 녹으면 염기성인 수산화칼슘이 된다. 그렇기 때문에 잿물은 염기성이다. 레몬이나 산딸기 역시 태우면 이와 같이 되기 때문에, 채소, 과일 등의 식물성 식품은 염기성식품이다. 이와 반대로 고기나 생선의 주성분은 단백질이다. 단백질은 아미노산으로 구성되어 있으면, 아미노산에는 황이나 질소가 들어 있는 경우도 있다. 이들을 태우면 질소화합물이 생성된다. 이들 질소화합물은 물에 녹으면 질산이 되기 때문에 강한 산이 된다. 황이 타면 각종 황산화물이 생성되고 물에 녹으면 황산이 되어 강한 산이 생성된다. 그렇기 때문에 동물성 식품은 산성식품이다.

단립종 및 장립종 쌀

우리나라 식품 분야의 저명한 연구가인 이성우가 1985년에 저술한 "한국요리문화사"를 참고로 숙명여대 한국음식연구원 객원교수인 이명아가 국립민속박물관에 펴낸 민속소식(vol 267, 2021년)에 쓴 '한국인은 밥심으로 산다'라는 글을 참고하여 필요한 설명을 덧붙여 본다. 한국인은 '밥심'으로 산다는 말이 있다. 속이 비면 어깨가 내려앉고 등이 절로 굽는다. 뱃심 두둑해지려면 무엇보다 진기가 있는 밥을 먹어야 한다고 믿는 정 많은 우리나라 사람들은 기운 없이 축 처진 사람에게 '밥심이 최고다. 밥 굶지 말고 다니라'는 말로 위로를 건네다. 밥맛 또한 무시할 수 없는 것이 한국인의 정서이다. 쌀은 크게 2가지로 나누어진다. 짧고 뭉툭하게 생긴 단립종인 자포니카(japonica)와 길쭉하게 생긴 장립종인 인디카(indica)이다. 아시아에서 주로 먹는 쌀은 자포니카로 전세계 생산량에 10% 밖에 되지 않는다. 이에 비해 인디카는 전 세계 생산량의 90%를 차지한다. 우리나라, 일본, 중국 일부 지역에서는 모두 낟알이 짧고 둥근 단립종(短粒種)의 '자포니카' 종의 쌀을 항상 먹는다. 쫀득쫀득하고 찰기가 도는 쌀이다. 씹다 보면 은은한 단맛이 난다. 중국의 동북부 지역을 제외한 대부분 지역, 동남아, 아메리카대륙, 유럽 등에서 먹는 낟알이 길쭉하고 찰기가 없는 낟알이 길고 가는 장립종(長粒種)의 '인디카' 종의 쌀은 밥만 먹는 경우는 거의 없다. 걸쭉한 소스를 곁들이거나 뿌려 먹으며, 다른 재료와 함께 드레싱에 버무려 샐러드로 먹는다. 또는 해물이나 고기를 넣어 볶아먹기도 한다. 밥이 푸석푸석 흩어지고 찰기가 없어 단맛도 나지 않으니 그냥 밥만 먹기가 쉽지 않다. 쌀과는 인연이 멀 것 같은 미국이 쌀을 재배한 것은 1900년대 초반부터이다. 아시아인들의 이민자수가 늘어나면서 캘리포니아를 중심으로 쌀 재배면적 역시 급속히 늘어났다. 미국 쌀의 대명사격으로 '캘리포니아 장미'라는 뜻을 가진 '칼로스 쌀(Calrose Rice)'도 자포니카형이다. 1958년 처음 선보인 후 아시아인들의 입맛에 맞추기 위해 품종개량을 거듭하면서 오늘에 이르렀다. 미군부대에서 간간이 흘러나온 쌀이 국내시장에 유통되면서 입소문이 부풀려져 한때 부유층들이 선호하기도 했다. 밥을 지으면 푸속푸석한 인디카종인 안남미(安南米)가 주종을 이루던 미국에 동양계 주민이 늘어나면서 지난 1948년부터 켈리포니아 지역에 본격적으로 공급되던 품종으로, 현재는 육종을 거쳐 그때보다도 품질이 훨씬 개선되었다. 그러나 미국 현지에서는 고시히카리 품종 쌀인 타마카 등이 더 비싼 고급 쌀로 통한다. 우리나라의 밥맛은 예로부터 잘 알려진 것 같다. 청나라의 학자 장영(張英)이 "반유십이합설(飯有十二合設, 맛있는 밥을 짓기 위한 열두 가지 조건)에서 기술한 것처럼 한국인의 밥 짓는 솜씨는 예부터 소문난 것이다. "취반(炊飯)은 그렇게 손쉬운 요리법이 아니다. 자(煮), 증(蒸), 소(燒)의 세 가지가 일체화하여 취(炊)가 된 것이다. 풀어 쓰면 삶는다는 뜻의 煮, 찐다는 뜻의 蒸, 사른다는 뜻의 燒라는 단계를 거쳐야 비로소 한 그릇의 밥이 완성됨을 뜻한다. 물을 붓고 센 불에 끓이다가 약 불로 줄여 충분히 익히고, 마지막에 불을 끈 후 뜸을 들여 수분을 완전히 날려버리는 밥 짓기의 요령이 그 안에 다 들어있는 셈이다. 물론, 이 세 가지의 단계가 처음부터 완성된 것은 아니다. 신석기 시대에 토기에서 삶아 먹기 시작하다가 삼국시대에 시루를 만들어 쪄먹고, 마지막으로 철기로 만든 솥에서 제대로 뜸들여가며 먹게 되었으니 단 두 줄의 글 속에는 수천 년에 걸친 밥 짓기의 역사가 숨어 있다. 맛있는 밥 짓기에 심혈을 기울였을 뿐 아니라 밥을 워낙 좋아해 많이 먹었다. 대체 얼마나 먹었기에 조선후기 기록을 보면 당시 한 끼 식사로 성인 남자가 7홉, 여자 5홉, 아동 3홉, 어린아이 2홉을 먹었다. 조선시대 1홉이 약 60ml이니까 남자 어른 한 끼 밥양이 무려 420ml나 된다. 요새 식당이나 가정에서 흔히 쓰는 밥공기 용량이 290ml이다. 성인 밥 한 그릇이 조선후기 갓난아기의 그것보다 작다.

전분(starch)과 글리코겐(glycogen)

식물은 광합성을 통해 탄소와 물을 이용하여 포도당을 형성하여 전분(starch, 녹말)으로 저장한다. 동물은 식물을 섭취하여 전분을 받아들이고 구강에서 알파아밀라아제에 의해 전분을 소화해 포도당으로 전환 후 세포질 내에서 해당작용에 의해 10단계를 거쳐 젖산(lactate)으로 대사함으로써 에너지를 획득하게 된다. 동물에서 탄수화물로부터 충분한 에너지가 공급될 경우 남는 포도당을 거대분자인 글리코겐으로 저장해 두었다가 탄수화물 공급이 부족해지면 다시 분해하여 사용한다. 글리코겐은 간에 저장되거나 근육에 저장한다. 간에 저장되는 글리코겐 양은 그리 많지 않지만 혈당이 떨어질 경우 혈당을 정상 수준으로 유지하기 위해 글리코겐을 분해하여 포도당을 만들어 혈당을 정상으로 유지하는데 사용된다. 근육에 저장된 글리코겐은 근육이 활동하는데 에너지 공급원으로 사용이 되며 혈당이 떨어지더라도 혈당을 정상으로 유지하기 위해서는 사용되지 않는다. 즉, 근육의 글리코겐은 에너지 공급원으로 사용이 되고, 간에 저장된 글리코겐은 혈당 유지를 위해 사용한다.

호화(糊化)와 노화(老化)

식물에서 전분은 2가지 형태로 존재한다. 즉 아밀로오스(amylose)와 아밀로펙틴(amylopectin)이다. 밥은 녹말 덩어리인데, 생쌀의 녹말은 결정 상태라고 해서 각 녹말 분자가 빽빽이 모여 매우 딱딱하게 굳어 있다. 그렇기 때문에 녹말 분자 사이에 틈이 없어 효소와 같은 큰 분자는 물론 물처럼 작은 분자도 비집고 들어갈 수가 없다. 이 상태의 녹말을 β-전분(노화 전분)이라 한다. 베타 전분에 물을 넣어 가열하면 즉 밥을 하면 전분 분자가 움직이면서 틈이 생겨 수분이 들어가 부드러워 진다. 이를 호화(gelatinization)라고 하며 이 상태의 전분을 α-전분(호화 전분)이라 한다. 노화 전분은 딱딱해서 소화도 안 되고 먹기에도 적합하지 않기 때문에 쌀을 익혀서 부드럽고 소화하기 쉬운 α-전분으로 변화시키는 것이다. 수분이 들어가 부드러워진 α-전분은 식으면 다시 β-전분으로 되돌아간다. 그렇기 때문에 식은 밥은 딱딱해진다. 그런데 α-전분 상태에서 수분을 제거하면 노화(retrogradation)가 일어나지 않게 된다. 옛날 무사들이 전쟁터에 가지고 다니던 구운 쌀이나 건빵처럼 딱딱하게 구운 빵, 알파 상태의 밥에 열풍을 쐬어 급속히 건조시킨 알파 쌀 등은 언제든지 소화에 적합한 상태를 유지한다.

왜 어떤 전분은 호화시키면 쫀득해지고 어떤 건 탱글탱글 해지는 지 궁금한 경우가 많다. 전분의 호화란 녹말에 물을 가하여 팽윤하고 점성도가 증가하여 전체가 반투명의 거의 균일한 콜로이드 물질이 되는 현상을 말한다. 생 녹말은 녹말 분자가 서로 밀착되어 있고, 물 분자도 들어갈 수 없을 정도로 치밀하게 묶음으로 되어 있는데, 이것을 미셀(micelle)이라 한다. 물을 가하여 가열하면 이 미셀 구조가 녹아서 간격이 넓어져 틈이 생기는데 이 사이에 물이 들어

간 겔(gel)이 졸(sol) 형태로 된다. 아밀로오스와 아밀로펙틴 분자들은 수소결합에 의해 전분 입자 속에서 미셀 구조를 형성하고 있으며, 이 미셀이 모여 전분층을 형성하며, 전분층이 겹쳐서 전분 입자를 형성한다. 그런데 이 전분에 물을 가하여 가열하면 열에너지에 의해서 전분의 규칙적인 미셀 구조가 느슨해져서 물이 침투해 들어가 팽윤하게 된다. 한층 더 가열을 계속하면 미셀 구조는 파괴되고 전분 입자들의 콜로이드 용액이 형성되면서 점도가 상승한다. 이러한 현상을 호화(α화)라 한다. 전분은 호화되면서 전분이 갖고 있던 결정성 물질 특유의 방향 부동성이나 복굴절(birefringence)의 성질을 잃어버린다. 전분의 호화는 전분 입자들의 내부 구조와 크기, 형태 등과 밀접한 관계가 있기 때문에 전분의 종류에 따라 각각 다른 온도에서 일어난다. 그리고 수분함량이 많을수록 전분 현탁액의 pH가 알칼리 상태일수록 전분의 호화를 촉진한다. 전분의 호화는 β-전분이 호화된 상태의 α-전분으로 변화되는 과정이라 정의할 수 있다. α-전분은 전분 입자가 풀어진 무정형 상태이다. 전분의 노화에는 아밀로오스와 아밀로펙틴이 관여하며, 아밀로오스는 그 분자 형태가 직선상이며 분자량이 적기 때문에 아밀로펙틴과 비교해 호화가 더 잘된다. 그러므로 아밀로펙틴으로 구성된 찹쌀 등은 일단 호화되면 아밀로오스와 아밀로펙틴으로 구성된 일반 곡류의 전분에 비해서 노화되기가 쉽다. 호화되 전분 분자들이 교질 용액을 냉각시키면서 장시간 방치하면 아밀로오스 분자들이 서서히 가라앉아 재결정화 되면서 호화전분의 특성을 잃게 되는데 이런 현상을 노화(β화)라 한다(그림 1).

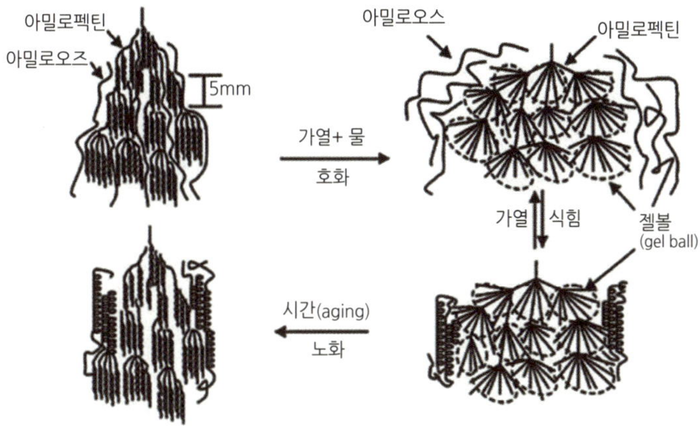

그림 1. 전분의 호화와 노화

아밀로오스(amylose)와 아밀로펙틴(amylopectin)

전분을 구성하는 성분은 아밀로펙틴과 아밀로오스로, 가장 큰 차이는 그 모양이다. 아밀로펙틴은 짧은 사슬들이 포크 머리 모양으로 붙어서 무수히 연결된 가지가 많은 생김새를 가지며, 소화효소에 대한 내성이 상대적으로 낮아서 소화가 잘되는 편이다. 가지가 많다 보니 말단 부분이 개방되어 있는 곳이 많다 보니 소화효소의 접근이 용이하기 때문이다. 아밀로오스는 나선형 구조로 아밀로펙틴에 비해 상당히 단순하고 분자의 크기도 작다. 하지만 사슬 자체가 아밀로펙틴보다 길고 단순한 모양이기 때문에 아밀로펙틴에 비해 결정화되기가 쉽고, 아밀로펙틴에 비해 소화효소에 대한 내성이 더 강하다. 즉, 아밀로오스는 직선형으로 소화효소가 접근할 수 있는 말단은 하나 밖에 없어 하나씩 하나씩 절단해 나가야 하니 아밀로펙틴에 비해 소화가 느릴 수밖에 없다. 아밀로펙틴이 많으면 쫀득하고, 아밀로오스가 많으면 탱글탱글 해진다. 찹쌀은 거의 100%가 아밀로펙틴으로 되어 있고, 녹두 전분은 40% 정도 아밀로펙틴으로 되어 있다. 멥쌀, 고구마, 타피오카, 찹쌀 순으로 아밀로펙틴 함량이 높고,

옥수수, 밀, 도토리, 녹두나 완두 순으로 아밀로펙틴 함량이 낮다. 사이토 가쓰히로(Katsuhiro Saito, 齋藤 勝宏, さいとう かつひろ)가 지은 "머릿속에 쏙쏙, 영양소 노트(図解身近にあふれる"栄養素"か3時間かでわかる本)"를 참고하면 아밀로오스 함량이 낮으면 쌀의 점성이 높아지고, 아밀로오스 함량이 높으면 푸석푸석해져 식감이 떨어진다. 일본이나 우리나라 사람의 경우 점성이 높은 음식물을 좋아하는 경향이 있으며, 아밀로오스 함량이 적은 쌀을 맛있다고 느끼는 경우가 많다. 우리나라의 경우 보통 쌀은 아밀로오스 함량이 20%이지만 사람들이 밥맛 때문에 선호하는 고시히카리 쌀의 경우 아밀로오스 함량이 16% 전후로 더 쫀득쫀득하다. 그렇지만 아밀로오스 함량이 0%인 찹쌀의 경우는 찰기가 너무 많아 오히려 떡처럼 된다.

참고문헌

1. Donovan KA, An J, Nowak RP, Yuan JC, Fink EC, Berry BC, Ebert BL, Fischer ES : Thalidomide promotes degradation of SALL4, a transcription factor implicated in Duane Radial Ray syndrome. Elife. 2018 Aug 1;7:e38430. doi: 10.7554/eLife.38430.
2. Wang S, Copeland L : Effect of acid hydrolysis on starch structure and functionality: a review. Crit Rev Food Sci Nutr. 2015;55(8):1081-97. doi: 10.1080/10408398.2012.684551.
3. Wang S, Copeland L : Molecular disassembly of starch granules during gelatinization and its effect on starch digestibility: a review. Food Funct. 2013 Nov;4(11):1564-80. doi: 10.1039/c3fo60258c.
4. Singh J, Kaur L, Singh H : Food microstructure and starch digestion. Adv Food Nutr Res. 2013;70:137-79. doi: 10.1016/B978-0-12-416555-7.00004-7.
5. 이기석, 최광복, 태선규, 전혜진, 송현훈 : 전분의 호화와 노화과정중미세 구조변화 연구. 한국고분자학회. 2012년 봄(04/12 ~ 04/13, 대전컨벤션센터), 37권 1호
6. 국립민속박물관 민속소식: 이명아 - 한국인은 밥 심으로 산다. Vol.267. 2021년 9월1일
7. 장영(張英)이: 반유십이합설(飯有十二合設)
8. 사이토 가쓰히로(Katsuhiro Saito, 齋藤 勝宏) : 図解身近にあふれる"栄養素"か3時間かでわかる本. 明日香出版社, 2021.2 (영양소노트. 김단비 옮김, 2021, 시그마북스)
9. Morris VJ : Starch gelation and retrogradation. Trends Food Sci Technol 1990, 1:2-6.
10. Wang S, Li C, Copeland L, Niu Q, Wang S : Starch Retrogradation : A Comprehensive Review. Comprehensive Reviews in Food Science and Food Safety. 2015. 14(5):568-585.
11. Wang S and Copeland L : Molecular disassembly of starch granules during gelatinization and its effect on starch digestibility: a review. Food & Function 2013, 4:1564-1580.
12. Chang Q, Zheng B, Xhang Y, Zeng H : A comprehensive review of the factors influencing the formation of retrograded starch. Int J Biol Macromolecules 2021, 186:163-173.
13. Yamaguchi Y, Okawa Y, Ninomiya K, Kumagai H, Kumagai H : Evaluation and supression of retrogradation of gelatinized rice starch. J Nutr Sci Vitaminol 2019, 65:S134-S138.

14. Chakraborty I, Pooja N1, Mal SS, Paul UC, Rahman MD, Mazumder N : An insight into the gelatinization properties influencing the modified starches used in food industry. A review. Food Bioprocess Technol 2022, 15:1195-1223.
15. https://en.wikipedia.org/wiki/2008_Chinese_milk_scandal (2008 Chinese mil scandal)
16. https://ko.wikipedia.org/wiki/%ED%83%88%EB%A6%AC%EB%8F%84%EB%A7%88%EC%9D%B4%EB%93%9C. (탈리도마이드)
17. https://en.wikipedihttps://en.wikipedia.org/wiki/Ajinomotoa.org/wiki/Ajinomoto. (아지노모토)
18. https://en.wikipedia.org/wiki/Aspartame (아스파탐)
19. https://post.naver.com/viewer/postView.nhn?volumeNo=28460767#:~:text=%EC%A7%A7%EA%B3%A0%20%EB%AD%89%ED%88%AD%ED%95%98%EA%B2%8C%20%EC%83%9D%EA%B8%B4%20%EB%8B%A8%EB%A6%BD%EC%A2%85%EC%9D%B8%20%EC%9E%90%ED%8F%AC%EB%8B%88%EC%B9%B4%20%28japonica%29%20%EC%99%80%20%EA%B8%B8%EC%AD%89%ED%95%98%EA%B2%8C,%EA%B7%B8%EC%97%90%20%EB%B0%98%ED%95%B4%20%EC%9D%B8%EB%94%94%EC%B9%B4%EB%8A%94%20%EC%A0%84%EC%84%B8%EA%B3%84%20%EC%83%9D%EC%82%B0%EB%9F%89%EC%97%90%2090%25%EB%A5%BC%20%EC%B0%A8%EC%A7%80%ED%95%98%EA%B3%A0%20%EC%9E%88%EB%8B%A4.
20. https://www.thinkfood.co.kr/news/articleView.html?idxno=16767 (식품음료신문 : 칼로스 쌀을 둘러싼 오해와 진실, 2006년 3월 23일)
21. https://hub.zum.com/chosun/35665.
22. https://namu.wiki/w/%EB%85%B9%EB%A7%90#:~:text=%ED%98%B8%ED%99%94%EC%99%80%20%EB%85%B8%ED%99%94%20%28%EB%98%90%EB%8A%94%20%CE%B1%ED%99%94%EC%99%80%20%CE%B2%ED%99%94%29%20%5B%ED%8E%B8%EC%A7%91%5D%20%EB%85%B9%EB%A7%90%EC%9D%80%20%EC%B0%AC,gelatinization%29%20%EB%98%90%EB%8A%94%20%EC%95%8C%ED%8C%8C%20%28%CE%B1%29%ED%99%94%EB%9D%BC%EB%8A%94%20%EC%A2%80%20%EB%B3%B5%EC%9E%A1%ED%95%9C%20%EA%B3%B-C%EC%A0%95%EC%9D%84%20%EA%B1%B0%EC%B9%9C%EB%8B%A4. (나무위키 : 녹말)

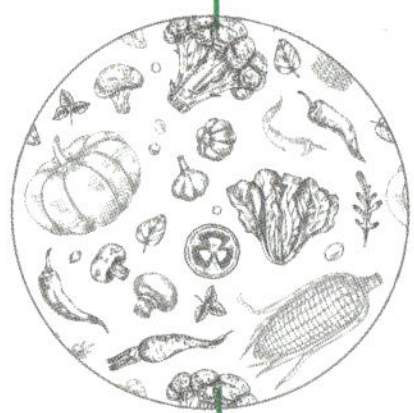

05 저항성 전분과 건강상 혜택

체중이 좀 나가는 사람들을 보면 탄수화물을 좀 많이 먹는구나 생각을 했다. 인체는 탄수화물을 포도당으로 전환시켜 에너지원으로 사용한다. 필요한 에너지로 이용하고 남으면 나중에 쓰기 위해 글리코겐 형태로 저장한다. 식물성 식품에 들어 있는 탄수화물은 단순 탄수화물과 복합 탄수화물로 나눌 수있다. 백색 밀가루나 백설탕 등이 대표적인 단순 탄수화물 형태의 식품이다. 전분과 섬유소로 이루어진 복합 탄수화물은 체내에서 서서히 사용되며, 에너지가 꾸준히 유지될 수 있도록 돕는 안정적인 에너지원이다. 탄수화물은 단순 탄소화물인 포도당이 우선적인 에너지원인데 우리 몸에 들어 온 포도당을 그대로 에너지원으로 사용하면서도 굳이 에너지를 사용하면서까지 글리코겐 합성과정(glycogenesis)을 통해 글리코겐을 만들고 필요할 경우 다시 글리코겐분해과정(glycogenolysis)을 거쳐 다시 포도당으로 만들어 에너지원으로 사용한다. 왜 복합 탄수화물인 글리코겐으로 간장과 근육에 저장을 했다가 에너지로 사용하는 것일까? 포도당의 경우 분자량이 작아 삼투압에 미치는 영향이 크기 때문에 혈중에 100mg%로 일정하게 유지를 하여야 해서 무한정 포도당으로 저장해서 에너지 공급원으로 사용할 수가 없다. 이에 비해 분자량이 큰 글리코겐으로 전환할 경우 삼투압에 미치는 영향이 거의 없기 때문에 저장이 용이할 뿐만 아니라, 글리코겐의 경우 가지를 많이 치기 때문에 노출된 말단이 많아서 효소가 결합할 수 있는 부위가 많다. 그렇기 때문에 필요 시 글리코겐으로부터 효소 작용에 의해 한 번에 다량의 포도당을 유리시킬 수 있는 장점이 있다. 대부분 복합 탄수화물에는 당분이 적고 섬유소가 풍부하다. 이 섬유소가 포만감을 주고 건강을 유지하는 데 도움이 된다. 밀이나 통밀 등의 탄수화물에는 불용성 식이섬유소가 풍부하다. 귀리, 당근, 사과 등에 끈적이는 젤 형태로 함유된 수용성 식이섬유소는 콜레스테롤의 흡수를 막아 심장병과 뇌졸중의 위험성을 낮추어 준다. 또한 혈액 내 포도당 수치를 안정시켜 당뇨 조절에도 도움이 된다. 탄수화물이 다이어트의적으로 알려지면서 사람들이 기피하고 있다. 탄수화물 중에서도 저항성 전분은 비만 개선 등 건강에 이로운 착한 탄수화물이다.

2019 대한민국이 열광한 세계 트렌드

2019년 대한무역진흥공사(KOTRA) 세계 트렌드 시리즈를 발간하였다. 이 책에서 2019년 '대한민국이 열광할 세계 트렌드'라는 제목의 보고서가 발간되었다. 이 보고서에는 85개국 127개의 해외 무역관이 거미줄 같은 네트워크를 통해 수집한 혁신적인 사업모델과 사례들이 담겨 있다. 이 책은 5개 트랜드와 14개 키워드로 분류되어 있다. 5개 트렌드는 "CDEFG"로 함축된다. C는 편의점과 헬스장 또는 커피숍과 빨래방 같은 복합화(Combination), D는 폐플라스틱 재생 수영복이나 먹는 빨대와 같은 지속 가능 개발(Development)을 의미한다. E는 여행 상품처럼 낯선 것에 대한 열망을 실제로 체험하게 해주는 경험(Experience)을, F는 영역과 경계의 구분 없이 넘나들거나 심지어 포장이 없는 제품(Free)을, G는 공급자와 소비자를 직접 연결하는 서비스의 모바일화(Go Mobile)를 뜻한다. 14개 키워드는 노블 푸드(novel food), 매치메이커스(match makers), 시너지 비즈(synergy biz), 빈 테크(bin-tech), 무포장(naked goods), 무경계(barrier free), 무매장(shopless), 무사람(unmanned), 쉬코노미(sheconomy), 체험 투어(experiential tour), 패스트 힐링(fast healing), 움직이는 병원(mobile hospital), 그린에너지(green energy), 소셜벤처(social venture)이다. 이중 노블푸드는 새로운 가공법과 성분으로 제조한 신소재 식품 또는 신개념 음식을 말한다. 고혈압 및 당뇨병 치료제에서 비롯된 하이레지(high-resi) 식품, 맛과 영양뿐만 아니라 시각적으로도 입맛을 돋우는 퓨레형 환자식 등이 이에 해당한다.

기술이 발달하고 사람들의 라이프스타일리 변하면서 우리 몸에 가장 직접적으로 영향을 주는 음식도 진화하고 있다. 과거에는 맛 좋고 양 많은 음식이 인기 있었지만 이제 음식에도 새로운 기능이 부여되고 강조되고 있다. 노블푸드는 직역하면 '이전에 볼 수 없던 새로운 음식'이라는 뜻으로 나노 기술 등 신기술을 이용한 식품 또는 기존에 충분한 섭취 경험이 없는 신소재 식재료 및 식품을 칭하는 용어다 우리나라에서는 신소재식품이라 불린다. 건강을 위해 노블푸드를 선택하는 사람들은 포미족이나 독일의 경우 인구의 고령화 추세에 따라 건강보조식품을 찾는 노년층의 수가 매년 증가하고 있다. 포미(FOR ME)족은 자신이 가치를 두는 제품이 다소 비싸더라도 과감하게 투자하는 소비 형태를 일컫는 말이다. 포미는 건강(For health), 싱글(One), 여가(Recreation), 편의(More convenience), 고가(Expensive)의 알파벳 앞 글자를 딴 신조어이다. 한 예로 독일에서는 식물 스테롤, 즉 피토스테롤(phytosterol)을 첨가한 제품이 출시되었는데, 유니레버의 대표 식품 브랜드인 베셀(Bacel)에서는 피토스테롤을 첨가한 마가린을 내 놓았으며, 식품회사 델리 리폼(Deli Reform)에서 이와 유사한 제품을 판매하고 있다. 독일의 오스나브뤼크에 소재한 버그파운데이션(Bug-foundation GmbH)은 독일 최초로 곤충을 이용한 햄버거 패티를 시장에 소개하였다. 뮌헨에서는 영양과 식욕을 챙긴 퓨레형 환자식으로 고단백, 고칼로리 환자식이 개발되었다. 조리법이 간단해서 포장된 제품을 냉동고에서 꺼내, 추가 해동 없이 덮개 호일을 조금 개봉해서 전자레인지를 230W에 맞춰 13~15분 가열한 후 2~3분 기다린 후 먹으면 된다. WinVitalis 브랜드 제조사인 아페티토(Apetito AG) 주식회사는 1958년 설립된 냉동식품 전문회사로 39가지의 매우 다양한 메뉴들을 개발하여 소비자가 같은 메뉴에 질리지 않도록 구매의 다양성을 제공하였다. 일본 도쿄에서는 저항성 전분, 하이레지 식품이 뜬다. 저항성 전분을 이용한 새로운 다이어트법이 각광을 받아 가전회사들이 트윈버드 도리고에 제분과 공동 개발한 전용 브랜드 빵 믹스를 사용하는데, 이는 밀가루 빵보다 당질을 84% 줄였으며, 식이 섬유소는 10배, 단백질은 4배나 많다.

저항성 전분

최근에 저항성 전분이란 말을 자주 들을 수 있다. 일본에서 붐이 일어나면서 '하이레지(high-resi)' 식품이 다이어트 식품으로 각광을 받고 있다. '하이레지'는 'high resistant starch'의 일본식 줄임말로 저항성 전분이 많은 식품이다. 녹말이라고도 부르는 전분은, 많은 수의 포도당(글루코오스) 단위체들이 글리코사이드 결합으로 연결된 중합체 탄수화물이다. 전분은 선형 및 나선형의

'아밀로스(amylose)'와 분지형의 '아밀로펙틴(amylopectin)'이라는 두 가지 유형의 분자로 구성된다. 식물에 따라 녹말은 일반적으로 20~25%의 아밀로스와 75~80%의 아밀로펙틴으로 구성되어 있다. 이러한 전분은 효소(amylase)에 의해 소화되면 일반적으로 포도당으로 분해된다. 감자, 쌀, 옥수수, 그리고 밀과 같은 흔한 주식들은 주로 복합 탄수화물의 일종인 전분(녹말)으로 구성되어 있다. 소화될 때, 탄수화물은 빠르게 당으로 분해되는데, 우리 몸은 이것을 단기적인 에너지로 즉시 사용한다. 우리의 식단에서 이러한 탄수화물이 너무 많은 경우 체중 증가나 좋지 못한 혈당 조절과 같은 부정적인 건강 영향을 미칠 수 있는데, 둘 다 제2형 당뇨병과 심혈관 질환과 같은 만성 질환에 기여한다. 저항성 전분은 당으로 분해되지 않고 소장에 흡수되지 않는 탄수화물이다. 불용성 섬유질과 유사하게, 저항성 전분은 효소에 의해 소화되지 않고 대부분이 소화기관을 통과하며, 보통 대장에서 발효된다. 짧은사슬지방산(단쇄지방산)의 생산을 증가시키는 데 도움을 줌으로써 대장의 pH 수치를 낮추고, 저항성 전분은 유익세균이 번성하는 환경을 만든다. 전분은 콩류나 통곡물과 같은 섬유질이 많은 음식에 포함되어 있다. 또한 이러한 식품들은 거의 항상 내성이 없는 전분, 비타민, 그리고 미네랄과 같은 소화 가능한 성분들을 포함하고 있다. 장에 대한 저항성 전분의 유익한 영향은 혈당 수치를 조절하고, 체중 감소 후 체중 회복을 제한하고, 대장암을 예방하며, 장 내 염증을 감소시키는 역할을 하고 있다고 보고되지만 아직도 좀 더 많은 연구가 필요한 상태이다. 또한 과학자들은 저항성 전분으로 만든 캡슐 코팅을 개발할 수 있는지 연구하고 있는데, 이렇게 할 경우 대장에서 소화관을 따라 더 멀리 까지 약을 전달하는 데 이상적으로 사용할 수 있기 때문이다.

저항성전분 분류

최근의 연구는 천연 저항성 전분(RS I~RS III)과 화학적으로 변형된 녹말(RS IV)의 특정 효과를 비교하는 데 초점을 맞추고 있다. 예를 들어, 최근의 연구는 RS II와 RS IV 둘 다 내장에서 유익세균을 증가시킨다는 사실을 보여주었지만, 이들은 보통 다른 종류의 박테리아에도 영향을 미친다. 개인마다 독특한 마이크로바이옴과 식습관을 가지고 있다는 사실 때문에 저항성 전분이 신체에 미치는 영향을 연구하는 데 어려움이 있다. 연구가 점점 확대될수록 식품 제조업체들은 고탄수화물 식품을 조작하는 방법을 계속해서 개발하고 있다. 여기에는 저항성 전분(RS II)이 많은 옥수수를 육종하거나, 소화 효소에 대한 저항성을 갖는 옥수수나 기타 제품을 화학적으로 변화시키는 것(RS IV), 그리고 가장 최근에는 새로운 저항성 전분 제품(RS V)을 개발함으로써 곡물이나 흰 빵과 같은 가공식품을 포함하여 그들이 생산하는 식품의 유익함을 증가시키는 데 도움을 줄 수 있기를 바라는 것이다. 그러므로 앞으로 사람들은 저항성 전분이라는 주제에 대해 수년 안에 더 많은 것을 기대할 수 있는데, 이 분야 연구가 앞으로 성장하는 분야이기 때문이다. 현재로서는, 캐나다의 식품 가이드(Food Guide)에 따라 식단에 섬유질이 풍부하도록 하는 것이 가장 좋은 선택이다. 왜냐하면 그것은 많은 통곡물, 과일, 그리고 야채를 포함하고 있기 때문이다.

2015년 레이곤드(Raigond P) 등의 종설논문에서 사람의 소화 효소에 저항성을 가져 섭취 후 120 분 이내에 소장에서 분해되지 않는 전분을 저항성 전분이라 하는데, 대부분 전분 입자의 구조를 유지한 상태로 대장까지 도달하게 된다고 하였다. 저항성 전분은 물리적으로 효소의 접근이 불가능한 전분(type I),

전분 입자의 구조적인 형태로 인해 전분 분해 효소로부터 저항성을 가지는 전분(type II), 호화 후 노화 되어 결정화 된 전분(type III), 그리고 화학적으로 변성된 전분(type IV), 아밀로오스와 지방의 복합체(type V) 등의 5 가지 유형으로 구분된다. 각 종류를 Resistant Starch의 약자인 RS를 붙여 RS I, RS II, RS III, RS IV, RS V라고 부른다. RS I(Physically inaccessible starch)은 세포벽이 있어 물리적으로 효소의 접근이 불가능한 씨앗류, 콩류, 통곡물과 같은 종류이며, 예로 거칠게 갈아 놓은 가루나 통 낟알 가루 등이 있다. 온도변화에 크게 영향을 받지 않는 식품이다. RS II(Granular starch with B- or C-polymorph)는 전분 입자의 구조적인 형태로 인해 전분 분해효소로부터 저항성을 가지는 전분이다. 날 것일 땐 저항성 전분이 많지만, 숙성하면 저항성 전분이 감소되는 종류로 익지 않은 비니니, 아밀로오스가 많은 옥수수 전분 등, 아밀로오스 함량이 높은 전분, 날 감자, 등이 있다. 아밀로오스 함량이 높다. RS III(retrograde starch, 노화 전분)는 호화 후 노화되어 결정화 된 전분이다. 조리 후 따뜻할 때는 저항성 전분 함량이 낮지만 식히면 많아지는 종류로 요리한 후 식힌 전분이 있다. RS III의 저항성 전분은 조리 및 냉각 과정에서 만들어진다. 식힌 밥은 식지 않은 밥보다 저항성 전분 함량이 높다. 삶은 감자의 경우도 밤새 식히면 저항성 전분의 양이 증가한다. 그렇다면 음식을 차게 먹어야 좋은 것일까? 그렇지 않다. 먹기 전에 음식을 다시 데워도 된다. 재가열을 해도 저항성 전분의 양은 줄어들지 않는다. RS IV(Chemically modified starches)는 화학적으로 변성된 전분으로 교차 연결된 전분이나 옥테닐 호박산 전분(octenyl succinated starch)이 있다. RS V(Amylose-lipid complex)는 아밀로오스와 지방 복합체로 스테아린산-복합 고아밀로오스 전분이 있다. RS I, RS II, RS III 및 RS V는 식품 속에서 자연적으로 발견이 된다. RS II, RS III RS IV는 기능성 성분이 식품에 첨가된다.

건강에 긍정적인 영향을 주는 짧은사슬지방산의 생성을 활성화시키는 식품 소재로써 저항성 전분이 각광받고 있다. 저항성 전분은 불용성 섬유보다 높은 품질을 얻을 수 있는 특징으로 인해 식품 가공 자원으로도 관심을 끌고 있다. 일반적인 전분은 섭취 시 사람이 가지고 있는 소화 효소에 의해 포도당으로 분해되어 대부분 소장에서 흡수가 된다. 1992년 엥글리스트(Englyst HN) 등은 소화율에 기초하여 전분의 분류를 제안하여 빠른 소화성 전분(rapidly digestible starches, RSD), 느린 소화성 전분(slowly digestible starches, SDS), 그리고 저항성 전분(resistant starches, RS)으로 분류하였다.

저항성 전분 기능

탄수화물이 비만의 원인이라 하며 저탄고지(low carbohydrate and high fat) 다이어트가 유행하면서 탄수화물 섭취를 줄이려는 사람들에서 저항성 전분에 대한 관심이 늘고 있다. 일반 전분(4kcal/g)에 비해 저항성 전분은 1g당 칼로리가 반(2kcal/g) 밖에 되지 않아 다이어트를 하는 사람에게 도움을 준다. 거대분자인 전분 입자가 효소에 의해 작은 포도당으로 분해되지 않기 때문에 소장에서 흡수되지 않으며, 포도당을 생성하지 못하기 때문에 혈당을 빠르게 올리지도 않는다. 저항성 전분은 소장을 거쳐 장내 세균이 많이 있는 대장까지 내려가 장내 세균의 먹이가 되므로 식이섬유처럼 건강에 이로운 역할을 한다. 2013년 아이오와 주립대학의 버트(Birt DF) 연구팀은 종설논문에서 인간의 건강 증진을 위해 소화 저항성 전분을 개발하기 위한 지속적인 연구는 전분 화학, 농학, 분석화학, 식품과학, 영양, 병리학, 미생물학의 분야를 통합한다고 하였다. 이 연구의 목적은 소화 저항성을 부여하는 전분 구조의 구성요소를 식별하고, 새로운 식물과 전분을 개발하고, 이러한 전분을 포함하도록 식품을 변형하는 것이다. 또한 최근에 진행 중인 연구들은 소화 저항성 전분이 비만과 당뇨병 예방에 도움이 되며, 대장암과 결장암 등의 예방과 치료에 효과적일 수 있다고 하였다. 2013년 재닌 히긴스(Higgins JA)와 이안 브라운(Brown IL) 교수는 종설논문에서 최근 논문들은 저항성 전분의 다른 유형들의 비교 생리적 효과를 평가하고, 혈중 지질, 체중에 대한 저항성 전분의 영향을 조사했으며, 건강과 질병에서 중요할 수 있는 저항성 전분 유도 변화를 정의했다고 하였다. 장내 유익세균의 성장을 촉진하고, 유해세균을 억제하는 것으로, 이 논문에서 저항성 전분을 먹인 실험동물은 대조군보다 대장암 발생이 줄었으며, 염증반응을 조절하는 세포 수가 증가해 염증 억제에 도움을 준다고 하였다. 저항성 전분이 주목을 받는 또 다른 이유는 체중감량이다. 칼로리가 같은 탄수화물이라도 소화기 빠른 '가소화 전분(섭취한 전분 가운데 소화가 가능한 전분)'은 체내에 빠르게 흡수가 되지만 저항성 전분은 소화가 되지 않은 채로 대장으로 이동하기 때문에 생성되는 칼로리가 적기 때문이다. 또한 2019년 윌리스(Willis HJ) 연구팀(참가자 20명))과 2015년 젠틸(Gentile CL) 연구팀(참가자 여성 70명)은 저항성 전분은 포만감을 주기 때문에 다이어트에 도움이 된다고 하였다. 식사 후에 포만감과 만족감을 느끼는 것은 배고픔과 같은 불쾌한 느낌 없이 칼로리 섭취를 줄이는데 도움이 된다. 시간이 흐르면서 저항성 전분은 포만감을 증가시키고 칼로리 섭취를 줄임으로써 살을 빼는데 잠재적으로 도움을 줄 수 있다. 2015년 스리랑카의 제임스(Sudhair James)가 2015년 미국 화학회(ACS)에 발표한 내용에 따르면 흰쌀의 탄수화물 화학구조를 조리법을 통해 '저항성 전분' 함량이 높게 변형시킨 결과 최대 60%까지 인체에서 생성되는 칼로리가 감소된다고 보고하였다. 실험에서 가장 효과적인 조리법은 흰쌀에 식물성기름(실험의 경우 코코넛 오일 사용)을 조금 넣어 밥을 지은 후, 바로 12시간 냉장보관을 한 다음 재가열을 해서 섭취하는 방법이다(BBC News, 2015년 3월 23일). 이렇게 할 경우 일반적인 방법으로 밥을 지은 경우보다 저항성 전분의 양이 약 3배 더 생성된다. 저항성 전분이 많아질수록 혈당 역시 증가폭이 낮았다. 2017년 호주 로열 멜버른 공과대학교의 설리반(Sullivan WR) 연구팀에서도 빵을 만들어 냉장고에 보관하면 저항성 전분 함량이 높아진다고 하였다. 1994년 라벤 (Raven A) 연구팀과 1998년 힐라(Hylla S) 연구팀은 저항성 전분은 혈당 상승을 감소시키고, 인슐린 민감도를 개선시킨다. 인슐린 민감성은 제2형 당뇨병의 주요 요인이다. 2020년 저항성 전분의 혈당과 인슐린 저항성 개선 효과에 대한 논문으로 유안(Yuan X) 연구팀은 당뇨병 관련 연구 13건을 메타 분석했다. 분석 결과, 저항성 전분을 섭취하면 공복혈당, 인슐린저항성, 인슐린 민감도가 개선되고, 당화혈색소와 LDL(low density lipoprotein) 콜레스테롤 수치가 감소하는 것으로 나타났다. 2010년 보딘햄(Bodinham CL) 등의 연구에서 저항성 전분이나 플라시보(위약)를 먹은 후 한 끼에 얼마나 많은 양을 먹었는지 실험한 결과, 저항성 전분을 섭취한 후 약 90 칼로리를 덜 섭취하는 것으로 보고되었다. 저항성 전분의 한 형태는 요리 후에 음식이 식을 때 형성된다. 이 과정을 전분의 노화라 한다. 일부 전분은 가열이나 조리로 인해 원래 구조를 잃을 때 발생한다. 이 전분이 나중에 냉각되면 새로운 구조가 형성된다. 이 새로운 구조는 소화에 저항력이 있고 건강상 이점이 있다. 나아가 저항성 전분이 이전에 식힌 음식을 재가열한 후에도 더 높게 남아있다. 이러한 단계를 거치면서 감자, 쌀, 파스타와 같은 일반적인 음식에서 저항성 전분이 증가할 수 있다. 감자는 세계의 많은 지역에서 보통 식이 전분 공급원이다. 그렇지만 많은 사람들은 감자가 건강에 좋은지 아닌지에 대한 의견이 분분하다. 이것은 감자의 혈당지수가 높기 때문이다. 혈당지수란 음식이 혈당 수치를 얼마나 높이는지에 대한 척도이다. 감자 섭취가 당뇨병의 위험 증가와 관련이 있는데, 구운 감자나 삶은 감자가 아닌 감자튀김과 같은 가공된 형태에 의해 야기될 수 있다. 1992년 뮈르(Muir JG)와 오데아(O'Dea K)의 연구에서 요리 후 감자를 밤새 식힐 경우 저항성 전분 함량이 3배로 증가된다. 이와 같이 흰밥이나 감자의 경우 삶은 직후 먹는 것보다 냉장고에 하루 정도 식힌 뒤 다시 데워 먹을 때 저항성 전분의 함량이 높아진다. 이뿐만 아니라 식품 자체에 저항성 전분 함량이 높은 식품을 직접 들어도 효과가 있다. 대표적인 것이 현미나 잡곡, 고구마, 호박, 익지 않은 바나나, 보리, 파스타 등이 있다. 특히 보리는 저항성 전분 함량이 높다. 예로 100g당 저항성 전분 양으로는 콩 2~4g, 현미 3.5g, 그린 바나나 4.7g, 렌틸콩 3.4g. 오트밀 3.6g, 감자 3.6g, 뮤즐리 시리얼(muesli cereal, 뮤즐리는 오트밀 등의 요리하지 않은 곡물, 말린 과일, 견과류, 씨앗류 등을 혼합한 시리얼의 일종. 주로 우유나 요구르트와 함께 먹는다) 3.2g이다. 저항성 전분은 몸 안에서 섬유질과 비슷하게 작용하며, 일상적으로 많이 먹는 식품의 일부이다. 그러므로 저항성 전분을 먹을 때 부작용의 위험은 일반적으로 거의 없다. 하지만, 더 아주 많은 양의 저항성 전분을 먹는 것은 가스나 부풀어 오르는 것과 같은 가벼운 부작용을 일으킬 수 있다. 저항성 전분은 천천히 발효되어 다른 섬유보다 가스 발생이 적다. 어떤 사람들은 저항성 전분을 많이 함유한 특정 음식에 대해 알레르기나 반응을 보일 수도 있다.

1996년 엘 우피르(El Ourfir L) 등과 1997년 루이스(Lewis S)와 히튼(Heaton KW)의 연구에서 저항성 전분은 낮은 혈당지수(glycemic index)를 가지며, 섭취 후 대장에 도달하여 저항성 전분을 효과적으로 분해할 수 있는 효소를 가진 장내 세균에 의해 분해된다. 분해 산물은 분해 세균 자신 또는 주위의 다른 장내 미생물들도 생장할 수 있는 에너지원으로 이용된다. 이러한 분해 기전으로 변화된 장내 미생물군은 페놀, 담즙산, 암모니아 및 비만과 관련된 지방 대사 물질 등과 같은 해로운 산물들을 감소시킨다. 또한 2010년 버드(Bird AR) 연구팀에서 몇몇 장내 미생물들의 대사 활동으로 아세트산, 프로피온산, 낙산(부티르산) 등과 같은 짧은사슬지방산(short chain fatty acid, SCFA)이 생성된다. 2016년 모리슨(Morrison DJ)과 프레스톤(Preston T)은 단쇄지방산은 결장 세포(colonocytes), 간(liver) 및 말초신경 세포(peripheral tissues)의 에너지 대사에 이용되며 장내 미생물과 인체의 주요 신호 물질로 역할을 한다고 하였다. 2007년 히조바(Hijova E)와 샤멜라로바(Chamelarova A)의 논문에서 짧은사슬지방산이 암, 심혈관 질환, 소화관계 질환을 감소시키는 것으로 보고하였다. 저항성 전분은 장내 미생물의 단쇄지방산의 생성에 있어서 필수적인 전구체인 피루브산(pyruvate) 생합성에 가장 많이 사용되는 고분자 물질이다. 그러므로 대장까지 도달하는 저항성 전분은 단쇄지방산의 생성에 있어 매우 중요하다고 할 수 있다. 2012년 영국 프린트(Flint HJ) 연구 그룹에서 저항성 전분 분해와 관련된 사람의 장내 미생물에 대한 연구를 발표하였다. 이 연구 결과에서는 루미노코쿠스 브로미(*Ruminococcus bromii*)가 사람 장내에서 저항성 전분을 분해하는데 있어 핵심적인 역할을 하는 미생물이라고 보고하였다. 더불어, 유박테리움 렉탈레(*Eubacterium rectale*), 박테로이데스 테타이오타오미크론(*Bacteroides thetaiotaomicron*), 그리고 비피도박테리움 아돌레센티스(*Bifidobacterium adolescentis*)가 사람 장내에서 저항성 전분을 분해하고 이용하는데 있어 가장 풍부하게 발견되는 미생물이라 보고하였다. 위에 언급된 미생물 중 현재까지 *B. adolescentis*를 제외한 3 종 미생물의 전분 분해 기전에 대해 조금씩 연구되어 있다. 3 종의 미생물은 서로 비슷한 전략으로 전분을 분해하는데, 세포 표면에 부착된 다수의 단백질 시스템을 통해 전분을 분해하는 것으로 밝혀졌다. 이 시스템에서 핵심적인 분해 역할을 하는 세포 표면 단백질은 탄수화물 결합 도메인(carbohydrate binding domain) 등을 포함하고 있으며 이 도메인을 사용하여 전분 입자에 부착된 후에 전분을 분해할 수 있는 다른 단백질들이 전분에 작용하여 효과적으로 전분을 분해하는 것으로 알려져 있다. 장내 미생물 군집(gut microbiome)과 유전적 변이 사이의 연관성이 새롭게 발견되었다. 새로운 연구에 따르면, 전분을 분해하기 위한 침에 있는 효소를 표현하는 *AMY1*이라고 불리는 유전자의 복제를 많이 가진 사람들이 특정한 장과 구강 세균들과 강하게 연관되었다. 루미노코카세(*Ruminococcaceae*)라고 불리는 세균은 아밀라아제(amylase)라고 불리는 이 효소가 많을 때 장에서 급증한다. 이 세균은 사람의 아밀라아제가 소화할 수 없는 저항성 전분을 소화할 수 있도록 분해한다. 이렇게 소화하기 힘든 전분을 분해하는 것은 영양학적으로 이득을 준다. 이 유전자의 복제를 더 많이 가진 사람들은 추운 계절이나 기근처럼 열량이 희소할 때 이득을 얻었을지도 모른다. 이것은 저항성 전분에서 추가적인 영양을 얻기 때문이다. 다른 연구에서 이 유전자는 식사에 대한 혈당의 반응과 인슐린 저항성, 체질량 지수(body mass index, BMI)와 연관되었다. 더 나아가, 이전 연구에서 *AMY1* 유전자의 높은 복제 수는 잇몸 질환인 치주염과 연관된 구강 세균인 포르피로모나스(*Porphyromonas*)의 높은 수준과도 연관되었는데, 이에 대해서는 우연인지 인과관계에 있는지 알아보기 위해서 더 많은 연구가 필요하다. 이번 연구에서 연구자들은 사람들의 유전자 및 대변 시료를 조사했다. 높은 *AMY1* 유전자 복제 수가 특정한 장내 세균과 연관되었다. 연구자들은 연구에 참여한 사람들이 2주 동안 표준화된 식사를 한 후에도 이 연관성은 유지되었다고 밝혔다. 의료 전문가들이 환자의 *AMY1* 유전자 복제 수를 고려하여 개인에 맞춘 식이에 대한 충고를 할 수 있을 것이다.

저항성 전분을 먹어야 하는 이유

저항성 전분을 먹어야 하는 이유는 첫째로 칼로리가 줄어든다. 저항성 전분으로 바뀌면 칼로리가 절반으로 줄어들고, 장내 미생물의 먹이가 되므로 장 건강 측면에서 보면 갓 지은 밥보다 더 좋다고 할 수 있다. 두 번째로 혈당 수치 관리에 도움이 된다. 저항성 전분이 많을수록 흡수되는 칼로리는 적어지므로 혈당이 오르는 속도가 줄어든다. 저항성 전분을 만드는 방법은 갓 지은 밥을 김을 뺀 후 바로 냉장실에 넣은 후 최소 6시간 이상 냉장 보관하게 되면 저항성 전분이 3배 이상이 된다. 모든 탄수화물에 해당되기에 밥, 감자, 옥수수, 빵 등 모두가 해당된다. 주의해야 할 점은 바실러스 세레우스균(*Bacillus cereus*)은 찌거나 볶은 쌀밥을 실온에 둔 상태에서 보관시간이 길어지면 활성화 되는데, 보통 7~49℃의 온도에서 활성화되어 구토, 복통, 설사 등을 유발하니 보관에 신경을 써야한다. 반드시 4℃ 이하에서 보관해야 한다. 실내온도가 27℃ 이상일 경우 1시간 이상 방치 시 문제가 될 수 있다. 저항성 전분은 1~4℃에서 가장 활성화가 되니 냉동실이 아닌 냉장실에 보관하는 것이 좋다. 햇반이나 삼각 김밥도 저항성 전분이 들어 있을까? 햇반은 진공 포장되어 실온에서 판매되는 제품이니 노화가 된 상태가 아니기에 저항 전분이라고 할 수 없지만. 편의점에서 살 수 있는 삼각 김밥은 냉장온도에서 보관되기에 저항전분이라고 볼 수 있다. 저항성 전분은 노화 전분으로 이해하는 편이 이해하기가 쉽다. 쌀은 전분으로 이루어져 있고, 쌀에 물을 넣고 밥이 되는 과정을 전분의 호화 작용이라고 한다. 전분이 수분과 열에 의해 알파전분이 되는 전분의 호화과정을 거치면 더 맛있고 소화가 잘 되는 말랑말랑한 전분이 된다. 쌀 자체는 전분이지만, 쌀과 밥은 맛과 형태, 느낌이 다르다. 이렇게 되면 전분이 소화가 잘 되어서 장에 도달하기 전에 이미 다 소화흡수가 되어 버리기 때문에 실제 장에 있는 미생물들은 먹을 것이 없어서 최악에는 내장의 막을 먹게 되는데, 이걸 막기 위해서 전분을 소화가 잘 안되게 하는, 저항성 전분의 β-전분이 되는 노화과정 후에 섭취하는 것이 필요하다. 감자나 옥수수를 삶는 과정도 모두 호화 과정이다. 쌀, 감자, 옥수수에 물을 넣고 열을 가해 새롭게 변형시키는 과정이다. 이 과정을 거침으로써 소화가 잘된다. 이 과정에서 열에 의한 단백질 변성이 일어나기 때문에 밥맛이 만들어지는 것이다. 단백질인 호분립(aleurone grain, 단백질의 일종으로 글로불린 단백질을 주체로 한다. 처음 세포의 액포 내에 용해되어 있던 단백질이 고형물이 된 것이다)에 물을 가해지고 열을 가하면 수화가 일어나고 계속 열이 가해지면 단백질 변형이 일어나 불규칙한 코일을 형성하고 계속해서 변형이 일어나 정렬을 하고 스트레칭을 하며, 식힐 경우 가교결합이 일어나며 셋팅이 된다. 이 때문에 쌀과 밥이 맛이 다른 이유이다. 밥을 지어놓고 오래 두면 밥이 수분이 증발하여 딱딱하게 변화는 과정을 노화라고 한다. 열과 수분을 뺏기면서 나타나는 현상이 노화현상이다. 이 노화현상이 심하게 일어난 전분이 노화 전분이다. 이는 온도와 연관이 있는데, 이 온도가 냉장실 온도와 같은 4℃이다. 저항성 전분이란 단당인 포도당의 결합체인 전분이지만 우리 몸의 소장에서 소화효소에 의해 잘게 절단되어 소화, 흡수, 분해가 되지 않아서 대장까지 소화되지 않고 가는 섬유소와 같이 장내 미생물의 먹이가 되는 전분이다. 일반적으로 알고 있는 전분은 탄수화물이라 소장에서 모두 흡수되어서 혈당을 상승시켜 주는 반면 저항성 전분은 그렇지 않으며, 일반 전분에 비해 칼로리는 절반정도가 된다. 이렇게 한번 노화된 성분은 다시 호화된 성분으로 바뀌지 않는다. 이 저항성 전분은 160℃의 온도에서만 파괴가 된다고 한다. 그러니 전자레인지나 찜 솥 등에 데워서 먹으면 된다.

저항성 전분 효능

저항성 전분의 효능을 다시 정리하면 ① 식후 혈당을 떨어뜨려 인슐린 민감성 개선, ② 혈중 콜레스테롤과 지방질 축적 저하로 성인병 예방, ③ 포만감으로 식욕을 줄이고 체지방을 연소하여 비만 개선, ④ 비타민과 미네랄 흡수 개선, ⑤ 장내 생태계 개선으로 장 건강, ⑥ 장누수증후군과 대장암, 결장암 예방, ⑦ 유방암 예방. ⑧ 항생제로 파괴된 대장의 미생물 균형 회복(유산균과 비슷한 효과)이다. 저항성 전분의 장 내 효과로는 저항성 전분을 섭취하게 되면 장내 생태계가 회복되는데, 특히 장내 저항성 전분을 분해하는 비피도박테리움(*Bifidobacterium*)이 증가된다. 비피도박테리아(비피더스균)가 많아지면 좋은 점은 ① 소화 개선, ② 비타민 생성, ③ 가스 감소, ④ 면역체계 강화, ⑤ 세라토닌 호르몬 증가, ⑥ 과민성 대장증후군에 효과, ⑦ 장내 pH를 낮추어 칸디다와 병원균을 억제이다.

식이섬유소 함량을 높이기 위해 식품을 강화하는 데에는 저항성 전분을 분리나 추출해서 활용하기도 하고, 저항성 전분이 풍부한 식품을 활용하기도 한다. 일반적으로 식품을 강화하는 데에는 아밀로오스 함량이 높은 옥수수에서 추출한 RS II 저항성 전분, 카사바에서 추출한 RS III 저항성 전분, 밀과 감자에서 추출한 RS IV 저항성 전분을 사용한다. 이러한 공급원은 저항성 전분 함량을 잃지 않고 다양한 수준의 식품 가공에서 살아남을 수 있기 때문이다. 저항성 전분은 작은 입자 크기, 흰색 외관, 부드러운 맛 및 낮은 보수력을 가지고 있다. 저항성 전분은 일반적으로 빵 및 기타 제과류, 파스타, 시리얼 및 반죽과 같은 식품의 밀가루를 대체한다. 원래 식품과 유사한 색상과 질감을 가진 식품을 생산할 수 있기 때문이다. 또한 모조 치즈의 조직 특성에도 사용되기도 한다. 많은 곳에 활용되고 있기에 저항성 전분과 관련된 시장 규모는 점점 커지고 있다.

맥(MAC, microbiota accessible carbohydrates)

다이어트를 하는 사람들이 맥(MAC, microbiota accesible carbohydrates) 미생물 다이어트를 한다. 맥은 사람의 소화를 피해 장내 미생물에게까지 전달이 돼서 세균의 먹이가 될 수 있는 탄수화물이다. 즉 맥을 챙겨먹는 것이 먹으면서도 살도 빼고 질병도 예방할 수 있다. 맥은 단순당과 전분은 최소한 포함하며, 장내 세균이 발효할 수 있는 복잡한 형태의 탄수화물로, 사람의 소화효소로는 소화할 수 없는 상태의 전분인 저항성 전분이다. 맥 식단, 맥 다이어트의 원리는 탄수화물을 일정 온도 이하로, 일정 시간 냉장 보관하게 되면 체내 흡수가 서서히 일어나는 성질을 갖는다. 지난 몇 년 사이 뜨고 있는 곡물 중 하나인 귀리는 저항성 전분의 훌륭한 공급원이다. 100g의 조리된 오트밀 플레이크에는 3.6g의 저항성 전분이 들어 있다. 또한 귀리 1/4 컵(39 g)은 4 g 의 식이섬유와 7 g 의 단백질이 들어 있다(그림 1). 특히 귀리에는 β-글루칸이 풍부하다. 귀리 속 베타-글루칸은 콜레스테롤 수치를 낮춰 각종 질환을 예방하는 데에도 도움이 된다. '식품 과학 및 식품안전성 종합연구(Comprehensive Reviews in Food Science and Food Safety)'에 실린 연구에 따르면 귀리에 들어 있는 β-글루칸을 매일 3g씩 섭취하면 콜레스테롤 수치가 줄고 심장 질환 위험이 8~23%나 낮아진다. β-글루칸 3g은 오트밀 한 컵 반, 요리하지 않은 생 귀리 3/4컵에 해당하는 양이다.

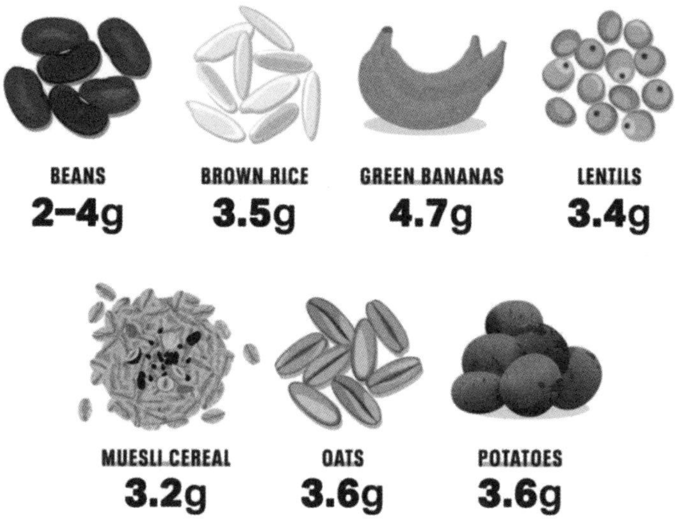

그림 1. 저항성전분의 공급원(100g당 또는 반 컵에 들어 있는 양)

참고문헌

1. Birt DF, Boylston T, Hendrich S, Jane J-L, Hollis J, Li L, McClelland J, Moore S, Phillips GJ, Rowling M, Schalinske K, Scott MP, Whitley EM : Resistant starch: promise for improving human health. Adv Nutr. 2013 Nov 6;4(6):587-601. doi: 10.3945/an.113.004325.
2. Higgins JA, Brown IL : Resistant starch: a promising dietary agent for the prevention/treatment of inflammatory bowel disease and bowel cancer. Curr Opin Gastroenterol. 2013 Mar;29(2):190-4. doi: 10.1097/MOG.0b013e32835b9aa3.
3. Willis HJ, Eldridge AL, Beiseigel J, Thomas W, Slavin JL : Greater satiety response with resistant starch and corn bran in human subjects. Nutr Res. 2009 Feb;29(2):100-5. doi: 10.1016/j.nutres.2009.01.004.
4. Gentile CL, Ward E, Holst JJ, Astrup A, Ormsbee MJ, Connelly S, Arciero PJ : Resistant starch and protein intake enhances fat oxidation and feelings of fullness in lean and overweight/obese women. Nutr J. 2015 Oct 29;14:113. doi: 10.1186/s12937-015-0104-2.
5. Sullivan WR, Hughes JG, Cockman RW, Small DM : The effects of temperature on the crystalline properties and resistant starch during storage of white bread. Food Chem. 2017 Aug 1;228:57-61. doi: 10.1016/j.foodchem.2017.01.140.
6. Hylla S, Gostner A, Dusel G, Anger H, Bartram HP, Christl SU, Kasper H, Scheppach W : Effects of resistant starch on the colon in healthy volunteers: possible implications for cancer prevention. Am J Clin Nutr. 1998 Jan;67(1):136-42. doi: 10.1093/ajcn/67.1.136.
7. Raben A, Tagliabue A, Christensen NJ, Madsen J, Holst JJ, Astrup A : Resistant starch: the effect on postprandial glycemia, hormonal response, and satiety. Am J Clin Nutr. 1994 Oct;60(4):544-51. doi: 10.1093/ajcn/60.4.544.
8. Yuan X, Wang J, Yang S, Gao M, Cao L, Li X, Hong D, Tian S, Sun C : Effect of the ketogenic diet on glycemic control, insulin resistance, and lipid metabolism in patients with T2DM: a systematic review and meta-analysis. Nutr Diabetes. 2020 Nov 30;10(1):38. doi: 10.1038/s41387-020-00142-z.
9. Bodinham CL, Frost GS, Robertson MD : Acute ingestion of resistant starch reduces food intake in healthy adults. Br J Nutr. 2010 Mar;103(6):917-22. doi: 10.1017/S0007114509992534. Epub 2009 Oct 27.

10. Muir JG, O'Dea K : Measurement of resistant starch: factors affecting the amount of starch escaping digestion in vitro. Am J Clin Nutr. 1992 Jul;56(1):123-7. doi: 10.1093/ajcn/56.1.123.
11. Englyst HN, Kingman SM, Cummings JH : Classification and measurement of nutritionally important starch fractions. Eur J Clin Nutr. 1992 Oct;46 Suppl 2:S33-50.
12. Raigond P, Ezekiel R, Raigond B : Resistant starch in food: a review. J Sci Food. 2015 Aug 15;95(10):1968-78. doi: 10.1002/jsfa.6966.
13. El Oufir L, Flourié B, des Varannes SB, Barry JL, Cloarec D, Bornet F, Galmiche JP : Relations between transit time, fermentation products, and hydrogen consuming flora in healthy humans. Gut. 1996 Jun;38(6):870-7. doi: 10.1136/gut.38.6.870.
14. Lewis SJ, Heaton KW : Increasing butyrate concentration in the distal colon by accelerating intestinal transit. Gut. 1997 Aug;41(2):245-51. doi: 10.1136/gut.41.2.245.
15. Bird AR, Conlon MA, Christophersen CT, Topping DL : Resistant starch, large bowel fermentation and a broader perspective of prebiotics and probiotics. Benef Microbes. 2010 Nov;1(4):423-31. doi: 10.3920/BM2010.0041.
16. Hijova E, Chmelarova A : Short chain fatty acids and colonic health. Bratisl Lek Listy. 2007;108(8):354-8.Ze X, Duncan SH, Louis P, Flint HJ : Ruminococcus bromii is a keystone species for the degradation of resistant starch in the human colon. ISME J. 2012 Aug;6(8):1535-43. doi: 10.1038/ismej.2012.4.
17. Daou C, Zhang H : Oat Beta-Glucan: Its Role in Health Promotion and Prevention of Diseases. Comp Rev Food Sci and Food Safety 2012, 11(4):355-365.
18. KOTRA : 2019 한국이 열광할 세계 트렌드, 노블푸드부터 패스트 힐링까지. 알키, 2019
19. https://www.youtube.com/watch?v=rzH-ahH6QD0&list=PLLG7h7fPoH8LtUyqg-vxxZO3GlujdfXh6&index=21
20. https://www.washingtonpost.com/news/wonk/wp/2015/03/25/scientists-have-figured-out-a-simple-way-to-cook-rice-that-dramatically-cuts-the-calories/?variant=95d42e19c24b03e7

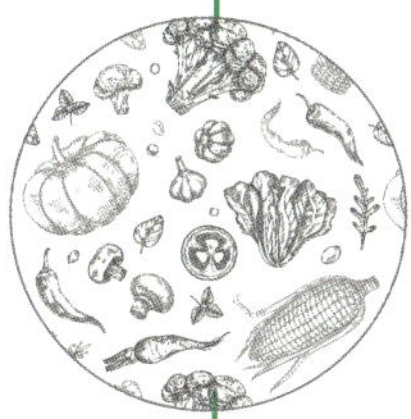

06
탄수화물을 안 먹으면

어릴 적 시골에 살며 밥은 항상 고봉밥을 먹었던 기억이 새롭다. 넓은 황금 벌판에 살아서 밥은 굶지 않지만 백미 밥보다는 잡곡밥을 많이 먹었던 기억이 난다. 어떨 때는 꽁보리밥을 먹기도 하고, 다양한 나물을 곁들여 먹었으니 오늘날 생각해 보면 건강식을 먹어 살도 별로 찌지 않고 오히려 마른 편이었다.

탄수화물

탄수화물(炭水化物, carbohydrate)은 지구상에서 가장 풍부한 생체분자이다. 매년 1,00억 톤 이상의 물과 이산화탄소가 광합성에 의해 셀룰로오스(cellulose)와 다른 식물성 산화물로 전환된다. 우리나라 사람들의 에너지 섭취량의 60~70% 가량 제공하는 중요한 에너지원이다. 당(sugar)이나 전분(starch)과 같은 탄수화물은 세계의 대부분 지역의 주민들에게 주식이 되며, 탄수화물의 산화는 대부분 비광합성 세포에서 에너지 획득의 중심 경로가 된다. 탄수화물 중합체(polymer, glycan이라고 함)들은 세균이나 식물의 세포벽 또는 동물의 결합조직에서 구조적 및 방어적 성분이 되기도 한다. 어떤 탄수화물의 중합체는 뼈대의 관절에서 윤활제로 작용하기도 하고, 세포 상호 간의 인식이나 부착을 매개하기도 한다. 단백질이나 지질과 공유결합으로 연결되어 있는 더 복잡한 탄수화물 중합체를 당포합체(glycoconjugate)라고 부르는데, 이들은 분자 스스로의 세포내 위치나 대사적 운명을 결정하는 신호로 작용하기도 한다.

탄수화물은 탄소(C), 수소(H), 산소(O) 원자로 구성된 생체분자로 보통 수소 원자 : 산소 원자의 비율이 2 : 1이며, 일반적으로 $C_m(H_2O)_n$으로 나타낼 수 있다(여기서 m과 n은 숫자가 다를 수 있다). 이러한 화학식은 단당류에서도 적용된다. 몇 가지 예외가 있는데, 예를 들어 DNA의 당 성분인 디옥시리보오스(deoxyribose, Solomon EP 등, 2004)는 화학식이 $C_5H_{10}O_4$이다(National Institute of Standards and Technology, 2011). 탄수화물은 기술적으로 탄소의 수화물이다. 구조적으로 알도오스(aldose) 및 케토오스(ketose)로 탄수화물을 보는 것이 더 정확하다. 과학 문헌에서 「탄수화물(carbohydrate)」이라는 용어는 넓은 의미에서 당(sugar), 당류(saccharide), -오스(-ose), 당질(glucide), 탄소의 수화물(hydrate of carbon), 폴리히드록시알데히드(polyhydroxy aldehyde) 또는 폴리히드록시 케톤(polyhydroxy ketone)과 같은 많은 동의어들이 있다. 이들 용어들 중 일부, 특히 탄수화물(carbohydrate)과 당(sugar)은 다른 의미로도 사용된다. 식품과학 및 많은 비공식적인 상황에서 탄수화물이라는 용어는 종종 복합 탄수화물(complex carbohydrate)인 녹말이 특히 풍부한 식품(예: 곡물, 빵, 파스타)을 의미하거나, 당처럼 단순 탄수화물(simple carbohydrate)이 풍부한 식품(예: 사탕, 잼, 디저트)을 의미하기도 한다. 종종 미국 농무부 식품영양성분 데이터베이스(USDA National Nutrient Database)

와 같은 영양성분표의 목록에서 탄수화물이라는 용어는 물, 단백질, 지방, 무기염류, 에탄올 이외의 모든 것에 사용된다(USDA National Nutrient Database, 2015). 여기에는 일반적으로 탄수화물로 간주되지 않는 아세트산(acetic acid) 또는 젖산(lactic acid)과 같은 유기산도 포함된다. 또한 식이 섬유소는 탄수화물이지만, 식품 에너지(열량)에는 거의 기여 하지 못한다. 종종 식이 섬유소는 당류로 취급되어 식품의 전체 에너지 계산에 포함되기도 한다. 엄격한 의미에서 당(sugar)은 단맛이 나고, 물에 잘 녹는 탄수화물을 뜻하며, 이들 중 다수는 음식에 사용된다. 탄수화물이란 용어는 생화학에서 가장 흔한 용어 중 하나인데, 탄수화물은 당류(糖類, saccharide)의 동의어로 당, 녹말, 셀룰로오스 등을 포함하는 그룹이다. 탄수화물은 단당류(monosaccharide), 이당류(disaccharide), 올리고당류(oligosaccharide) 및 다당류(polysaccharide)의 4가지 화학 그룹으로 분류된다. 가장 작은(저분자량) 탄수화물인 단당류 및 이당류는 일반적으로 당 또는 당류(糖 또는 糖類, sugar)로 언급된다(Flitsch SL 등, 2003). 당류(saccharide)라는 단어는 당(sugar)을 의미하는 그리스어 σάκχαρον(sákkharon)에서 유래되었다. 탄수화물의 과학적 명칭은 복잡하지만 단당류 및 이당류의 이름은 단당류인 포도당(glucose), 과당(fructose), 이당류인 설탕(sucrose), 젖당(lactose)에서와 같이 접미사 -ose로 끝나는 경우가 많다.

탄수화물의 역할

탄수화물은 생물에서 다양한 역할을 수행한다. 다당류는 에너지 저장(예: 녹말, 글리코겐) 및 구조적인 성분(예: 식물의 셀룰로오스, 절지동물의 키틴)으로 역할을 한다. 5탄당인 리보오스(ribose)는 조효소(예: ATP, FAD, NAD^+)의 주요 구성 성분이며, 유전 물질인 RNA의 골격을 구성하는 성분이다. 디옥시리보오스(deoxyribose)는 DNA의 구성 성분이다. 탄수화물과 탄수화물 유도체에는 면역계, 수정, 발병 예방, 혈액 응고 및 발생에서 중요한 역할을 하는 다른 많은 생체분자들이 포함된다(Maton A 등, 1993). 녹말(또는 전분, starch)과 당(sugar)은 사람의 식단에서 가장 중요한 탄수화물이다. 녹말과 당은 다양한 자연 식품 및 가공 식품에서 발견된다. 녹말은 다당류로 곡물(밀, 옥수수, 쌀), 감자 및 빵, 피자와 같은 밀가루를 기본으로 한 가공 식품에 풍부하다. 당은 사람의 식단에서 주로 설탕(사탕수수 또는 사탕무에서 추출한 수크로오스), 젖당(우유에 풍부), 포도당과 과당(둘 다 꿀, 많은 과일, 일부 채소에 자연적으로 포함되어 있다)으로 나타난다. 설탕, 우유, 꿀은 종종 잼, 비스킷, 케이크와 같은 여러 음식과 음료에 첨가된다. 모든 식물의 세포벽에서 발견되는 다당류인 셀룰로오스는 불용성 식이 섬유소의 주성분 중 하나이다. 불용성 식이 섬유소는 소화되지 않지만, 배변을 용이하게 하여 소화계를 건강하게 유지할 수 있게 도와준다(USDA National Nutrient Database, 2015). 식이 섬유에 함유된 다른 다당류에는 저항성 전분(resistant starch)과 이눌린(inulin)이 포함된다. 이들 다당류들은 대장의 미생물총(microbiome) 중 일부 세균에 영양을 공급하고, 이들 세균에 의해 대사되어 짧은사슬지방산(short chain fatty acid, SCFA)을 생성한다(Cummings, John S, 2001; Byrne CS 등, 2015). 화학에서 탄수화물이란 용어는 과거에 화학식이 $C_m(H_2O)_n$인 화합물에 사용되었다. 이러한 정의에 따라, 일부 화학자들은 포름알데하이드(formaldehyde, CH_2O)를 가장 단순한 탄수화물이라 간주했었고(Coulter JM 등, 1930), 일부 화학자들은 글리콜알데히드(glycolaldehyde, $C_2H_4O_2$)를 가장 단순한 탄수화물이라 간주하기도 했었다(Burtis CA 등, 2000). 오늘날 탄수화물은 하나 또는 두 개의 탄소 원자를 가진 화합물을 제외하고, $C_m(H_2O)_n$의 화학식에서 벗어난 많은 생물학적 탄수화물들을 포함하는데, 생화학적 의미에서 일반적으로 이해된다. 예를 들어, 탄수화물은 종종 *N*-아세틸기(예: 키틴, chitin), 황산기(예: 글리코사미노글리칸, glycosaminoglycan), 카복시기(예: 시알산, sialic acid), 디옥시 변형(예: 푸코스, fucose와 시알산, sialic acid)과 같은 작용기를 가질 수도 있다. 천연적인 탄수화물은 일반적으로 화학식이 $(CH_2O)_n$(여기서 n은 3이상)을 갖는 단당류로 구성된다. 전형적인 단당류는 많은 히드록시기를 가지고 있는 알데히드 또는 케톤이며, 보통 알데히드 또는 케톤 작용기를 갖고 있지 않는 탄소 원자에 히드록시기가 하나씩 첨가되어 있다. 단당류의 예로는 포도당, 과당, 글리세르알데히드 등이 있다. 그러나 일반적으로 단당류라고 불리는 일부 생물학적 물질들은 이러한 화학식 $(CH_2O)_n$을 따르지 않는다(예: 우론산, uronic acid 및 푸코스, fucose와 같은 디옥시당, deoxysugar). 그리고 이러한 화학식 $(CH_2O)_n$을 따르지만, 단당류로 간주되지 않는 화학물질들(예: 개미산 또는 포름알데하이드, formaldehyde CH_2O) 및 이노시톨(inositol, $C_6H_{12}O_6$)도 있다(Matthews CE 등, 1999). 선형의 단당류는 알데히드/케톤의 카보닐기(C=O)와 히드록시기(-OH)가 반응하여 헤미아세탈/헤미케탈을 형성하는 고리형과 공존한다. 단당류들은 다양한 방법으로 다당류(또는 올리고당류)를 형성할 수 있다. 많은 탄수화물들은 하나 이상의 작용기가 대체되거나 제거된 하나 이상의 변형된 단당류 단위체를 포함한다. 예를 들어, DNA의 구성 성분인 디옥시리보오스는 리보오스의 변형이고, 키틴은 글루코오스에 질소가 함유된 형태인 *N*-아세틸글루코사민(*N*-acetylglucosamine)을 단위체로 하는 중합체이다.

탄수화물 분류

단당류(또는 단순당, simple sugar)는 더 작은 탄수화물로 가수분해될 수 없다는 점에서 가장 단순한 탄수화물이다. 단당류는 2개 이상의 히드록시기를 갖는 알데히드 또는 케톤이다. 변형되지 않은 단당류의 일반적인 화학식은 $(CH_2O)_n$

이며, 문자 그대로 “탄소 수화물”이다. 단당류는 중요한 연료 분자이자 핵산의 구성 요소이다. n=3인 가장 작은 단당류는 다이하이드록시아세톤(dihydroxyacetone), L-글리세르알데하이드(L-glyceraldehyde), D-글리세르알데하이드(D-glyceraldehyde)이다. 자연계에서 가장 풍부한 단당류는 6탄당인 D-포도당(D-glucose)인데, 덱스트로스(dextrose)라고도 한다. 단당류는 물질대사를 위한 주요 에너지원(포도당이 가장 중요함)으로 사용되며, 생합성 과정에서도 사용된다. 세포에서 단당류를 즉각적으로 필요로 하지 않을 때, 단당류들은 종종 공간적으로 보다 효율적인 형태인 다당류로 전환된다. 사람을 포함한 많은 동물에서 저장 다당류의 형태는 글리코겐으로 특히 간과 근육에 저장된다. 식물에서 저장되는 다당류의 형태는 녹말이다. 가장 풍부하게 존재하는 탄수화물인 셀룰로오스는 식물과 조류의 세포벽을 구성하는 성분이다. 리보오스는 RNA를 구성하는 성분이며, 디옥시리보스는 DNA를 구성하는 성분이다. 릭소오스(lyxose, 5개의 탄소 원자를 포함하고 알데히드 작용기를 포함하는 단당류)는 사람의 심장에서 발견되는 릭소플라빈(lyxoflavin)의 성분이다. 리불로오스(ribulose)와 자일룰로오스(xyrulose)는 5탄당 인산 경로(pentose phosphate pathway)에서 발견된다. 젖당(lactose)의 구성 성분인 갈락토오스(galactose)는 식물 세포막의 갈락토지질(galactolipid)과 많은 조직의 당단백질에서 발견된다. 만노오스(manose)는 사람의 물질대사에서 특히 특정 단백질의 당화(glycosylation)에서 발견된다. 과당(fructose)은 많은 식물과 사람에서 발견되며, 사람의 소화 과정 중 장으로 직접 흡수되어 간에서 대사되고, 정액에서도 발견된다. 곤충의 주요 당인 트레할로오스(trehalose)는 곤충의 순환액인 혈림프(hemolymph)의 주요 성분이며, 계속적인 비행을 지원하기 위해 2분자의 포도당으로 빠르게 가수분해 된다. 이당류는 2분자의 단당류가 결합된 화합물로 엿당(포도당+포도당), 설탕(포도당+과당), 젖당(포도당+갈락토오스)

이 있다. 이당류는 글리코사이드 결합(glycosidic bond)으로 연결된 2분자의 단당류로 구성되며, 하나의 단당류에서 수소 원자가 또 다른 단당류에서 히드록시기가 탈수 반응을 통해 소실된다. 변형되지 않은 이당류의 화학식은 $C_{12}H_{22}O_{11}$이다. 다당류는 단당류 분자들이 연쇄적으로 결합한 중합체이다. 녹말, 글리코겐, 셀룰로오스로 구분한다. 녹말은 수만 개의 α-포도당 분자가 결합하여 생성되는데 곁가지의 유무에 따라 다시 아밀로펙틴(amylopectin)과 아밀로오스(amylose)로 나누기도 한다. 대부분의 식물 세포는 에너지를 녹말의 형태로 저장한다. 동물은 대부분의 에너지를 지방의 형태로 저장하지만 간이나 근육에는 소량의 글리코겐이 들어 있다. 글리코겐의 합성과 분해는 인슐린과 글루카곤의 영향을 받는데 인슐린은 혈당량을 낮추는 작용을 하며, 포도당을 글리코겐으로 바꾸고, 글루카곤은 반대로 글리코겐을 분해하여 포도당을 생성해서 혈당량을 높이는 작용을 한다. 글리코겐 또한 녹말과 같이 α-포도당 분자로 이루어져 있으나 녹말에 비해 곁가지의 수가 훨씬 더 많다. 셀룰로오스는 수만 개의 β-포도당 분자가 결합하여 생성되며 대부분의 식물은 셀룰로오스로 세포벽을 만든다. 사람은 셀룰로오스를 분해할 수 없지만, 대부분의 초식동물들은 장 내에 셀룰로오스를 분해하는 공생 세균이 있어 이들의 도움으로 셀룰로오스를 분해하여 포도당으로 분해할 수 있다. 소 안에 들어있는 세균은 셀룰로오스를 분해하여 최종적으로 메탄가스를 생성하기 때문에, 일부 과학자들은 소의 트림이 메탄가스 생성의 주원인이라고 주장하고 있다. 셀룰로오스는 녹말이나 글리코겐과는 달리 곧은 사슬 형태로만 존재한다. 또한 셀룰로오스는 물 분자를 잘 흡수하는데, 이는 섬유소가 변비를 해소하는 데 중요한 역할을 하는 것과 관련이 있다.

탄수화물의 에너지

음식에서 섭취하는 탄수화물은 단순당인 경우 3.87kcal/g의 에너지를, 복합 탄수화물의 경우 3.57~4.12kcal/g의 에너지를 생산한다. 가공 식품인 과자, 쿠키, 사탕, 청량음료, 빵, 크래커, 잼, 과일 가공품, 파스타, 시리얼과 천연식품인 설탕, 벌꿀뿐만 아니라 식물로 만든 정제 식품들은 상대적으로 높은 양의 탄수화물을 함유하고 있다. 콩, 괴경(저장기관으로서의 역할을 하는 땅속의 줄기, 감자나 튤립 등에서 볼 수 있다), 쌀, 과일과 같은 정제되지 않은 음식들은 탄수화물의 함량이 낮다. 우유의 경우 젖당(lactose)을 많이 함유하고 있지만, 일반적으로 동물성 식품은 탄수화물 함량이 낮다. 일반적으로 에너지를 생산하기 위해 생물은 모든 종류의 탄수화물을 대사하지는 못한다. 포도당(glucose)이 가장 보편적이며 접근 가능한 에너지원이다. 많은 생물들이 다양한 단당류나 이당류를 대사할 수 있지만, 포도당이 가장 선호되는 에너지로 가장 먼저 대사에 이용한다. 예를 들어, 대장균(*Escherichia coli*)의 경우 젖당 오페론(lactose operon)이 존재할 때 젖당 분해 효소를 발현시키지만, 젖당과 포도당 이 동시에 존재하면 젖당 오페론이 억제되기 때문에 포도당을 먼저 사용하게 된다. 다당류 역시 일반적인 에너지원으로 사용한다. 많은 생물들은 포도당 다당체인 녹말(starch)을 포도당으로 쉽게 분해할 수 있다. 그러나 대부분의 생물들은 포도당 다당체인 셀룰로오스나 키틴, 아라비노자일란(arabinoxylan)과 같은 다른 다당류들은 대사할 수 없다. 이러한 탄수화물들은 일부 세균과 원생생물에 의해서만 대사될 수 있다. 예를 들어 반추동물과 흰개미는 셀룰로오스를 분해하기 위해 미생물을 이용한다. 이러한 복합 탄수화물은 잘 소화되지 않더라도 식이 섬유소라고 부르며, 사람에서 중요한 식이 요소이다. 식이 섬유소는 소화 기능을 향상시키는 등의 이점이 있다(Pichon L 등, 2006). 건강한 중년 성인의 심장 질환 및 비만의 위험에 대한 연구결과를 토대로(Tighe P 등, 2010) 미국 국립 의학아카데미(National Academy of Medicine)는 미국과 캐나다 성인이 전체 음식 에너지의 45~65%를 곡물 탄수화물로부터 섭취할 것을 권장한다(Food and Nutrition Board, 2002/2005). 세계식량농업기구(FAO)와 세계보건기구(WHO)는 전체 에너지의 55~75%를 탄수화물로부터 얻는 것을 식이 가이드라인의 목표로 하고 있지만, 당(단순 탄수화물 기준)으로부터 직접 얻는 것은 10%미만이 목표이다(Joint WHO/FAO expert consultation, 2003). 2017년 코크란 라이브러리(Cochrane Library)는 전체 곡물 식이가 심혈관 질환에 영향을 줄 수 있다는 주장을 뒷받침하는 증거가 충분하지 않다고 결론지었다(Kelly A 등, 2017).

탄수화물 부족 시 대체 에너지 공급원

포도당을 주 에너지원으로 사용하는 체내 기관은 뇌, 적혈구, 망막, 수정체, 신장의 수질 등이 있다. 저탄수화물 식사를 하면 혈중 포도당 농도의 항상성을 위해 혈액 내 인슐린 농도는 감소하고, 글루카곤 농도는 증가하게 되어, 이에 따른 효소의 활성화는 체내에서 단백질로부터 당신생합성(gluconeogenesis)을 증가시킨다. 한편 신체는 당신생합성에 대한 요구를 감소시키기 위해 포도당을 대신할 대체 에너지원을 생산하게 된다. 즉, 탄수화물이 부족한 상태에서 체내 지방조직으로부터 지방산의 유출속도가 증가하여 간은 아세틸-CoA를 케톤체(acetone, acetoacetate, β-hydroxybutyrate)로 전환시키며, 케톤체는 뇌와 같은 다른 기관에서 에너지로 사용된다(Goodridge AG 및 Sul HS, 2000). 그러나 케톤체의 생산이 장기간 지속될 때에는 케톤증(ketosis)을 일으킬 위험이 있다. 한편 다른 기관과 달리 미토콘드리아가 없는 적혈구는 포도당만을 에너지원으로 사용하므로(Manninen AH, 2004) 탄수화물 섭취가 없는 경우 간과 콩팥에서 하루 약 200g의 포도당을 생산하여(Westman EC, 2002) 적혈구에 에너지원을 공급한다. 일반적인 활동을 하는 중등 정도의 비만인 젊은 대학생을 3주간의 체중 감소 전 유지기간 동안 관찰을 하고, 이 후 식단에서 탄수화물 수준에 따라 같은 열량, 비슷한 단백질 식이를 3 그룹으로 나누었다. 이들 학생을 대상으로 하루에 9주 동안 1,800kcal의 열량을 공급하면서 1일 탄수화물 섭취량을 30, 60, 104g으로 제한 시켰을 때 하루에 30g의 탄수화물을 섭취한 그룹에서 연구기간 동안 지속적으로 소변 중 케톤체 배설을 확인할 수 있었다(Young CM 등, 1971). 섭취한 식품의 종류에 따라 전분의 5~20%는 소장에서 소화되지 않는데 이 부분을 저항성 전분(resistant starch)이라 한다. 소화·흡수되지 않고 대장으로 넘어간 탄수화물은 유익세균에 의해 발효되어 초산(acetic acid), 프로피온산(propionic acid), 낙산(butyric acid)과 같은 짧은사슬지방산(short chain fatty acid, SCFA)과 가스(CO_2, CH_4, H_2), 열을 발생한다. 생성된 짧은사슬지방산은 대장 상피세포의 에너지원으로 이용되고, 연동운동을 촉진하여 영양소의 소화·흡수를 돕는다. 또한 짧은사슬지방산은 장내 pH를 낮추어 병원성을 갖는 유해세균을 감소시키고, 담즙산의 용해도와 무기질의 흡수를 증가시키며, 암모니아의 생산을 감소시킨다(Jenkins DJ 및 Jenkins AL, 1995). 당류는 단맛을 가지고 있어 섭취 시 정신적으로 만족감을 갖게 하고, 식품의 조리 또는 가공 시 단맛이나 기능적인 면을 향상시키기 위한 감미료로도 이용된다. 성인의 두뇌에서 하루에 산화되는 포당당은 연구에 따라 117-142g/일 이며, 평균 적으로 100g/일 이라고 보고하고 있다(Kawahito S 등, 2009). 그러나 공복이나 단식 등 포도당이 충분히 공급되지 않으면 두뇌에 사용될 포도당을 공급하기 위해 체내에서는 탄수화물이 아닌 다른 물질, 주로 단백질로부터 포도당을 합성하는 과정(당신생합성)이 증가한다. 이러한 상태에서 저장 지방으로부터 에너지 공급을 위하여 지방산이 분해되어 나오고 β-산화과정을 통해 아세틸-CoA가 생성된다. 그러나 포도당 공급이 부족한 상태에서 옥살로아세트산(oxaloacetic acid)은 당신생합성에 사용되어 아세틸-CoA가 구연산 회로(citric acid cycle 또는 TCA cycle)로 들어가는데 제한을 주게 된다. 구연산회로로 들어가지 못한 아세틸-CoA는 축적되고, 서로 결합하여 케톤체(acetone, acetoacetate, β-hydroxybutyrate)로 전환된다. 케톤체는 단기적으로는 뇌와 같은 기관에서 에너지로 사용되는 장점이 있으나(Goodridge AG 및 Sul HS, 2000), 장기간 지속될 때에는 케톤체가 축적되어 케톤증(ketosis)을 일으킬 위험이 있으므로 식품섭취를 통한 포도당 공급이 필요하다. 케톤증을 예방할 수 있는 탄수화물량은 하루 50~100g으로 두뇌에서 1일 산화되는 양과 유사한다. 그러므로 미국의 경우 두뇌에서 케톤으로 에너지를 사용하지 않고 포도당으로 충분한 에너지를 공급 받는 양을 1일 100g으로 적용하여 이 값을 평균필요량으로 설정하였다.

복합 탄수화물

영양학자들은 종종 탄수화물을 단순 탄수화물 또는 복합 탄수화물로 지칭한다. 그러나 이들 그룹 간의 정확한 구분은 모호할 수 있다. 복합 탄수화물이란 용어는 미국 상원 영양 특별위원회에서 발표한 미국의 식이 목표(1977년)라는 보고서에서 최초로 사용되었으며, 당과 다른 영양적으로 우수한 탄수화물들을 구별하기 위해 사용되었다(Joint WHO/FAO expert consultation, 1998). 그러나 이 보고서는 다당류뿐만 아니라 당을 포함하고 있음에도 불구하고 복합 탄수화물에 과일, 채소, 곡물을 포함시켰다. 이러한 혼란은 오늘날 일부 영양학자들이 복합 탄수화물이라는 용어를 섬유소, 비타민, 무기염류가 발견되는 모든 음식에 존재하는 소화성 당류(에너지를 제공하지만 다른 영양소는 거의 공급하지 않는 탄수화물)를 일컫는 용어로 사용함에 따라 지속되고 있다. 그러나 표준적인 사용법은 탄수화물을 화학적으로 분류하는 것이다. 당(단당류와 이당류)인 경우 단순 탄수화물이고, 다당류(또는 올리고당)인 경우 복합 탄수화물이다. 어떤 경우든 단순 탄수화물과 복합 탄수화물을 화학적으로 구분하는 것은 탄수화물의 영양 품질을 결정하는데 거의 의미가 없다(Carbohydrates 2013). 일부 단순 탄수화물(예: 포도당, 과당)은 혈당을 천천히 올리는 반면 일부 복합 탄수화물(예: 녹말)은 특히 가공되었을 경우에 혈당을 빠르게 상승시킨다. 소화 속도는 탄수화물과 함께 섭취되는 다른 영양소들, 음식의 요리 방법, 물질대사의 개인차, 탄수화물의 화학적 성질을 비롯한 다양한 요인들에 의해 결정된다(Jenkins DJ 등, 1986).

혈당지수와 혈당부하, 인슐린 지수

미국 농무부의 2010 미국인을 위한 식이 가이드라인은 하루에 170g의 통곡물을 포함한 균형 잡힌 식단에서 탄수화물의 소비를 요구한다(United States Department of Health and Human Services and United States Department of Agriculture. 2010). 혈당지수(blood glycemic index, GI)와 혈당부하(blood glycemic load, GL)는 사람의 소화 과정 동안 음식물의 작용을 특징짓기 위해 개발되었다. 혈당량에 미치는 영향의 신속성과 중요성을 토대로 하여 탄수화물이 풍부한 음식물의 순위를 정한다. 혈당지수란 포도당 또는 흰빵 기준(100)으로 어떤 식품이 혈당을 얼마나 빨리, 많이 올리느냐를 나타내는 수치다. 예를 들어 혈당지수가 85인 감자는 혈당지수가 40인 사과보다 혈당을 더 빨리 더 많이 올린다. 일반적으로 혈당지수 55이하는 저혈당지수식품, 70이상은 고혈당지수식품으로 분류한다. 혈당부하는 혈당 지수와 식품의 표준 양(100g)을 고려한 식품의 탄수화물 함량에 대한 순위를 정하는 시스템으로 탄수화물의 질과 양을 하나의 숫자로 나타내는 방법이다. 혈당지수 값이 큰 식품을 적게 먹은 경우나 혈당지수 값이 작은 식품을 많이 먹은 경우나 혈당과 인슐린 수준에 미치는 영향은 같을 것이라는 이론에 기초하고 있다. 실제로 이러한 이론은 당뇨, 비만, 인슐린내성 따위에서 식이 조절에 상당히 유용함이 밝혀지고 있다. 즉, 혈당 부하 = (혈당지수×100g의 식품 가운데 유용한 탄수화물의 양)/100 이다. 혈당지수, 혹은 혈당부하를 당뇨나 비만조절에 이용하려는 시도들이 많으나 혈당지수가 갖는 여러 가지 제한점으로 인해 실생활에 바로 적용하기에는 여러 가지 어려움이 있다. 동일한 음식에 대해 개인별 차이가 크며, 동일한 식품이어도 조리방법, 형태, 숙성도, 전분의 노화정도 등에 따라 혈당지수가 다르다. 뿐만 아니라 혈당지수가 측정된 식품이 많지 않으며, 혈당지수의 범위가 크지 않고 많은 식품들이 중간 값의 혈당지수를 갖는다. 나아가 함께 먹는 식품의 종류, 형태, 산 정도 등에 따라 혈당지수가 달라지므로 혼합식을 하는 경우 적용이 용이하지 않다. 그럼에도 불구하고 혈당지수나 혈당부하는 낮은 수치가 건강에 좋다. 고혈당지수 식품(혈당지수 70 이상)로는 쌀밥, 흰 빵, 감자, 와플, 베이글과 같은 곡류군과 수박 등이 있으며, 혈당지수가 낮은(혈당지수 50 이하) 식품으로는 고구마, 강낭콩, 쌀국수, 보리와 같은 곡류군 쇠고기, 생선, 달걀, 치즈와 같은 어유류군, 요구르트, 우유, 아이스크림과 같은 우유군, 사과, 배, 자두 등의 과일군이 있다. GI 지수는 사실상 비만이나 당뇨를 완벽하게 예측하기는 많은 허점이 있다. 일단 식품에 포함된 당분만을 기준으로 한 혈당의 상대치이다 보니 당분 함량이 낮은데도 비만 식품으로 치부되는 억울한 예도 있다. 이와는 달리 당분이나 지방이 많이 들어 있어 비만을 유발하는 데도 GI가 낮다는 이유로 살을 빼는 식품으로 오해하기도 한다. 이 GI 지수 개념을 탄생시키고, 그간 관리해 온 오스트레일리아 시드니대학교에서도 이런 한계를 알고 2007년에 좀 더 많은 영양소를 포괄하는 새로운 식품 지수인 인슐린 지수(insulin index)를 발표하였다. GI가 오직 혈중의 당분, 정확히는 포도당만을 관찰하는 데 비해 인슐린 지수는 음식물 내의 포도당(또는 녹말) 및 일부 아미노산으로 인해 발생하는 혈액 중 인슐린 수치에 대한 영향을 토대로 음식물의 순위를 매기는 보다 최근의 분류 방법이다. 이 수치는 흰빵의 수치를 100으로 잡아 다른 식품을 먹었을 때 인슐린 수치의 변화를 상대치로 측정한 것이다.

탄수화물 제한

탄수화물은 대부분 생명체에서 일반적인 에너지원이다(Westman EC, 2002). 사람은 단백질과 지방으로부터도 필요한 에너지를 모두 얻을 수 있지만, 극단적인 탄수화물 제한으로 인해 건강에 미칠 수 있는 잠재적인 영향은 여전히 광범위하게 연구되지 않은 상태이다. 그러나 식이 섬유소(에너지원이 아닌 소화되지 않는 탄수화물)의 경우 부적절한 섭취는 사망률을 현저하게 증가시킬 수 있다(Park Y 등, 2011; Johnston CS 등, 2006; Ebert D 등, 2003). 며칠 동안 매우 적은 양의 탄수화물로 구성된 다이어트를 하면 일반적으로 단백질 함량이 유사한 같은 칼로리의 식단보다 혈액 중 케톤체 수치가 높아진다. 혈액 중 비교적 높은 농도의 케톤체가 존재하면 일반적으로 케톤증이라 하며, 당뇨병성 케톤산증(ketoacidosis)으로 알려진 제1형 당뇨병 환자에서 종종 볼 수 있는 치명적인 상태와 혼동되기 쉽다. 케톤산증을 앓게 되면 고혈당, 탈수, 전해질의 불균형과 함께 훨씬 높은 농도의 혈액 내 케톤체를 가지게 된다.

긴사슬지방산(long chain fatty acid, LCFA)은 혈액뇌장벽(blood brain barrier)을 통과할 수 없지만, 간에서 이들을 분해하여 케톤체를 생성할 수 있다. 그러나 중간사슬지방산(mid chain fatty acid, MCFA)인 옥탄산(octanoic acid, 탄소수 8개)과 헵탄산(heptanoic acid, 탄수수 7개)은 혈액뇌장벽을 통과하여 뇌에서 사용될 수 있지만, 일반적으로 뇌는 에너지를 생성하기 위해 포도당을 사용한다(Ebert D 등, 2003; Marin-Valencia I 등, 2013; Horn RS, 2018). 사람은 당신생합성(gluconeogenesis)을 통해 특정 아미노산 및 트리글리세리드의 글리세롤 골격으로부터 포도당을 합성할 수 있다.

탄수화물은 단당류(포도당, 과당, 갈락토오스)와 이당류(맥아당, 젖당 등), 다당류(전분, 덱스트린, 글리코겐 등)로 나뉘며, 단백질, 지방과 함께 인체에 가장 필요한 3대 영양소이다. 탄수화물이 인체에 포도당 형태로 흡수되고, 이것이 근육세포나 간에 저장되고, 뇌는 혈중 포도당을 에너지원으로 이용한다. 운동 시에는 근육에 저장된 글리코겐을 포도당으로 분해하여 사용한다. 체내에서 완전 산화되는 가장 경제적이고 효율적인 성분이며 사람의 대사 작용에 매우 중요한 에너지원이다. 성인의 체내에는 약 300~350g의 탄수화물이 저장되어 있는데, 그 대부분이 글리코겐으로서 100g 정도는 간에, 200~250g은 심장, 연조직 및 골격근육에 글리코겐의 형태로 저장되어있으며, 약 15g은 혈액과 세포 외액에 포도당으로 존재한다. 또한 극소량은 여러 가지 중요한 신체 구성 물질이 되고 있다. 사람에서 저장 에너지는 표 1과 같다. 간에 저장된 글리코겐의 주목적은 혈당을 일정 수준으로 유지하기 위햐 저장되며, 근육에 저장된 글리코겐은 근육의 골격근을 위한 에너지로만 사용이 되고 결코 혈당을 일정 수준 유지하기 위해서는 사용되지 않는다, 근육에는 글루코오스 6인산을 글루코오스 바꾸는데 필요한 글루코오스 6인산 인산분해효소가 없기 때문에 근육 밖으로 나가 혈중에 들어갈 수 없다.

표 1. 사람에서 에너지 저장

사람 에너지 저장				
조직 연료	저장량 g	연료 제공		
		기아상태	걸을 때	마라톤
지방	9,000~15,000	34일	11일	3일
근육 글리코겐	350	14시간	5시간	70분
간 글리코겐	80	3.5시간	70분	18분
혈액/세포외 포도당	20	40분	15분	4분
체 단백질	6.000	15일	5일	1.3일

*Horn RS. "Integration of Metabolism"

섭취한 탄수화물은 우리 몸에 필요한 에너지의 가장 중요한 원천으로 근육과 뇌는 물론 온몸의 세포 하나하나를 움직이게 해준다. 신체의 1차 에너지원인 탄수화물이 부족할 경우 다음 순서인 지방을 태워서 에너지로 사용을 하게 된다. 물론 그렇기 때문에 지방이 감소가 될 수가 있지만... 단수화물의 부족으로 인하여 그에 따른 부작용이 동반된다. 근육을 구성하는 단백질을 에너지원으로 사용하여 근육 손실이 일어날 수 있으며, 복부지방이나 엉덩이에 저장된 지방이 분해되면서 에너지를 공급한다. 지방이 분해되면서 나온 아세틸-CoA가 구연산회로에서 모두 사용되어 에너지로 모두 사용되면 다행이지만 그렇지 못한 일부 acetyl-CoA는 앞에서 이미 언급한 것처럼 당신생회로로 들어가지 못하고, 다른 대사 경로를 통해 케톤체를 형성하게 된다. 케톤체가 쌓이면 저혈당을 유발할 수 있다. 이와는 반대로 탄수화물을 과다로 섭취 할 경우에는 식후 혈당을 높일 뿐 아니라 과잉 열량이 쌓여서 남는 탄수화물은 지방으로 전환되어 체지방이 증가하게 되고 혈액 내 중성지방의 수치를 높이거나 좋은 콜레스테롤(HDL 콜레스테롤)을 낮출 수 있다. 즉, 당뇨병, 지방간, 고지혈증, 비만 대사질환에 문제가 생길 수 있기 때문에 인간은 항상 적정량의 탄수화물을 섭취함으로서 신체의 에너지원으로 사용해야 된다. 쉽게 표현을 하면 혈당을 급격히 올리면서 빠르게 허기를 지게 만들고 탄수화물의 단맛에 중독이 되게 하는 "나쁜 탄수화물"은 단당류와 이당류와 같은 단순 탄수화물이다. 반대로 혈당을 천천히 올려주며 운동의 에너지원이 되며 근육이 빠져나가는 것을 막아주는 "좋은 탄수화물"로는 다당류와 섬유소와 같은 복합탄수화물이다. 보통 다이어트를 할 때 탄수화물을 제한하는 다이어트를 하는 경우가 많다. 그렇지만 이는 잘못된 상식이다. 나쁜 탄수화물을 끊어야 올바른 탄수화물 제한 방법이다. 좋은 탄수화물은 체내 흡수 속도가 느린 식품으로 정제(가공)을 덜한 식품이 흡수가 느리며, 흡수가 느리면 혈당도 서서히 올라가 포만감이 오랜 간다. 또한 포만감 대빈 칼로리가 낮은 식이 섬유소 역시 좋은 탄수화물이다.

탄수화물을 먹어야 하는 이유

신체 활동을 위해서는 에너지가 끊임없이 요구된다. 뇌(중추신경계)는 에너지 급원으로 오직 포도당만을 사용하므로 중추신경계의 원활한 작용을 위해서는 탄수화물은 꼭 있어야 하고 지방도 에너지 급원으로 쓰이긴 하지만 이때에도 탄수화물이 필요하다. 지방이 에너지로 쓰일 때 그 과정에서 중간대사 산물인 케톤체(ketone bodies)가 지나치게 쌓여서 부담으로 작용하는 경우도 있다. 탄수화물의 부족은 장·단기적으로 심각한 건강 장애를 일으키는 것으로 과학적인 결과가 나타난다. 단기적으로 볼 때 저혈당은 의기소침, 활력저하, 정신기능의 지체, 수면부족, 불쾌감, 신경과민을 유발할 수 있다. 장기적으로 볼 때는 미네랄이 부족해져서 심장박동 불규칙이 뒤따르고, 근 골격이 약화되어 관절과 결합조직의 영구손상으로 위험이 악화될 수 있다. 탄수화물의 다른 중요한 기능중의 하나는 단백질 절약 작용(protein sparing action)이다. 단백질 절약작용이란 탄수화물이나 지방을 섭취할 때 나타나는 단백질 이화작용이 줄어드는 현상이다. 즉 단백질 분해를 억제하는 작용이다. 탄수화물의 중요한 역할 중에 하나로 단백질 대신에 탄수화물이 에너지원으로 사용되는 것이다. 단백질 역시 우리 몸에서 에너지원으로 사용될 수 있지만 단백질은 에너지원으로 쓰이기보다 다른 중요한 역할이 있다. 단백질도 에너지를 낼 수 있으나 단백질의 에너지를 내는 일 외에도 단백질 고유의 중요하고도 필수적인 기능이 많다. 우리 몸에 필요한 물질을 필요로 하는 곳까지 운반하는 운반 단백질로 철분을 운반하는 페리틴(ferritin), 구리 운반을 돕는 세룰로플라스민(ceruloplasmin)도 단백질이며, 산소를 운반하는 헤모글로빈 역시 단백질이며, 면역에 중요한 항체 역시 단백질이다. 만약에 단백질이 에너지원으로 많이 사용된다면 다른 중요한 단백질 기능을 할 수 없게 할 가능성이 있기 때문에 탄수화물과 지방이 단백질보다 우선적으로 에너지원으로 사용이 된다. 셀룰로오스, 헤미셀룰로오스(hemicellulose), 리그닌(lignin), 펙틴(pectin), 검 같은 식이섬유소(dietary fiber)도 탄수화물인데 이들은 장내에서 물을 흡수하여 부드러운 덩어리를 만들고, 이것이 소화기관 근육의 수축을 자극하여 장내에서 음식물이 잘 이동하도록 연동운동을 돕는 역할을 한다. 탄수화물은 신체 내에서 중요한 몇 가지의 화합물을 형성 하는데 주로 윤활물질(예, hyaluronic acid)이나 손톱, 뼈, 연골 및 피부 등의 중요한 구성요소(예, glycosaminoglycan)가 되고 있다. 미국 영양사인 브리프리 호톤(Briefley Horton)의 인터넷 기사 탄수화물을 먹어야 할 6가지 이유(6 Reasons You Should Be Eating Carbs)를 살펴보자. “탄수화물이 당신을 뚱뚱하게 만든다”는 일반적인 오해가 널리 퍼져있다. 그러나 그렇지가 않다. 물론 불필요하게 많은 양을 먹는다면 체중 증가에 기여할 수 있지만, 어떤 음식도 과도하게 먹을 수 있다. 탄수화물은 중요한 영양소이고 식습관에 좋은 한 가지를 더하게 되는 것이다.

1. 탄수화물은 기분을 좋게 하는데 도움이 된다. 연구자들은 탄수화물이 기분을 좋게 하는 뇌 화학물질인 세로토닌(serotonin)의 생성을 촉진한다고 생각한다. 2009년 브링크워쓰(Brinkworth GD) 연구팀에서 1년 동안 쌀 반 컵과 빵 한 조각으로 된 20~40g의 매우 낮은 탄수화물 식이를 한 사람들의 경우 유제품, 통곡물, 과일 및 콩과 같은 저지방 고탄수화물 식이를 한 사람들보다 더 많은 우울, 불안, 분노를 경험했다. 통곡물 빵과 시리얼과 같은 복합 탄수화물은 녹말과 섬유소로 이뤄져 있으며 뇌에서 신경전달물질인 세로토닌의 분비를 돕는다. 세로토닌은 기분, 잠, 식욕 등의 조절을 돕는 긍정의 호르몬이다. 통증이나 아픔을 이겨내도록 돕기도 한다. 통밀 파스타, 검정쌀, 고구마 등도 세로토닌 분비를 유도하는 탄수화물을 함유하고 있다.
2. 탄수화물은 체중 증가를 예방하고 심지어 체중 감량을 촉진할 수 있다. 2003년 하버드의대의 류(Liu S) 연구팀은 36~63세의 미국간호사 74,091명을 1984년부터 19986년, 1990년, 1994년에 음식 섭취빈도 설문을 통해 추적 관찰한 결과, 체중 증가는 고섬유, 통곡물 음식의 섭취와 반비례했지만, 정제된 곡물 식품의 섭취와 양의 상관관계가 있었음을 발견하였으며, 이는 체중 조절을 돕기 위해 통곡물과 정제된 곡물 제품을 구별하는 것이 중요하다는 것을 발표하였다. 즉, 섬유소 섭취를 늘린 사람들이 일반적으로 체중 감소가 있다는 것을 발견했다. 반면에 식이섬유소를 줄인 여성들은 살이 쪘다. 많은 탄수화물이 식이 섬유소를 함유하고 있는데 이들은 사실 소화가 잘 안 되는 복합 탄수화물이다. 섬유소는 포만감을 더 오래 지속시키고, 건강한 소화를 도울 수 있어 체중 감량에 도움을

줄 수 있다. 도넛은 건강 음식이 아닐지 모르지만 1g당 4kcal에 해당하는 탄수화물을 함유하고 있다. 브로콜리, 적색 녹색 황색의 고추, 콩류, 옥수수, 검정쌀과 같은 식품에는 복합 탄수화물이 많이 함유돼 있으며 칼로리는 거의 없다. 그러면서도 포만감을 느낄 수 있다. 이것이 바로 다이어트를 할 때 탄수화물을 먹지 않는 것이 역효과를 가져오는 이유다. 살을 좀 빼고 싶다면 칼로리가 적고, 포만감을 지속시킬 수 있는 복합 탄수화물을 즐겨라.

3. 탄수화물은 심장에 좋다. 연구에 따르면 매일 수용성 섬유소 섭취량을 5~10g씩을 하면 LDL-콜레스테롤을 5% 감소한다고 하였다. 또한 통곡물[현미, 불구르(bulgur, 불굴, 벌거 등으로 표시하기도 하는데 지중해 연안에서 주로 생산되는 듀림밀, durum wheat을 통째로 세척히여 삶거나 구운 후에 건조하여 맷돌로 갈아낸 곡물 가공품), 퀴노아(일종의 명아주로 작은 낟알을 생산하는 곡물이다. 남아메리카 안데스 산맥의 고원에서 자라며, 수천 년 동안 페루와 볼리비아, 에콰도르 등 안데스 지역에서 널리 재배해 온 중요 농작물이었다. 낟알은 쌀보다 작고 둥근 모양이며, 검정색, 붉은색, 갈색 등 색이 다양하다)]을 더 많이 먹는 사람들은 LDL-콜레스테롤이 낮고, LDL-콜레스테롤은 높은 경향이 있다. 대부분의 복합 탄수화물에는 당분이 적고, 섬유소가 풍부하게 들어 있다. 포만감을 주는데다가 섬유소는 건강을 유지하는 데도 좋다. 섬유소에는 수용성 식이섬유와 불용성 식이섬유가 있다. 불용성 식이섬유소는 소화를 돕고 변비를 막아준다. 밀겨와 통밀 등의 복합 탄수화물에는 불용성 식이섬유소가 풍부하다. 귀리, 당근, 사과 등에 끈적이는 젤 형태로 함유된 수용성 식이섬유소는 콜레스테롤의 흡수를 막아 심장병과 뇌중풍의 위험을 낮춘다. 뿐만 아니라 혈액 내 포도당 수치를 안정시키며 당뇨 조절에도 도움을 준다. 일반적으로 권고하고 있

는 하루 섬유소 섭취량은 여성 21~25g, 남성 30~38g이다.

4. 탄수화물이 허리둘레를 줄이는데 도움을 줄 것이다. 2009년 맥권(McKeoun NM) 연구팀에 따르면 60~80세의 자유롭게 사는 434명(남자 177명, 여자 257명)을 대상으로 한 연구에서 정제된 곡물을 통곡물로 바꾸면 총 체지방과 뱃살을 줄이는데 도움이 될 수 있다고 발표하였다. 이 연구에서 하루에 약 3인분의 통곡물을 먹은 성인들은 1/4미만 먹은 사람들보다 체지방이 약 2.4%, 복부지방이 3.6% 줄었다.
5. 탄수화물은 기억을 선명하게 유지시켜 준다. 과체중인 여성들이 일주일 동안 식단에서 탄수화물을 완전히 제거하라는 지시를 받아 저탄수화물 식이를 따른 경우 터프트 대학의 연구에서 미국 식이협회 가이드라인에 따른 저열량 식이를 한 여성들에 비해 작업 기억력(한 예로 내가 이방에 왜 들어갔을까?)과 시각 공간 기억력(지도에서 위치를 기억하는 것) 테스트에서 더 나쁜 결과를 보였다.
6. 탄수화물이 지방을 빼는데 도움을 줄 것이다. 영양학 저널(Journal of Nutrition)의 한 연구에 따르면, 운동 3시간 전에 오트밀이나 브란 시리얼 같은 통곡물과 같은 "느리게 방출되는" 탄수화물로 만든 아침을 먹는 것이 더 많은 지방을 태우는 데 도움이 될 수 있다고 하였다. 이 연구에서, "느리게 방출되는" 탄수화물을 먹는 것은 흰 토스트와 같은 정제된 탄수화물을 먹는 것만큼 혈당이 치솟지 않았다. 결과적으로, 인슐린 수치는 그렇게 높지 않았고, 인슐린이 지방을 저장하도록 신체에 신호를 보내는 역할을 하기 때문에, 더 낮은 수치를 갖는 것이 지방을 태우는 데 도움이 될 수 있다.

탄수화물은 운동 중 중요한 에너지원

탄수화물이 함유된 음식은 운동 시 가장 중요한 에너지원이다. 탄수화물은 젖산 시스템에서 무산소 에너지대사에 사용되는 유일한 에너지원일 뿐만 아니라(포도당 1분자당 2 ATP 생성) 유산소성 시스템에서도 가장 효율적인 에너지 연료(포도당 1 분자당 38 ATP 생성)이다. 만약 탄수화물의 칼로리(g당 4kcal) 값과 지방(g당 9kcal)의 칼로리 값을 비교해 본다면 지방이 더 나은 에너지원이라 생각할 수 있다. 그러나 지방 대사는 보다 많은 산소가 요구된다. 1 리터의 산소로부터 얻어낼 수 있는 칼로리를 고려해 본다면 탄수화물은 5.05kcal를 생성하는 반면에 지방은 4.69kcal에 불과하다. 그러므로 탄수화물은 지방보다 7%나 효율적인 연료로 간주된다. 탄수화물의 대사과정 역시 지방 대사과정보다 더 효율적이다. 결과적으로 탄수화물은 근육 수축을 위한 ATP 생성을 지방보다 3배나 빠르게 할 수 있다. 운동 시 사용되는 탄수화물의 1차적 형태는 활성화된 상태로 근육 속에 저장되어 있는 글리코겐이다. 운동하는 동안에 근육 글리코겐이 사용되면서 혈당이 근육으로 들어가서 에너지생성경로를 거치게 된다. 뒤이어 간은 저혈당을 방지하고 혈당치를 일정하게 유지시키기 위해서 포도당의 일부를 혈액으로 방출시킨다. 1985년 코일(Coyle EF) 연구팀은 적당량의 운동을 수행하는 동안에 근육 글리코겐과 간 글리코겐이 같은 양으로 사용된다고 하였다. 그러나 힘든 운동 시에는 근육 글리코겐의사용량이 더 많아 진다. 그러므로 신체 안에 저장된 모든 탄수화물은 혈중 글루코오스, 간 글리코겐과 근육 글리코겐으로 다양한 형태의 운동 상황에서 에너지생성에 중요하다. 정상적인 신체활동은 정상적인 탄수화물 섭취와 마찬가지로 운동 중 탄수화물 이용을 최적화하는데 필수적이다.

탄수화물이 살찌우는 주범일까?

매년 커지는 건강시장에서 다이어트를 중요시하는 사람들이 늘면서 살이 찐다는 이유로 탄수화물을 재한하고 있다. 살과 가장 밀접한 지방보다 오히려 탄수화물이 더 혐오스럽게 취급받고 있는 시대에 살고 있다. 탄수화물이 살찌우는 것 말고 우리에게 주는 이득은 무엇일까? 사실 탄수화물은 우리가 매일 먹는 밥의 주성분이다. 쌀밥이나 밀가루로 만든 국수, 간식으로 먹는 으깬 감자, 다이어트 때 먹는 고구마 등은 탄수화물이 많이 함유되어 있다. 운전할 때 씹는 껌이나 공부할 때 먹는 달달한 초콜릿과 콜라나 사이다도 탄수화물인 단당류가 많이 들어 있다. 어찌 보면 탄수화물은 우리 삶에서 가장 많이 접하는 영양분이다. 이런 탄수화물의 가장 큰 특징은 탄수화물이 가장 선호하는 '에너지'라는 것이다. 글을 쓰거나 깊은 생각을 하면서 머리를 쓴다거나, 걷거나 달리면서 근육을 사용할 때 우리는 몸에 저장된 탄수화물을 이용해서 힘을 낼 수 있다. 심지어 숨을 쉬거나 눈을 깜박이는 기본적인 생명활동에도 탄수화물이 쓰인다. 즉, 우리 몸의 모든 기능은 탄수화물 없이 불가능하다. 그만큼 탄수화물은 에너지원으로써 우리에게 매우 중요하다. 게다가 신체에서 가장 핵심이라고 할 수 있는 뇌는 오로지 탄수화물을 에너지원으로 사용하기 때문에 그 중요성이 더욱 크다. 살면서 뇌를 사용하지 않을 때가 있을까? 그럼에도 탄수화물이 미움 받는 이유는 살찐다는 것 때문이다. 식사를 통해 적정량의 에너지를 섭취한 상태를 포화상태라고 한다면 우리의 식욕은 이와는 별개로 포화상태 이후에도 작용한다. 충분한 식사 후에도 후식으로 달콤한 과일을 먹거나, 시럽이 가득한 아메리카노, 달콤한 라떼는 식사 후에도 우리의 눈, 코, 입을 자극한다. 형태만 다를 뿐 탄수화물이 가득 들어 있는 간식거리는 포화상태인 우리 몸으로 침투하여 각자 할 일 즉, 에너지로 사용되고 싶지만 이미 선착순에서 밀려 우리 몸에 축적될 수밖에 없다. 우리 몸은 이전에 기아상태일 때를 기억하여 남아도는 에너지원인 탄수화물을 몸 밖으로 내보내지 않고 우리 몸에 다른 형태로 전환하여 저장한다. 탄수화물은 간과 근육 등에 저장되지만 그 냥은 그리 크지 않기 때문에 다른 영양소로 전환되어야만 저장할 수 있기 때문이다. 남아도는 탄수화물은 바로 지방으로 전환이 된다. 이것 때문에 탄수화물을 먹으면 살이 찐다고 하는 것이다. 결과만 보면 살이 찌는 것이 맞지만, 살이 찌는 이유는 필요한 에너지 이상으로 많이 먹었기 때문이다. 남아도는 에너지원인 탄수화물에서 지방으로 전환되어 축적이 되니 살이 찔 수밖에 없다. 그러니 이 이유만으로 탄수화물을 제한하는 것은 잘못된 것이다. 이런 이유로 극단의 탄수화물 제한으로 탄수화물을 먹지 않으면 질병에 노출되기 쉽다. 탄수화물을 대사하여 에너지로 사용하는 뇌나 적혈구는 탄수화물이 없을 경우 단백질과 지방을 다시 탄수화물로 바꾸어 에너지를 얻게 되는데 이것이 당신생작용이다. 이 결과로 케톤체나 암모니아와 같은 노폐물이 발생하게 된다. 이렇게 노폐물이 쌓이면 고장이 나기 마련이고 질병이 생기기 마련이다. 식약처에서 지정한 하루 식품구성을 보면 탄수화물은 하루 2~4회, 전체 섭취량의 50~55%를 먹으라고 권장하고 있다. 남녀 모두 하루에 1000kcal 이상의 탄수화물을 섭취해야 건강하다는 것이다. 절반 이상을 차지하는 탄수화물을 먹지 않는다는 것은 우리 몸에 위험성이 매우 커 보인다. 탄수화물을 먹으면 살찐다고 걱정하지만 하루 두 끼 또는 세끼 정해진 양을 먹고 격렬한 운동까지 아니더라도 일을 하거나 사람을 만나는 등 규칙적인 활동을 한다면 지속적인 에너지 소비가 가능하기 때문에 살이 찌지 않고 오히려 건강한 신체를 유지할 수 있다.

균형 잡힌 탄수화물 섭취

최근 탄수화물을 보는 대중들의 시선이 곱지 않다. '탄수화물=다이어트의 적'으로 여겨지며 탄수화물 섭취를 극도로 제한하는 등의 기피 현상이 이어지고 있으며 탄수화물이 든 밥을 먹지 않고 고지방을 섭취해 다이어트 효과를 봤다고 주장하는 사례도 쉽게 찾아볼 수 있다. 하지만 전문가들은 한 가지 영양소의 비중을 극단적으로 줄이는 것은 건강에 좋지 않다고 입을 모은다. 우리 몸의 필수 영양소인 탄수화물, 지방, 단백질은 반드시 적당량을 섭취해야 한다. 저칼로리 식이요법을 시행한다 할지라도 3대 영양소의 비율은 대체로 탄수화물 50%, 단백질 20%, 지방 30%로 균형 잡힌 식단이 되도록 구성해야 한다. 그렇지 않을 경우 대사 불균형을 일으킬 수 있기 때문이다. 이 중에서도 특히 우리 몸을 움직이는 데 필요한 최소한의 에너지원을 확보하고 건강을 유지하기 위해서는 적당한 탄수화물을 섭취해야 한다고 강조한다. 탄수화물은 '단백질 절약효과'를 일으키는 역할 때문이다. 탄수화물을 충분히 먹으면 근육에서 단백질이 잘 빠져나가지 않는다. 따라서 탄수화물 섭취를 줄이며 다이어트를 할 경우 오히려 단백질이 빠져나갈 수 있다. 이는 근육의 기능을 약화시켜 활발한 활동을 지속할 수 없게 만드는 가운데 무기력함을 유발할 수 있다. 또한 탄수화물 섭취를 극도로 제한할 경우 다른 영양소의 섭취를 막아 오히려 신체리듬이 깨지고, 극단적인 식습관은 탈모, 무월경, 불면증 등의 부작용까지 동반할 수 있다. 만약 탄수화물 섭취를 하루 100g 이하로 줄일 경우 소변 양이 과다하게 증가하게 돼 체내 수분이 급격히 줄어들게 된다. 체중이 줄지는 몰라도 실제 체지방의 감소는 두드러지지 않고 체내 대사의 변화를 야기한다. 결과적으로 피로감이 증가하고 탈수, 저혈압이 일어나며 혈액 내에 요산이라는 노폐물이 축적돼 구취를 유발한다. 따라서 최근 유행하는 저탄수화물, 고지방 식단처럼 탄수화물 섭취를 극단적으로 줄이는 것은 단기적으로 체중감량 효과가 있을 수 있으나, 그 효과가 일시적이고 영양적으로 불균형이 초래돼 도리어 건강을 해칠 수 있다는 결과를 도출할 수 있다. 한편, 탄수화물은 단순 탄수화물과 복합 탄수화물로 나뉜다. 사람들이 체중 증가를 우려하는 탄수화물은 단순 탄수화물이다. 단순 탄수화물은 씹었을 때 부드럽고 단맛이 느껴지는 음식들이 많으며 대표적으로 밀가루, 각종 과자, 음료수, 설탕 등을 꼽을 수 있다. 반면 복합 탄수화물은 소화가 천천히 되는 섬유소가 30~50% 들어 있어 포만감이 오래 유지된다. 대표적인 복합 탄수화물은 쌀로 단순 탄수화물에 비해 훨씬 위에 부담을 덜 줘 소화가 잘된다. 아이에게 처음 이유식을 먹일 때 쌀미음부터 시작하는 것 역시 쌀 흡수율이 높아 아이의 미숙한 소화기에 부담을 주지 않기 때문이다. 탄수화물 섭취의 중요성은 2018년 호주 시드니대학교의 왈(Wahl D) 연구팀은 탄수화물 섭취가 건강 유지에 도움을 줄 수 있다는 연구결과가 발표되었다. 실험용 쥐를 상대로 8주 동안 단백질, 탄수화물 비율이 다른 식단을 제공한 결과로, 저단백-고탄수화물 식단이 칼로리를 40% 줄인 소식 식단과 동일한 효과를 얻었다. 즉 단백질이 적고 탄수화물이 많은 식단은 인슐린 활동, 혈당, 콜레스테롤 수치 등에 있어 칼로리를 제한하는 것과 같은 효과가 있음이 밝혀진 것이다. 강남세브란스병원 안철우 교수는 "체중 감량을 위해 특정 영양소를 극도로 줄이는 식습관 보다는 장기적으로 실행 가능한 식습관을 형성하는 것이 무척 중요하다"며 "지속 가능한 식이조절을 위해서는 탄수화물을 지나치게 줄이는 것을 지양하고 대신 과도한 지방대신에 양질의 단백질과 함께 쌀, 현미 등 복합탄수화물과 식이섬유소가 충분히 포함된 균형 잡힌 식단을 실천하는 것이 좋다"고 말했다.

적당한 탄수화물 섭취

최근 탄수화물을 적게 먹고, 지방을 많이 먹는 '저탄고지 다이어트'가 유행하면서 식탁에서 탄수화물이 설자리가 줄어들고 있다. 필요 이상으로 정제 탄수화물을 섭취하면 남아도는 포도당으로 인해 지방으로 저장되고, 많은 대사질환을 유발한다. 하지만 필요한 만큼 탄수화물을 먹지 않으면 우리 몸은 비상사태를 선포한다. 탄수화물은 몸속 섭취된 영양소 중에서 가장 먼저 에너지로 사용되는 영양소이다. 탄수화물을 다 쓰고 모자라면 지방, 단백질 순으로 분해해서 필요한 에너지를 공급한다. 또한 우리 몸의 절반을 차지하는 뇌는 탄수화물에서 전환되는 포도당만을 에너지원으로 사용할 수 있다. 그렇기 때문에 탄수화물은 우리가 하루에 가장 많이 섭취해야 하는 영양소 중 하나라고 할 수 있다. 2018년 미국 보스턴에 있는 브리검 여성병원의 사이델만(Seidelmann SB) 연구팀이 20개국의 43,2179명을 대상으로 한 연구에 따르면 탄수화물을 고기나 치즈 같은 단백질 위주로 대체 섭취할 경우 사망위험이 높아진다고 한다. 단, 탄수화물 대신 콩이나 견과류, 채소로 대체해서 섭취했을 경우 사망위험이 낮아진다고 한다. 즉 탄수화물을 적당히 섭취하는 것이 건강과 장수에 최적인 것으로 보이며, 모든 저탄수화물 식단이 동등하게 만들어지는 것은 아니라고 하였다. 이러한 연구 결과는 미국 4개 지역사회의 45~64세로부터 다양한 의료, 사회, 인구통계학적 데이터를 수집한 성인 15,400명을 대상으로 ARIC(the Atherosclerosis Risk in Communities Study)연구에서 나왔으며, 탄수화물 섭취량과 사망률의 연관관계를 분석했는데, 그 결과 탄수화물 비율이 전체 식단의 50~55%인 경우 33년을 더 생존하였고, 70% 이상인 경우 32년, 그리고 40% 미만인 경우가 29년을 더 생존한 것으로 나타났다. 결국 탄수화물을 적게 섭취하는 사람의 사망 위험성이 가장 높았던 것이다. 연구팀은 저탄수화물 식이를 따르고 양고기, 소고기, 돼지고기, 닭고기 등 동물성 단백질을 다량 섭취한 사람은 사망률이 높았고, 채소, 견과류, 땅콩버터, 통곡물 빵 등 식물성 단백질을 선호하는 사람은 사망률이 낮다는 사실을 확인하기 위해 다른 연구들의 메타분석을 하였다. ARIC 연구의 각 참가자는 연구를 시작할 때와 6년 후에 다시 식이 섭취량을 기록하도록 하였다. 연령, 성별, 인종, 총 에너지 섭취량, 교육, 운동, 소득수준, 흡연 및 당뇨병의 발생에 대해 25년 동안 전체 탄수화물 섭취와 모든 원인 사망률 사의 연관성을 평가하기 위해 조정을 하였다. 이 연구의 공동 저자인 월터 윌렛(Walter Willet)은 "너무 과하거나 너무 적은 탄수화물은 해로울 수 있지만, 가장 중요한 것은 사람들이 섭취하는 지방, 단백질, 탄수화물의 종류입니다"라고 발표하였다. 그녀는 저탄수화물 식단을 따르고 있다면 대신 더 많은 식물성 지방과 단백질을 채워 장기적으로 건강한 노화를 촉진할 것을 추천하였다.

탄수화물을 끊으면 몸무게가 줄어들게 되는데 이는 체지방이 분해되어서가 아니라 수분손실의 결과다. 탄수화물이 글리코겐의 형태로 체내에 저장될 때 탄수화물 1g은 3~4g의 수분과 함께 몸속에 저장된다. 그렇기 때문에 탄수화물의 섭취가 줄어들면 당연히 체내 수분량이 줄어들게 된다. 이는 물을 많이 마신다고 해결이 되지 않는다. 체내 수분이 부족하면 기본적인 대사에 문제가 생겨 소화나 혈액순환에 문제가 발생할 뿐만 아니라 우리 몸의 신진대사가 엉망이 된다. 게다가 언젠가는 탄수화물을 다시 먹게 되면 요요현상이 나타난다. 그렇기 때문에 다이어트를 할 때는 체중보다 체지방 감소를 목표로 해야 한다. 탄수화물 섭취를 제한하면 우리 몸이 에너지원으로 지방을 사용하게 되는데 이 과정에 간에서 케톤이라는 대사산물이 만들어 진다. 혈중 케톤

농도가 증가하게 되면 머리를 세게 흔드는 것처럼 두통이 생긴다. 이 케톤체가 소듐과 함께 소변으로 빠져나가면서 탈수 증상도 나타나게 된다. 이유 없이 두통이 지속된다면 우리 몸에서 더 많은 탄수화물을 필요로 한다는 신호일 수 있다. 탄수화물이 부족해지면 조금만 움직여도 금방 피로해진다. 신체적인 활동에 사용할 힘이 없다는 신호이다. 에너지 주요 공급원인 탄수화물이 부족하면 대사 기능이 떨어지고 피로와 함께 무기력해지게 된다. 게다가 우울증도 동반될 수 있는데 탄수화물이 세로토닌의 분비를 촉진해 기분을 좋게 하는 역할 때문이다. 탄수화물이 부족해지면서 세로토닌 분비도 감소해 기분을 우울하게 만들 수 있다. 탄수화물 섭취가 부족하면 쉽게 감기에 걸리고, 입병이 나고, 상처가 잘 낫지 않는 등 여러 면역력 저하로 생기는 여러 가지 증상이 나타난다. 탄수화물은 신체 내에서 항체 생성에 도움을 주는 영양소인데. 탄소화물 섭취가 부족하면 항체 생성에 제대로 되지 않아 면역력 저하로 이어질 수 있다. 게다가 탄수화물 대신 지방을 연소시키면서 발생하는 케톤체가 면역력과 관련한 세포의 기능을 저하시키고, 면역에 관여하는 기관인 갑상선의 기능도 저하시킬 수 있다. 하루 100g 이상의 탄수화물을 반드시 섭취해야 한다. 탄수화물 100g은 밥 1공기 반 정도 된다. 세끼 모두 밥을 먹는다면, 끼니마다 적어도 반 공기 정도는 꼭 먹어야 한다는 것이다. 밥을 먹을 때는 정제당인 백미보다는 복합 탄수화물인 현미와 잡곡으로 지은 통곡물로 먹는 것이 좋다. 한국인 영양소 섭취기준에 따르면 탄수화물의 적정 섭취 비율은 총에너지의 55~65%이다. 노년층의 경우 탄수화물 섭취 비중이 너무 높은 게 문제지만, 너무 적은 사람도 있다. 체중 조절을 한다고 무조건 탄수화물 음식을 멀리할 게 아니라 적절한 양을 먹어야 한다. 단백질이나 지방 등 특정 영양소만 과다 섭취하는 것은 바람직하지 않다. 체중감량을 위해서 칼로리를 줄이더라도 탄수화물, 단백질, 지방과 같은 에너지를 내는 영양소의 균형을 잘 맞추는 것이 중요하다. 탄수화물을 먹되 과식 없이 '좋은 것'을 먹는 게 중요하다. 흰쌀밥 위주에서 벗어나 현미, 보리, 귀리 등 통곡물을 자주 먹는 게 좋다. 식이섬유가 풍부한 과일 등에도 좋은 탄수화물이 많다. 반면에 당류, 정제곡물은 절제하는 것이 좋다. 체중감량의 핵심은 육류 등의 기름기(포화지방산)를 줄이는 등 총 섭취열량을 조절하는 것이다. 좋은 탄수화물과 각종 양양소를 잘 섭취하고 운동을 병행하는 게 핵심이다.

탄수화물 제한으로 나타나는 증상

살을 뺀다고 밥, 빵, 면 등 탄수화물 음식을 거의 안 먹는 사람이 있다. 탄수화물 식품을 많이 먹으면 열량이 증가하고 체중관리가 어려워지는 것은 사실이다. 혈액 속 중성지방도 늘어날 수 있어 많이 먹지 않도록 해야 한다. 하지만 탄수화물 음식을 지나치게 줄여 몸속에서 탄수화물이 부족하면 어떤 일이 일어날까? 탄수화물은 과다 섭취 시 문제가 되지만, 생명유지에 꼭 필요한 영양소다. 몸을 움직이려면 에너지원인 탄수화물이 있어야 한다. 그런데 다이어트 등으로 탄수화물을 크게 줄이면 몸의 에너지원이 탄수화물 대신 지방으로 대체된다. 지방이 크게 소비되면 케톤체(ketone body)가 혈액 중에 지나치게 많아진다. 몸속의 중성 지방이 연소하면서 지방산으로 변해 땀과 섞여 배출되면서 역한 냄새를 풍길 수 있다. 바로 케톤체가 냄새의 원인이다. 입 냄새와 함께 몸에서도 냄새가 난다. 다이어트를 오래하는 사람에게 종종 입 냄새와 몸 냄새가 나는 이유다. 우리 몸의 근육은 탄수화물에서 소화된 포도당을 저장해 놓고 필요할 때 에너지원으로 꺼내 쓴다. 팔다리 근육 뿐 아니라 심장 근육이 움직이기 위해서도 포도당이 필요하다. 그런데 탄수화물이 부족한 상태에서 신체 활동을 계속하면 지방에 이어 단백질 소비도 증가한다. 단백질이 빠져나가면 근육이 약해진다. 근육이 줄어들면 몸속 장기의 활동도 위축되어 소화기능도 떨어진다. 이 경우 몸속 피로물질이 늘어나 입 냄새 등 몸 냄새의 원인이 될 수 있다.

탄수화물은 '행복 호르몬'인 세로토닌의 생성에도 관여한다. 몸속에 탄수화물이 적으면 세로토닌도 줄어든다. 기분이 착 가라앉고 민감해져 짜증이 쉽게 날 수 있다. 몸의 에너지원이 크게 감소하니 피로감도 심해진다. 스트레스가 늘어날 수밖에 없다. 탄수화물 대신 지방이 소모되면서 혈중 케톤 농도가 증가해 두통이 생기기도 한다. 탄수화물 속 포도당 공급이 줄면 뇌의 기능도 저하된다. 기억력이 줄면 공부나 업무 효율이 낮아질 수 있다.

강재헌 강북삼성병원 가정의학과 교수는 유행처럼 번지는 저탄고지 다이어트에 대해 "시럽과 같은 나쁜 당류와 밥과 같은 복합 탄수화물을 똑같은 탄수화물로 봐선 안 된다"며 "탄수화물을 줄이고 단백질을 넉넉히 먹는 건 다이어트에 도움이 된다"고 조언했다. 그러면서 "열량을 내는 건 단백질, 탄수화물, 지방 3가지다. 탄수화물을 완전히 끊게 되면 건강에 해로울 수 있으니 복합 탄수화물을 통해 건강하게 다이어트를 해야 한다"고 조언했다.

1. 구취가 발생한다. 탄수화물 안 먹으면 겪게 되는 가장 첫 번째 문제는 구취가 생길 수 있다. 탄수화물 섭취가 줄어들면 체내 수분이 저하되면서 구강이 건조해지며 구취를 유발하는 미생물이 쉽게 자라는 환경으로 변화한다. 심한 구취는 주변 사람들에게 피해를 줄 수 있는 문제이기 때문

에 구강 건조를 해결할 수 있도록 수분을 지속적으로 섭취해야 한다. 또는 침의 분비량을 늘릴 수 있도록 껌을 씹는 등의 방법으로 해결해야 한다.

2. 피곤함을 쉽게 느낀다. 탄수화물은 신체 활동에 필요한 포도당을 생성하는 가장 효과적인 에너지원이다. 탄수화물의 섭취량이 줄어들면 두뇌에서 포도당이 부족하다고 판단하여 몸이 쉽게 피곤함을 느끼며 업무 능력과 학습 능력의 저하가 발생할 수 있다. 극단적인 탄수화물 제한이 있을 경우 개인에 따라 두통, 피로감, 메스꺼움 등의 증상을 경험할 수 있는데 이럴 경우에는 소량의 탄수화물을 섭취해주는 것이 증상 회복에 도움이 된다.
3. 변비가 생길 수 있다. 탄수화물 안 먹으면 겪게 되는 문제점 중 변비가 가장 흔하다. 탄수화물 섭취량이 감소하면 신체가 탄수화물을 대신해서 지방과 단백질을 에너지원으로 활용한다. 그런데 지방을 분해하는 과정에서 케톤이라는 대사성 물질이 생성되며 이는 소변량의 증가로 이어진다. 소변 배출량이 증가하면 체내 수분량이 감소하면서 대변이 딱딱해지고 변비가 발생할 수 있다. 또 장의 연동 운동이 감소하면서 숙변이 늘어나고 시간이 갈수록 변비가 더 심해지는 문제로 연결된다.
4. 살이 쉽게 찔 수 있다. 다이어트를 한다면서 탄수화물을 갑작스럽게 끊어버리는 사람들이 많다. 하지만 탄수화물 안 먹으면 발생하는 다양한 건강 문제와 스트레스로 인하여 갑자기 대량의 탄수화물을 섭취하는 사람들이 많다보니 실제로 다이어트에 성공하는 사람보다 실패하는 사람들이 더 많다. 다이어트를 한다고 해서 탄수화물을 완전히 끊는 것 보다는 소량의 탄수화물을 적절히 섭취하는 것이 더 효과적일 수 있다.

5. 정신적인 스트레스를 받는다. 탄수화물은 두뇌의 핵심 에너지원이다. 탄수화물의 섭취가 줄어들면 행복감을 느끼게 만드는 세로토닌의 분비가 감소하면서 쉽게 짜증이 나고 예민해지는 문제가 발생한다. 뿐만 아니라 학습 능력과 인지 기능이 일시적으로 저하되면서 업무의 효율이 감소한다. 앞에서 언급했듯이 미국내과학회지의 발표에 따르면 1년간 탄수화물을 극도로 제한한 대상자들에게서 불안, 분노, 우울감이 그렇지 않은 대상에 비해서 더 높게 측정된다.
6. 두뇌의 기능이 저하된다. 인간의 두뇌가 정상적인 활동을 하기 위해서는 충분한 양의 포도당이 필요하다. 그리고 하루에 100g 정도의 탄수화물을 섭취하여야 두뇌가 정상적인 기능을 할 수 있다. 하지만 탄수화물의 섭취량이 극도로 제한되면 포도당이 부족해지면서 자연스럽게 두뇌의 기능이 저하되어 인지 능력과 학업 능력이 저하되는 문제가 발생한다.
7. 단백질이 대신 사용된다. 탄수화물 섭취가 제한되면 신체는 혈중 포도당 수치를 유지하기 위해 단백질을 분해하기 시작한다. 체내 단백질량이 감소하면 신체는 단백질의 손상을 막기 위해 체지방을 분해하는데, 이 과정에서 케톤이라는 것이 생성되면서 탈수, 메스꺼움 등의 증상을 경험할 수 있다. 탄수화물 안 먹으면 체내 단백질 수치가 부족해지면서 신체의 성장과 발달, 호르몬 생성과 같은 단백질 고유의 기능이 저하된다.

우리가 먹는 과자, 흰 쌀밥, 초콜릿, 음료, 빵 등은 정제된 탄수화물이다 보니 체내에서 소화 흡수되는 시간이 빨라 음식을 먹은 후 혈당이 급격하게 상승하는 문제를 가지고 있다. 또 상승했던 혈당이 저하되면서 허기를 느끼게 되어 다시 많은 양의 음식을 먹게 되는 악순환이 반복된다. 그렇기 때문에 탄수화물 섭취를 완전히 제한하는 것이 아니라 몸에 건강한 탄수화물을 적절히 섭취하는 것이 매우 중요하다. 현미, 통밀, 귀리, 고구마 등은 대표적인 복합 탄수화물 식품이다. 복합 탄수화물은 섭취하더라도 혈당이 급격하게 상승하지 않아서 당뇨에 좋고 공복감을 훨씬 더 늦게 느끼게 된다. 또 식이섬유소가 풍부해서 같은 양을 먹더라도 훨씬 더 높은 포만감을 느낄 수 있어서 식사량 조절에도 효과적이다. 건강하게 다이어트를 하기 위해서는 전체 식단의 50%는 육류, 채소, 야채로 섭취하는 것이 좋다. 나머지 25%는 단백질, 25%는 복합 탄수화물로 채우는 것이 가장 바람직하다. 충분한 양의 숙면을 취하지 않으면 신체는 스트레스에 대한 저항 능력이 감소하고 가짜 배고픔을 느끼면서 탄수화물에 대한 갈망을 느끼게 된다. 하루 7시간 ~ 8시간 정도의 숙면을 취하는 것만으로도 탄수화물 중독을 효과적으로 예방할 수 있다.

대한내분비학회·대한당뇨병학회·대한비만학회·한국영양학회·한국지질동맥경화학회 등 5개 전문학회는 공동성명서를 통해 "저탄고지는 탄수화물과 지방 둘 중 하나만을 선택해야 하는 것처럼 생각과 행동을 몰아가는 위험한 식사법이자, 건강에 심각한 위해를 초래할 가능성이 있는 비정상적인 식단"이라며 무분별하게 따르지 말 것을 권고한 바 있다. 강재헌 강북삼성병원 가정의학과 교수는 다이어트를 하더라도 하루에 최소 100g 정도의 탄수화물은 꼭 먹어야 한다고 했다. 그는 "탄수화물 섭취를 극도로 제한하면 우리 몸의 연료인 포도당이 고갈되기 때문에 체지방 분해로 생성된 케톤산을 대체 연료로 사용한다. 이 케톤산이 증가하면 근육과 뼈에 나쁜 영향을 줄 수 있으며, 뇌로 가는 포도당이 줄어들면서 집중력이 저하되고 몸에 유익한 복합당질 섭취가 부족해질 수 있다"고 우려했다. 탄수화물을 먹지 않는 일이 생각처럼 단순한 일이 아니라는 의료계의 지적이다. 탄수화물로 구성된 음식이나 간식을 극도로 제한하면 오히려 식탐이 강해지는 부작용이 생길 수 있다. 다음날 정제 탄수화물이 듬뿍 들어간 음식으로 폭식할 가능성이 크다. 많은 이가 자신의 식욕을 절제하지 못했다고 자책하지만 식욕은 의지로 해결하기에는 너무 강력한 문제다. 탄수화물을 대신해 고기와 같은 동물 단백질만 섭취한다면 통곡물이나 채소 섭취가 부족해질 가능성이 크다. 이에 따라 소화불량이나 변비 문제도 발생할 수 있다. 특히 기름진 고기의 과다 섭취는 더욱 그렇다. 전문가들이 권고하는 건강한 다이어트식단은 접시의 절반을 과일과 채소로 채우고, 나머지 25%는 단백질, 그리고 남은 25%는 통곡물처럼 정제하지 않은 탄수화물을 채우는 것이다.

운동 후 탄수화물 섭취

운동 후에 탄수화물의 섭취가 반드시 필요할까? 다들 운동하면서 탄수화물을 꼭 섭취해야 하는지 궁금해 하는 분들이 많다. 대부분 헬스 하는 분들이나 다이어트하는 분들은 운동 후에 단백질을 필수로 섭취하지만 탄수화물은 거의 섭취하지 않고 있다. 탄수화물 섭취 시 다이어트 효과가 떨어진다는 걱정과 운동 후 효과를 보지 못한다는 생각으로 탄수화물 섭취를 피하고 있다. 그래서 운동 후 탄수화물 섭취의 중요성과 왜 섭취해야 하는지 알아보자. 운동 후에 단백질 외에 반드시 섭취해야 하는 영양소는 탄수화물 즉 글리코겐이다. 대부분의 운동하는 분들은 알고 있지만 우리 몸은 운동할 때 글리코겐을 에너지원으로 사용한다. 글리코겐은 간과 근육에 저장된 포도당으로서 탄수화물, 수분으로 이뤄져 있다. 글리코겐은 운동할 때 지방보다 먼저 사용되는데 특히 자전거나 마라톤, 웨이트 등과 같은 고강도 운동을 할 때 소모되는 시간도 빠르다(표 1 참조). 또한 운동 후 적절한 글리코겐을 섭취하지 않거나 피하게 되면 체내의 피로로 이어지게 되며 탄수화물의 섭취 없이 고강도의 운동을 하게 되면 단백질을 분해해서 에너지원으로 사용하게 된다. 탄수화물은 섭취 후 75분~90분 이내에 활발하게 사용한다. 운동 전의 탄수화물 섭취는 운동 시작 2시간 전에 다당류 탄수화물을 섭취해주는 것이 좋다. 즉 다당류 탄수화물인 고구마, 현미밥, 통밀빵, 오트밀을 섭취해 준다. 다당류 탄수화물은 서서히 흡수되어 몸속의 혈당 수치를 조절해주기 때문이다. 따라서 운동 후에는 반드시 탄수화물과 수분을 섭취하는 것이 좋다. 만약에 운동 전에 흡수가 빨리되는 단당류 음식을 섭취하게 되면 체내의 혈당 수치가 급격하게 상승하여 인슐린이 많이 분비되고, 이는 순간적으로 혈당 수치를 낮추기 때문에 저혈당을 일으킬 수 있다. 따라서 1~2시간 전에는 반드시 복합 탄수화물이나 다당류 탄수화물 음식을 섭취해주는 것이 좋다. 운동 후에는 체내의 글리코겐이 거의 소진되어 있기 때문에 1시간 ~ 2시간 이내에 섭취해주는 것이 좋다. 운동 후에는 우리 몸에 글리코겐을 빠르게 흡수시키기 위해서 단당류 탄수화물을 섭취해주는 것이 좋다. 글리코겐의 보충은 단백질의 원활한 흡수와 합성을 돕기 때문에 운동 직후에는 단당류 탄수화물이 좋다. 또한 운동 후에는 체중 1kg당 0.5~0.7g의 탄수화물 섭취를 권장하고 있다. 만약에 운동 후 탄수화물을 섭취하지 않으면 체내 글리코겐 저장량이 부족해지고 다음 운동 시에 운동효과의 감소가 나타나게 된다. 수분 섭취는 유산소 시 수시로 섭취하는 것이 좋으며 웨이트 위주의 운동 시에는 유산소의 운동보다 적게 마셔도 상관이 없다.

참고문헌

1. Solomon EP, Berg LR, Martin DW: Biology. Cengage Learning. 2002, p52. ISBN 978-0534278281
2. National Institute of Standards and Technology : Material Measurement Library D-erythro-Pentose, 2-deoxy-, 2011

3. Flitsch SL, Ulijn RV : Sugars tied to the spot. Nature 2003 January 421(6920):219-20. doi:10.1038/421219a. PMID 12529622.
4. Maton A, Hopkins J, McLaughlin CW, Johnson S, Warner MQ, LaHart D, Wright JD : Human Biology and Health Englewood Cliffs, New Jersey: Prentice Hall. 1993, pp52-59. ISBN 0-13-981176-1.
5. USDA National Nutrient Database, 2015, p14
6. Cummings, John H : The Effect of Dietary Fiber on Fecal Weight and Composition 3rd ed. Boca Raton, Florida: CRC Press. 2001 p184. (ISBN 0-8493-2387-8.
7. Byrne CS, Chambers ES, Morrison DJ, Frost G : The role of short chain fatty acids in appetite regulation and energy homeostasis. International Journal of Obesit 2015 September, 39(9):1331-8. doi:10.1038/ijo.2015.84. PMC 4564526. PMID 25971927.
8. Coulter JM, Barnes CR, Cowles HC : A Textbook of Botany for Colleges and Universities 1930
9. Burtis CA, Ashwood ER, Tietz NW : (2000). 《Tietz fundamentals of clinical chemistry》.
10. Matthews CE, Van Holde KE, Ahern KG : Biochemistry 3rd ed. Benjamin Cummings. ISBN 0-8053-3066-6. 1999
11. Pichon L, Huneau JF, Fromentin G, Tomé D : A high-protein, high-fat, carbohydrate-free diet reduces energy intake, hepatic lipogenesis, and adiposity in rats. The Journal of Nutrition 2006 May, 136(5):1256-60. doi:10.1093/jn/136.5.1256. PMID 16614413.
12. Tighe P, Duthie G, Vaughan N, Brittenden J, Simpson WG, Duthie S, Mutch W, Wahle K, Horgan G, Thies F : Effect of increased consumption of whole-grain foods on blood pressure and other cardiovascular risk markers in healthy middle-aged persons: a randomized controlled trial. The American Journal of Clinical Nutrition 2010 October, 92 (4):733-40. doi:10.3945/ajcn.2010.29417. PMID 20685951.
13. Food and Nutrition Board (2002/2005). Dietary Reference Intakes for Energy, Carbohydrate, Fiber, Fat, Fatty Acids, Cholesterol, Protein and Amino Acids Archived - Archive.is. Washington, D.C.: The National Academies Press. Page 769 Archived 2006 09 12 ISBN 0-309-08537-3.
14. Joint WHO/FAO expert consultation (2003). [https://web.archive.org/web/20110423051140/http://www.who.int/hpr/NPH/docs/who_fao_expert_report.pdf (PDF). Geneva: World Health Organization. pp. 55-56. ISBN 92-4-120916-X.
15. Kelly SA, Hartley L, Loveman E, Colquitt JL, Jones HM, Al-Khudairy L, Clar C, German R, Lunn HR, Frost G, Rees K : Whole grain cereals for the primary or secondary prevention of cardiovascular disease. The Cochrane Database of Systematic Reviews 2017 Aug 8(8):CD005051 doi:10.1002/14651858.CD005051.pub3.
16. Joint WHO/FAO expert consultation : Carbohydrates in human nutrition, chapter 1. 1998, ISBN 92-5-104114-8.
17. Carbohydrates". 《The Nutrition Source》. Harvard School of Public Health. 2013 04. 03
18. Jenkins DJ, Jenkins AL, Wolever TM, Thompson LH, Rao AV : Simple and complex carbohydrates. Nutrition Reviews 1986 February, 44(2):44-9. doi:10.1111/j.1753-4887.1986.tb07585.x. PMID 3703387.
19. United States Department of Health and Human Services and United States Department of Agriculture, Dietary Guidelines for Americans 2010 Archived 2014년 8월 20일
20. Westman EC : Is dietary carbohydrate essential for human nutrition? The American Journal of Clinical Nutrition 2002 May, 75(5):951-3; author reply 953-4. doi:10.1093/ajcn/75.5.951a. PMID 11976176.
21. Park Y, Subar AF, Hollenbeck A, Schatzkin A : Dietary fiber intake and mortality in the NIH-AARP diet and health study. Archives of Internal Medicine 2011 June, 171(12):1061-8.
22. Johnston CS, Tjonn SL, Swan PD, White A, Hutchins H, Sears B : Ketogenic low-carbohydrate diets have no metabolic advantage over nonketogenic low-carbohydrate diets. The American Journal of Clinical Nutrition 2006 May, 83(5):1055-61.
23. Ebert D, Haller RG, Walton ME : Energy contribution of octanoate to intact rat brain metabolism measured by 13C nuclear magnetic resonance spectroscopy. The Journal of Neuroscience 2003 July, 23(13):5928-35. PMID 12843297
24. Marin-Valencia I, Good LB, Ma Q, Malloy CR, Pascual JM : Heptanoate as a neural fuel: energetic and neurotransmitter precursors in normal and glucose transporter I-deficient (G1D) brain. Journal of Cerebral Blood Flow and Metabolism 2013 February, 33(2):175-82. doi:10.1038/jcbfm.2012.151. PMC 3564188. PMID 23072752.

25. Coyle EF, Coggan AR, Hemmert MK, Ivy JL : Muscle glycogen utilization during prolonged strenuous exercise when fed carbohydrate. J Appl Physiol 1986 Jul, 61(1):165-72. doi: 10.1152/jappl.1986.61.1.165. PMID: 3525502
26. Goodridge AG, Sul HS: Lipid metabolismSynthesis and oxidation. In: Stipanuk MH, ed. : Biochemcal and Physiological Aspects of Human Nutrition. Philadelphia PA: W.B. Saunders Company, 2000; pp305-50.
27. Manninen AH : Metabolic effects of the very-low carbohydrate diets: misunderstood "villains" of human metabolism. J Int Soc Sports Nut 2004;31;1(2):7-11.
28. Westman EC : Is dietary carbohydrate essential for human nutrition? Am J Clin Nutr 2002;75(5):951-3
29. Young CM, Scanlan SS, Im HS, Lutwak L : Effect of body composition and other parameter in obese young men of carbohydrate level of reduction diet. Am J Clin Nutr 1971;24(3):290-6
30. Roberfroid MB : Introducing inulin-type fructans. Br J Nutr 2005;93(supple1):S13-S25.
31. Kawahito S, Kitahara H, Oshita S : Problems associated with glucose toxicity: Role of hyperglycemia-induced oxidative stress. World J Gastroenterol 2009;15(33):4137-42.
32. Jenkins DJ, Jenkins AL : Nutrition principles and diabetes. A role for "lente carbohydrate"? Diabetes Care 1995;18(11):1491-8.
33. Brinkworth GD, Buckley JD, Noakes M, Clifton PM, Wilson IJ : Long-term Effects of a Very Low-Carbohydrate Diet and a Low-Fat Diet on Mood and Cognitive Function. Arch Intern Med. 2009 ; 169(20):1873-1880. doi:10.1001/archinternmed.2009.329
34. Liu S, Willett WC, Manson JE, Hu FB, Rosner B, Colditz G : Relation between changes in intakes of dietary fiber and grain products and changes in weight and development of obesity among middle-aged women. Am J Clin Nutr. 2003 Nov;78(5):920-7. doi: 10.1093/ajcn/78.5.920.
35. McKeown NM, Yoshida M, Shea MK, Jacques PF, Lichtenstein AH, Rogers G, Booth SL, Saltzman E : Whole-grain intake and cereal fiber are associated with lower abdominal adiposity in older adults. J Nutr. 2009 Oct;139(10):1950-5. doi: 10.3945/jn.108.103762.
36. Wahl D, Solon-Biet SM, Wang Q-P, Wali JA, Pulpitel T, Clark X, Raubenheimer D, Senior AM, Sinclair DA, Cooney GJ, de Cabo R, Cogger VC, Simpson SJ, Le Couteur DG : Comparing the Effects of Low-Protein and High-Carbohydrate Diets and Caloric Restriction on Brain Aging in Mice. Cell Rep. 2018 Nov 20;25(8):2234-2243.e6. doi: 10.1016/j.celrep.2018.10.070.
37. Seidelmann SB, Claggett B, Cheng S, Henglin M, Shah A, Steffen LM, Folsom AR, Rimm EB, Willett WC, Solomon SD : Dietary carbohydrate intake and mortality: a prospective cohort study and meta-analysis. The Lancet Public Health, 2018; DOI: 10.1016/S2468-2667(18)30135-X
38. http://www.medbio.info/horn/intmet/integration_of_metabolism%20v4.htm Horn RS. "Integration of Metabolism".
39. https://ko.wikipedia.org/wiki/%ED%83%84%EC%88%98%ED%99%94%EB%AC%BC 위키백과 탄수화물
40. https://www.eatingwell.com/article/16138/6-reasons-you-should-be-eating-carbs/Briefley Horton, ^ reasons You Should Be Eating Carbs. 2021.12.02.
41. https://www.sedaily.com/NewsView/1OL4JFXSW0 서울경제 [필수 영양소가 뭐죠?]1. 탄수화물이 중요한 이유 2017.09.22.
42. https://www.khan.co.kr/national/health-welfare/article/201609301118018 경향신문 적당한 탄수화물 섭취 않으면 건강해쳐. 2016.09.30.
43. https://kormedi.cohttps://kormedi.com/1363271/%EC%97%AD%ED%95%9C-%EB%AA%B8-%EB%83%84%EC%83%88-%ED%83%84%EC%88%98%ED%99%94%EB%AC%BC-%EB%B6%80%EC%A1%B1%ED%95%98%EB%A9%B4-%EC%83%9D%EA%B8%B0%EB%8A%94-%EC%9D%BC%EB%93%A4/ [코메디닷컴, 역한 몸 냄새..'탄수화물' 부족하면 생기는 일들. 2021년 10월 31일]
44. https://www.hankyung.com/life/article/2021061193427. 한경라이프 살 뺀다고 탄수화물 안 먹었다간..."큰일 납니다"[건강!톡] 2021.06.11.
45. https://health.chosun.com/site/data/html_dir/2014/05/13/2014051301940.html 헬스조선 "탄수화물 안 먹으면 내장지방 빠져" 2014.05.14.
46. https://healthtips.co.kr/%ED%83%84%EC%88%98%ED%99%94%EB%AC%BC-%EC%95%88-%EB%A8%B9%EC%9C%BC%EB%A9%B4-%EB%B0%9C%EC%83%9D%ED%95%98%EB%8A%94-%EB%B6%80%EC%9E%91%EC%9A%A9/?nowprocket=1 오늘의 건강정보 탄수화물 안 먹으면 생기는 7가

지 문제점

47. https://modoo-news.kr/health/carbohydrate-info/ 모두뉴스 탄수화물 안 먹으면 부작용이 난다? 2022.05.19.
48. http://news.heraldcorp.com/view.php?ud=20210315001177 문화일반 "집중이 안 되네"...탄수화물 안 먹으면 생기는 뜻밖의 일[식탐] 2021. 03.16
49. https://hardychae.tistory.com/entry/%EC%9A%B4%EB%8F%99-%ED%9B%84-%ED%83%84%EC%88%98%ED%99%94%EB%AC%BC-%EC%84%AD%EC%B7%A8-%ED%95%84%EC%9A%94%ED%95%A0%EA%B9%8C-%ED%83%84%EC%88%98%ED%99%94%EB%AC%BC%EC%9D%98-%EC%A4%91%EC%9A%94%EC%84%B1 영양과 식단 운동 후 탄수화물 섭취 필요할까? (탄수화물의 중요성). 2021년.12.06

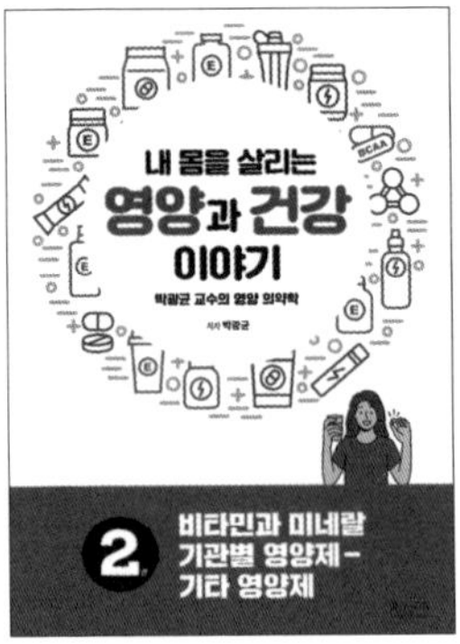

CHAPTER 03
비타민(vitamin)과 미네랄에 대하여

01. 고용량 비타민 C 섭취 괜찮을까?

02. 비타민 D는 비타민이 아니라 호르몬이다

03. 미량 영양소와 면역

CHAPTER 04 기관별 영양제

01. 전립선 영양제

02. 눈 건강 영양제

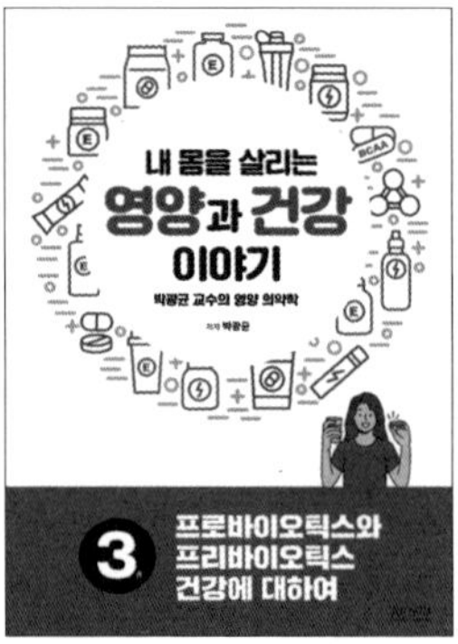

CHAPTER 06

프로바이오틱스와 프리바이오틱스